乌海市强制隔离戒毒所

绿色之光

——戒毒人员心理健康教育

LÜSE ZHI GUANG

JIEDU RENYUAN XINLI JIANKANG JIAOYU

王炳元 高秉文 贾杰 主编

U0213905

内蒙古科学技术出版社

图书在版编目（CIP）数据

绿色之光：戒毒人员心理健康教育 / 贾杰主编. —
赤峰：内蒙古科学技术出版社，2019.4（2022.1重印）
ISBN 978-7-5380-3082-2

Ⅰ. ①绿…　Ⅱ. ①贾…　Ⅲ. ①戒毒—心理健康—健康
教育—研究　Ⅳ. ①R163.4

中国版本图书馆CIP数据核字（2019）第077534号

绿色之光：戒毒人员心理健康教育

主　　编：贾　杰
责任编辑：张继武
封面设计：永　胜
出版发行：内蒙古科学技术出版社
地　　址：赤峰市红山区哈达街南一段4号
网　　址：www.nm-kj.cn
邮购电话：0476-5888903
排　　版：赤峰市阿金奈图文制作有限责任公司
印　　刷：天津兴湘印务有限公司
字　　数：325千
开　　本：787mm×1092mm　　1/16
印　　张：15.75
版　　次：2019年4月第1版
印　　次：2022年1月第3次印刷
书　　号：ISBN 978-7-5380-3082-2
定　　价：78.00元

本书编委会

主　　编：王炳元　高秉文　贾　杰

副主编：董花霞　卢志忠　张伟丰

编　　委：栗　凡　李慧芬　米　雪　董秋慧　李　琳

前 言

2013年，按照国家废止劳动教养制度，开展强制隔离戒毒的工作部署，全国劳动教养机关按照《禁毒法》、《戒毒条例》逐步完成了理念转变、管理转变、重点转移、机制转轨，实现了工作职能的过渡和转型，随之强制隔离戒毒工作成为社会的一个热点课题，被更多的专家和社会热心人士关注，医学、药理学、心理学、生物学、社会学等学科专业相继被应用于戒毒工作中，在教育矫治戒毒人员方面发挥了重要作用。其中，心理学的应用最为广泛也最为有效，运用心理学的原理和方法开展心理戒毒已经成为强制隔离戒毒工作的一项重要手段。

从全国司法行政戒毒系统来看，在2015年9月召开的全国戒毒工作会议和12月召开的全国司法行政戒毒系统政委培训班上，时任司法部和司法部戒毒管理局主要负责人分别在讲话中确立了教育戒治在戒毒工作中的中心地位，明确了心理咨询是开展教育戒治工作的一项重要内容和基本手段。在戒毒人员中开展规范化、系统化的心理健康教育，正满足了戒毒教育戒治工作的这一需求。戒毒人员吸毒的原因是多方面的，如好奇、追求时尚、遭遇挫折等，但归根结底是他们的人生观、价值观发生了偏差，以致不能合理客观地看待发生的情况，不能有效地处理自身所面临的问题，从而出现情绪、认知、人际关系等心理问题，转而寻求毒品这一"解脱"之路。

近年来，全国毒品滥用问题发生新变化，呈现出滥用海洛因等阿片类毒品人员比例下降，滥用合成毒品人员比例上升，吸毒人群覆盖各个年龄段、不同文化程度、各个社会职业群体的"一降一增"和"三个全覆盖"的特点。以青少年为主体的滥用合成毒品问题突出，吸毒人员低龄化趋势明显，因吸毒引发的抢劫、盗窃、自伤自残、暴力伤害、驾车肇祸等案件不断增多，严重危害社会治安和公共安全。截至2017年底，全国有吸毒人员255.3万名，戒断三年未发现复吸人员167.9万人。目前戒毒工作不仅要面对吸毒人群多样化、毒品种类多样化等新问题，还要着力探索解决高复吸率的老问题。多年的戒毒研究表明，戒毒人员心理健康水平普遍低于社会大众成为不争的事实，提升戒毒人员的心理健康水平关乎戒毒人员自身、家庭、戒治场所、社会的安全稳定。戒毒工作的实际告诉我们，生理脱毒容易，"心瘾"难除。要帮助戒毒人员解决心理问题，顺利适应社会，进而戒除心瘾需要从内外两个方面着手：一者要有专业的从事心理矫治的人员对其所存在的情绪、人际关系、自我认知、家庭关系、社会支持等问题予以引导、帮助，进而化解，此为外力；二者戒毒人员自身掌握一定的心理常识和维护心理健康的技能，使其对自身的了解更为深入，发掘自身的潜力，从内心萌发戒毒的意愿，此为内力，也是根本。正是出于这样的思考与需求，我们有了编写一本适合于增强戒毒人员自我心理认知的书籍的想法。

《绿色之光——戒毒人员心理健康教育》一书，结合戒毒人员心理健康教育的实际需求，以解决戒毒人员在戒毒过程中所遇到的心理困惑为出发点，理论联系实际，语言平实，观点前沿，事例贴近戒毒人员的生活实际。通过本书的编写及在心理健康教育实践中的应用，以期提高教育戒治的质量，提升戒毒人员的心理健康水平。最终实现我们戒毒工作者灌溉戒毒人员枯萎的心灵之树，促使其萌发新生之芽，升起绿色之光的目标。

在本书编写过程中，得到了内蒙古医科大学心理学教授王炳元的鼎力支持，他对书目的编写大纲进行了细化，完善了编写体例并进行统稿。并多次与乌海市强制隔离戒毒所5位专职心理咨询师就书籍的内容、结构进行讨论及斧正。在此，我们对参与此书修改、统稿工作的武利华、苏怀智、杨俊华、诺敏、刘培青、薄文杰以及为此书付梓做出贡献的所有人员表示衷心的感谢。

目　录

第一章　心理与心理健康 ………………………………………… 1

　第一节　心理与心理的产生 …………………………………… 1

　　一、心理学研究什么 ……………………………………… 1

　　二、个体心理现象与行为 ………………………………… 3

　　三、心理过程的形成 ……………………………………… 6

　　四、人格及其形成 ………………………………………… 8

　第二节　心理健康及标准 …………………………………… 12

　　一、健康与心理健康 ……………………………………… 13

　　二、戒毒人员心理健康的标准 …………………………… 15

　　三、如何理解心理健康标准 ……………………………… 17

　　四、心理健康自评 ………………………………………… 18

　第三节　影响心理健康的因素 ……………………………… 21

　　一、生物遗传因素 ………………………………………… 21

　　二、心理状态因素 ………………………………………… 23

　　三、社会环境因素 ………………………………………… 25

　　四、交互作用 ……………………………………………… 27

　第四节　戒毒人员的心理健康 ……………………………… 28

　　一、戒毒人员心理健康现状 ……………………………… 28

　　二、心理健康教育的意义 ………………………………… 30

　　三、心理健康与生理健康 ………………………………… 32

　　四、维护心理健康的技能 ………………………………… 34

第二章　认识自我 ……………………………………………… 38

　第一节　自我意识 …………………………………………… 38

一、自我意识的概念与分类 ······························· 38

二、自我意识的结构与功能 ······························· 40

三、自我意识的特征 ····································· 43

四、良好自我意识的作用 ································· 44

第二节　戒毒人员自我认知的误区 ························· 46

一、自卑与自负 ······································· 47

二、自我为中心 ······································· 50

三、自我矛盾 ··· 51

四、自我设障 ··· 52

五、产生自我认知偏差的原因 ····························· 53

第三节　培养正确的自我意识 ····························· 54

一、认识自我 ··· 55

二、认识自我的途径 ····································· 57

三、气质类型与性格 ····································· 60

四、气质类型测试 ····································· 64

第四节　悦纳自我，成长自我 ····························· 67

一、接纳完整的自我 ····································· 67

二、提升自我价值 ····································· 69

三、有效控制自我 ····································· 73

四、不断超越自我 ····································· 74

第三章　情绪管理与压力应对 ····························· 77

第一节　认识情绪 ····································· 77

一、情绪的本质 ······································· 77

二、情绪的分类 ······································· 78

三、有关情绪的经典理论 ································· 82

四、情绪对生活的影响 ··································· 84

第二节　戒毒人员常见情绪问题 ··························· 86

一、何为健康情绪 ····································· 86

二、戒毒人员常见情绪表现 ······························· 88

三、戒毒人员情绪问题的原因 ……………………………………… 90

四、情绪对戒治的影响 ………………………………………… 92

第三节　压力与健康 ………………………………………… 93

一、压力与压力的来源 ………………………………………… 93

二、压力的形成过程及身心反应 ……………………………… 96

三、压力的影响因素及分类 …………………………………… 100

四、压力与心身疾病 …………………………………………… 103

第四节　情绪调节与压力应对 …………………………………… 105

一、情绪调节理论 ……………………………………………… 105

二、压力的应对与管理 ………………………………………… 108

三、缓解压力、调节情绪的技巧 ……………………………… 111

第四章　适应与人际关系 ………………………………………… 115

第一节　适应与适应能力 ………………………………………… 115

一、适应概述 …………………………………………………… 115

二、社会适应能力 ……………………………………………… 120

三、主动适应与被动适应 ……………………………………… 123

四、适应障碍 …………………………………………………… 124

第二节　戒毒人员适应问题与调节 ……………………………… 125

一、教育适应期的适应问题及调节 …………………………… 126

二、康复巩固期的适应问题及调节 …………………………… 128

三、回归指导期的适应问题及调节 …………………………… 129

四、一般的适应技巧 …………………………………………… 130

第三节　人际关系的建立 ………………………………………… 131

一、人际关系概述 ……………………………………………… 132

二、人际关系的发展模式 ……………………………………… 134

三、影响人际关系的因素 ……………………………………… 137

四、人际关系的原则 …………………………………………… 138

第四节　戒毒人员的人际关系及其维护 ………………………… 141

一、戒毒人员人际关系及特点 ………………………………… 141

二、戒毒人员的人际关系现状 ……………………………………… 144

三、人际关系对健康的影响 ………………………………………… 147

四、建立积极的人际关系的技巧 …………………………………… 148

第五章　常见的心理问题 …………………………………………… 151

第一节　常见心理问题概述 ………………………………………… 151

一、心理问题 ………………………………………………………… 151

二、正常心理与异常心理 …………………………………………… 153

三、一般心理问题 …………………………………………………… 156

第二节　戒毒人员常见心理障碍 …………………………………… 159

一、神经衰弱 ………………………………………………………… 159

二、焦虑障碍 ………………………………………………………… 163

三、强迫障碍 ………………………………………………………… 165

四、抑郁障碍 ………………………………………………………… 168

第三节　戒毒人员的常见人格障碍 ………………………………… 172

一、什么是人格障碍 ………………………………………………… 172

二、常见的人格障碍 ………………………………………………… 174

三、人格障碍的病因和发病机制 …………………………………… 177

四、戒毒人员常见的人格障碍 ……………………………………… 180

第四节　戒毒人员常见精神障碍与成瘾 …………………………… 182

一、精神障碍的概念和常见表现 …………………………………… 183

二、戒毒人员常见精神障碍 ………………………………………… 185

三、成瘾物质与行为 ………………………………………………… 188

四、吸毒后精神异常与精神障碍的区别 …………………………… 191

第六章　戒毒人员心理咨询与矫治 ………………………………… 193

第一节　什么是心理咨询 …………………………………………… 193

一、心理咨询与心理矫治 …………………………………………… 193

二、心理咨询的原则与作用 ………………………………………… 196

三、咨询关系的建立 ………………………………………………… 199

四、正确认识场所内的心理咨询 ·· 203

第二节 戒毒人员的心理评估 ·· 204

一、心理评估的概述 ··· 205

二、心理评估的原则和意义 ·· 206

三、心理评估的基本方法 ··· 208

四、心理评估在场所内的应用 ··· 210

第三节 戒毒人员常用心理矫治方法 ····································· 212

一、团体辅导 ·· 212

二、个体咨询 ·· 215

三、艺术治疗 ·· 220

四、防复吸训练 ·· 222

第四节 戒毒人员心理危机干预 ·· 225

一、心理危机的概述 ··· 225

二、自伤与自杀 ·· 228

三、心理危机干预技术 ·· 231

四、心理危机干预过程 ·· 233

参考文献 ··· 237

后 记 ·· 239

第一章　心理与心理健康

第一节　心理与心理的产生

一、心理学研究什么

提起"心理学"一词，人们总会觉得神秘、深奥，离现实生活很遥远。其实，心理与心理现象是所有人每时每刻都在体验着的，与我们的生活息息相关。你可以看到五彩缤纷的世界、聆听旋律优美的音乐、与爱人回忆过去生活的点滴，你的母亲可以清楚地讲述你小时候的事情，仿佛一切就在昨天……总之，人类关于自然和社会方面的各种知识，在认识世界、改造世界方面所取得的成就，都和人的心理的存在和发展分不开。下面，我们就来简单了解一下心理学。

(一)心理学的定义

心理学是研究心理现象的一门科学，其目的在于揭示心理现象发生、发展的客观规律，用以指导人们的实践活动。顾名思义，心理学就是研究心理的学问。而心理则是人们的内心活动，是人们在大脑功能掌控下所产生的心思、思想、情感等。这些活动虽然隐藏在人们的内心深处，但是却可以通过各种心理现象表现出来。

(二)心理学的起源

无论在我国还是在外国，人们很早就开始研究心理现象，力图揭示心理活动的奥秘。古代的许多人，包括不少有名的学者，都把人的言行归结为一种特殊的实体，亦即灵魂的主宰。诸如，我国上古奇书《黄帝内经》即提出"生之来谓之精，两精相搏谓之神，随神往来者谓之魂"。而古希腊哲学家柏拉图则指出，灵魂具有理智、意志和情欲三个部分，其中理智是智慧的，起着指导作用；激情服从它，是它的助手；欲望占据最大部分，它贪得无厌，必须受到理智和激情的控制。

尽管人们研究心理学可谓有着相当漫长的一段过去，但严格说来正如同德国著名心理学家艾宾浩斯所说的那样，心理学其实"只有一简短的历史"。原因是在19世纪中叶以前，心理学一直都只是被包括在哲学的母体之内，仅用思辨的方法来描述人的心理现象，所以它的发展是极其有限的。到了19世纪末叶，自然科学蓬勃发展，科学实验方法被广泛采用，在前人工作的基础上，德国生理学家、哲学家冯特于1879年在德国的莱比锡大学建立了世界上第一所真正的心理学实验室，心理学才由此开始从哲学中分离出来，逐渐发展成为一门独立的科学。

（三）心理学研究内容

很多人总以为心理学研究的东西离现实生活很遥远，其实心理学研究的内容就是我们身边发生的事情。例如，当你在清晨醒来，看见阳光照进屋子，听到窗外人们锻炼身体播放的音乐，推开窗子，你闻到花香。想起公园里有一大片丁香花，猜想香味应该是从哪来的。正好今天你休息，就打算到公园去走走。可你忽然又想起手头还有一些重要的工作没有做完，必须忍耐一下，想到这儿你坐在电脑前开始工作……

在这个日常生活片段中，就包含了一系列心理研究对象，如"看见、听到"是心理学研究中的"感觉、知觉"，"想起"属于"记忆"范畴，"猜想"则是"思维"方面的研究，而"忍耐"则是心理学中"意志"的内容。

通过上边的介绍，你大概了解了心理学研究的内容，下面就进行具体的介绍。

1. 个体心理

个体心理是指个别主体即具体的个人的心理。上述生活片断中的心理活动，就属于个体心理。个体心理，一般分为心理过程和个性两大类。前苏联心理学家爱列维托夫（1890—1972）认为，在心理过程与个性之间还有一种过渡的状态，即心理状态。这样，人的心理现象结构（人的心理现象之间相互关系系统）就有心理过程、心理状态、个性三大类。心理过程是指人的心理活动发生、发展的过程。具体地说，就是客观事物作用于人（主要是人脑），在一定的时间内大脑反映客观现实的过程。包括认识过程（简称为"知"）、情绪和情感过程（简称为"情"）、意志过程（简称为"意"）。三者合在一起简称为"知—情—意"。心理状态是介于心理过程与个性心理之间的既有暂时性、又有稳固性的一种心理现象，是心理过程与个性心理统一的表现。个性心理是显示人们个别差异的一类心理现象。人们常说的心理学，就是研究上述个体心理发生与发展规律的一门科学。

2. 群体心理

群体心理分为小群体心理和大众心理。作为社会的人，彼此之间必然要发生一定的关系，进行社会交往，从而产生交往心理。交往心理既存在于个人与他人之间，也存在于群体之间，所以将其列入群体心理之中。这样，群体心理就包括三大类型，即交往心理、小群体心理、大众心理。群体心理主要是心理学中的一个重要的分支学科即社会心理学的研究对象,其他心理学分支学科(如管理心理学)也研究群体心理。

心理学所要研究的,除上述个体心理和群体心理之外,对于心理的研究,自有人类文明史以来就已经开始了。中国古代哲学、医学、教育和文艺理论等许多著作中,有着丰富的心理学思想。今天,心理学已是具有100多个分支学科的庞大学科体系了,诸如普通心理学、社会心理学、教育心理学、法律心理学、管理心理学、商业心理学、经济心理学、消费心理学、咨询心理学……都是心理学庞大学科体系中的成员,而且随着人类社会实践活动的发展,心理学的分支学科还会继续增加。

二、个体心理现象与行为

行为,指有机体的反应系统,它由一系列反应动作和活动构成。例如,吃饭、穿衣、劳动、娱乐,都是人类不同的行为。有的行为很简单,只包含个别或少数几种反应成分,如光线刺激眼睛引起眼睑关闭,食物刺激口腔引起唾液分泌,肠胃因饥饿加快蠕动等。有些行为很复杂,包含了较复杂的反应成分,如写字、体操、驾驶飞机等。这些行为由一系列反应动作组成,成为特定的反应系统。

(一)心理的生理基础

是什么让我们如此与众不同?是什么让我们做出每一个决定?我们行为的主控在哪?毫无疑问,就是脑。你的大脑重量在1400克左右,含有的细胞超过120亿个,以惊人的效率储存和交换信息。一切心理活动都是由人脑的机能产生的,脑是我们的指挥系统,所有的感觉都是经过人脑的处理才最终产生的。人脑是意识和思维的物质承担者。作为控制中枢,它不仅指挥着我们的言语和行为,还控制着我们的思维和情绪。

1. 脑

人脑位于颅腔中,由大脑、间脑、中脑、脑桥、延脑和小脑等部分构成,各部分之间有明确的分工。延脑、中脑、脑桥三部分组成脑干,是中枢神经系统的联系桥梁,主管心血管、呼吸、吞咽及视听运动的调节。间脑与血压、心跳、内分泌、体内的各种代谢的调节有关。小脑的功能则是协调机体的随意运动及身体的平衡。

大脑半球的外形分左右两叶,左、右大脑半球由胼胝体相连,是中枢神经系统的最高级部分,是在长期进化过程中发展起来的思维和意识的器官。大脑两半球在功能上分工明显,左半球同抽象思维、象征性关系、细节逻辑分析有关；右半球在具体思维能力、空间认识能力、对复杂关系理解能力方面比左半球优越，在计算能力和语言方面不及左半球。

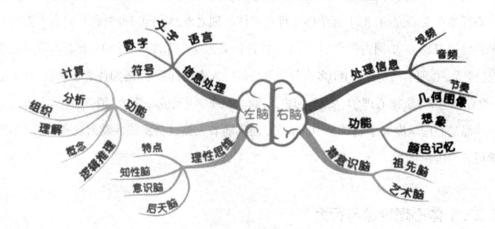

图1-1　大脑左右半球分工示意图

2. 神经系统

神经系统分为中枢神经系统和外周神经系统。中枢神经系统由脑和脊髓构成，外周神经系统由所有的神经纤维构成，这些神经纤维把中枢神经系统和身体联系起来。

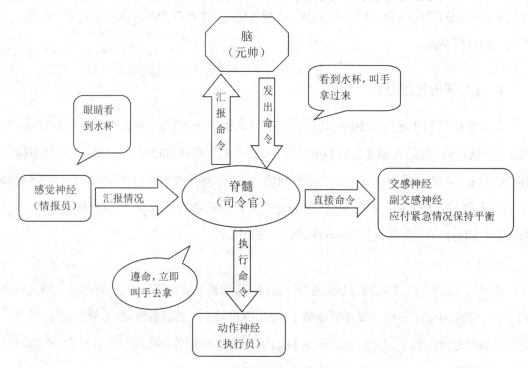

图1-2　神经系统如何指挥人体工作

大脑是人体的司令部，它是命令的发布者；而周围神经则是信息的收集、传递和执行者。

3. 内分泌系统

内分泌系统是一种整合性的调节机制,通过分泌特殊的化学物质来实现对有机体的控制与调节。同时它也是机体的重要调节系统,它与神经系统相辅相成,共同调节机体的生长发育和各种代谢,维持内环境的稳定,并影响行为和控制生殖等。内分泌系统由内分泌腺和分布于其他器官的内分泌细胞组成。人体主要的内分泌腺有甲状腺、甲状旁腺、肾上腺、垂体、松果体、胰岛、胸腺和性腺等。

(1)甲状腺:位于气管下端两侧,左右各一。它所分泌的激素为甲状腺素。这种激素能促进机体代谢机能,增进机体发育过程。甲状腺功能亢进,可使人胃口大增,病人狂吃、狂喝,但不增加体重,患者会变得过分敏感、过分紧张。相反,甲状腺分泌不足,则使人精神迟钝,记忆减退,容易疲劳。如果儿童甲状腺素分泌不足,会使发育停滞,表现为呆小症。患者身体矮小,智力落后,记忆和思维的发展不及正常儿童。

(2)肾上腺:位于肾脏上端,左右各一。每个肾上腺又分皮质和髓质两部分。肾上腺皮质分泌肾上腺皮质激素,它的作用是维持体内钠离子及水分的正常含量。人体缺少肾上腺皮质激素,会出现精神萎靡,肌肉无力等症状。肾上腺髓质分泌肾上腺素和去甲肾上腺素。它的主要作用是兴奋交感神经,促使血压升高、心率加快、胃肠肌肉松弛、瞳孔放大等,因而对机体应付突然的事变有重要作用。

(3)脑垂体:位于大脑底部,分泌生长激素、促性腺激素、促甲状腺激素、促肾上腺皮质激素、生乳素、黑素细胞扩张素、血管加压素、子宫收缩素、抗利尿素等。摘除垂体会使幼小动物生长停顿,各种腺体萎缩。

(4)性腺:男性的性腺叫睾丸,女性的性腺叫卵巢,分泌不同的性激素(性荷尔蒙)。卵巢分泌雌性激素和孕激素,分别控制排卵、怀孕和月经周期。睾丸分泌睾丸激素,它刺激精子的产生。性腺还促进第二性征的发育,如生殖器官的发育、音调的变化等。

(二)心理与行为的关系

行为不同于心理,但又和心理有着密切的联系。引起行为的刺激常常通过心理的中介而起作用。人们没有对于光线、声音、气味的感知觉,就不会有对光线、声音、气味的反应。人的行为的复杂性是由心理活动的复杂性引起的。同一刺激可能引起不同的反应,不同刺激也可能引起相同的反应,其原因在于人有丰富的主观世界。主观世界的情况不同,对同一刺激的反应常常是不一样的。俗话说:"饿时吃糠甜如蜜,饱时喝蜜蜜不甜。"有机体的内部状态不一样,对同一事物的反应也可能极不一致。因此,不理解人的内部心理过程,就难以理解他的外部行为反应。

心理支配行为,又通过行为表现出来。一个人的视觉和听觉能力,是通过他对微弱光线和声音的反应表现的;一个人的记忆,是通过他运用知识的活动表现出来的;一个人的情绪和情感,是通过面部表情和姿势表现出来的。心理现象是一种主观精神现象,或是一个"黑箱子"。从外部行为推测内部心理过程,是心理学研究的一条基本法则。在这个意义上,心理学有时也叫做研究行为的科学,即通过对行为的客观记录、分析和测量来揭示人的心理现象的规律性。

三、心理过程的形成

心理过程是指心理活动发生、发展的过程,也就是人脑对现实的反映过程。以知觉过程为例,我们看到一个物体,先要用眼睛来接受来自物体的光刺激,然后经过神经系统的加工,把光刺激转化为神经冲动,从而察觉到物体;接着要将看到的物体,从它的环境或背景中区分开来,最后要确认这个物体,并叫出它的名称。

心理过程是心理活动的重要方面,整个心理过程又包括认识过程、情感过程和意志过程,这三个过程既互相区别又互相联系。它具有时间上的延续性。

(一)认知过程(知)

认知指人们获得知识及应用的过程,或信息加工的过程,这是人们最基本的心理过程,包括感觉、知觉、记忆、想象、思维和言语等。人脑接受外界输入的信息,经过头脑的加工处理,转化成内在的心理活动,进而支配人的行为,这个过程就是信息加工的过程,也就是认知过程。

人们获得知识或应用知识的过程开始于感觉和知觉。知觉是在感觉的基础上产生的,但不是感觉的简单相加。人们通过感知觉获得的知识经验,在刺激物停止作用后,并没有马上消失,它还保留在人们的头脑中,并在需要时再现出来,就叫做记忆。如我们见到一个类似河的东西,通过观察河水的颜色、位置、含沙量等信息,我们才能确定它是黄河。当你离开家乡再想起黄河,它奔腾的景色仍然历历在目。这一过程就包含了感觉、知觉、记忆等内容。再比如你通过观察和寻找,不仅可以在黄河边发现植物化石,还可以通过化石推断出远古的地貌、环境和气候,那么这就是思维的范畴,而你依据化石的形态,构想了它存在的环境、植被和物种,那么这就叫想象。

（二）情感过程（情）

情感指人认识客观事物时产生的各种心理体验过程，包括情绪和动机。当我们在加工外界输入的信息时，不仅能认识事物的属性、特性及其关系，还会产生对事物的态度，引起满意、不满意、喜爱、厌恶、憎恨等主观体验，这就是情绪或情感。情感是在认知的基础上产生的，且情绪也是调节认知活动的一项内在因素。

人们的认知和行为不仅受情绪和情感的影响，而且是在动机的支配下进行的。例如，一个人希望成为科学家，那这种内部动力会成为推动他学习和工作的动机。动机的基础，是人类的各种需要。人有生理需要，如饥则食、渴则饮；有社会需要，如人际交往、取得成就等。正是人们各种需要形成了不同的动机。

（三）意志过程（意）

还有一种重要的心理过程，称为意志，是指人能够自觉地确定目的，并为实现目的而自觉支配和调节行为的心理过程。它是人们为实现奋斗目标，努力克服困难，完成任务的过程，在意志过程中产生的行为就是意志行为（行）。

（四）知、情、意、行的关系

心理过程着重探讨人的心理的共同性。主要包括认知、情绪和意志三个方面，即常说的知、情、意。知是人脑接受外界输入的信息，经过头脑的加工处理转换成内在的心理活动，进而支配人的行为的过程；情是人在认知输入信息的基础上所产生的满意、不满意、喜爱、厌恶、憎恨等主观体验；意是指推动人的奋斗目标并且维持这些行为的内部动力。知、情、意不是孤立的、互相关联的一个统一的整体，它们相互联系、相互制约、相互渗透。

意志、认知、情感有密切的联系。人们对于自己行为的自觉调节和控制，是根据自己的认识和情感来实现的，而人的意志坚强或懦弱又反过来对人的认知和情感产生巨大的影响。认知是产生情、意的基础；行是在认知的基础上和情的推动下产生的，它能提高认识，增强情感，磨炼意志。

表1-1　人类感觉之最

感觉类别	绝对阈限
视觉	晴朗的黑夜中可以看到48千米以外的火柴点燃的光亮
听觉	安静的室内可以听到6米以外的手表的滴答声
味觉	在10升水中加一勺糖可以分辨出甜味
嗅觉	可以闻到弥散于6个房间中的一滴香水
触觉	可以感受到从1厘米距离落到你脸上一个苍蝇的翅膀
温冷觉	皮肤表面有1摄氏度之差即可感觉到

四、人格及其形成

青年小张交往了一位温柔的女友，刚开始小张对女友十分关心和体贴，女友也十分满意，认为自己找到了一位如意郎君。然而在确定了恋爱关系后，小张就变得疑心越来越重，总怀疑女友私下和其他男人交往，非常不放心女友的行踪，每天都要多次打电话询问其在哪里，和谁在一起，在做什么。一旦发现女友和其他男人接触就发脾气，为此两人经常吵架，后来开始打女友，打过之后又痛哭流涕请求女友原谅。女友实在无法忍受折磨，同他提出分手，他又威胁说不会放过女友的家人。小张是一个典型的偏执型人格，偏执型人格的关键在于"不信任"。在某些特殊的情况下，每个人都可能有怀疑、警惕，探求他人隐藏的动机，或不信任他人，这都是可以被理解和接受的，甚至可以保护我们自己。但偏执型人格则是在大多数情况下都采用这种方式，包括对那些很多人认为忠厚可靠的人。为什么小张会形成偏执型人格？人格是指什么？这里我们将进行了解。

(一)什么是人格

1. 人格的概念

人格一词最早源于希腊语，本意是指演员在舞台上戴的面具，类似于中国京剧中的脸谱。心理学沿用面具的含义，转译为人格，又译为性格，指人类心理特征的整合、统一体，反映一个人总的心理面貌，是相对稳定、具有独特倾向性的心理特征的总和，并在不同时间、地域下影响着人的内隐和外显的心理特征和行为模式。人格亦称个性，它是在长期的社会实践中形成、发展起来的。气质、性格、能力、兴趣、爱好、需要、理想、信念等诸因素的相互作用构成了一个人的人格。人格是人的心理行为的基础，它在很大程度上决定了人如何面对外界的刺激反应及反应方向、速度、程度、效果，进一步说，人格会影响到人的身心健康、活动效率、潜能开发以及社会适应状况。

2. 人格的结构

人格包括两部分：性格与气质。性格是人稳定个性的心理特征，表现在人对现实的态度和相应的行为方式上，性格从本质上表现了人的特征。而气质就好像是给人格打上了一种色彩、一个标记。气质是指人的心理活动和行为模式方面的特点，赋予性格光泽。同样是热爱劳动的人，可是气质不同的人表现就不同：有的人表现为动作迅速，但粗糙一些，这可能是胆汁质的人；有的人很细致，但动作缓慢，可能是黏液质的人。气质和性格构成了人格。

（二）人格的特性

人格是人类独有的、由先天获得的遗传素质与后天环境相互作用而形成的、能代表人类本质及个性特点的性格、气质、品德、品质、信仰、良心以及由此形成的尊严、魅力等。

人格的特征主要有四个，它们分别是人格的独特性、统合性、稳定性、功能性。

1. 独特性

一个人的人格是在遗传、环境、教育等因素的交互作用下形成的。不同的遗传、生存及教育环境，形成了各自独特的心理特点。人与人没有完全一样的人格特点。所谓"人心不同，各有其面"，这就是人格的独特性。但是，人格的独特性并不意味着人与人之间的个性毫无相同之处。在人格形成与发展中，既有生物因素的制约作用，也有社会因素的作用。人格作为一个人的整体特质，既包括每个人与其他人不同的心理特点，也包括人与人之间在心理、面貌上相同的方面，如每个民族、阶级和集团的人都有其共同的心理特点。人格是共同性与差别性的统一，是生物性与社会性的统一。

2. 统合性

人格是由多种成分构成的一个有机整体，具有内在统一的一致性，受自我意识的调控。人格统合性是心理健康的重要指标。当一个人的人格结构在各方面彼此和谐统一时，他的人格就是健康的。否则，可能会出现适应困难，甚至出现人格分裂。

3. 功能性

人格决定一个人的生活方式，甚至决定一个人的命运，因而是人生成败的根源之一。当面对挫折与失败时，坚强者能发愤拼搏，懦弱者会一蹶不振，这就是人格功能的表现。据此根据其特征我们可以在心理学上将人格定义为：个人在适应环境的过程中所表现出来的系统的、独特的反应方式，它由个人在其遗传、环境、成熟、学习等因素交互作用下形成，并具有很大的稳定性。

4. 稳定性

人格具有稳定性。个体在行为中偶然表现出来的心理倾向和心理特征并不能表征他的人格。俗话说，"江山易改，禀性难移"，这里的"禀性"就是指人格。当然，强调人格的稳定性并不意味着它在人的一生中是一成不变的，随着生理的成熟和环境的变化，人格也有可能产生或多或少的变化，这是人格可塑性的一面，正因为人格具有可塑性，才能培养和发展人格。人格是稳定性与可塑性的统一。

（三）人格的形成

心理学有很多理论说明人格的形成。尽管有不同的观点和流派，但对我们大多数人来说，人格的形成是先天的遗传因素和后天的环境、教育因素相互作用的结果。

1. 先天的遗传因素

心理学家巴甫洛夫发现，神经过程平衡的人能有效地分配注意力，同时做好几件事情；不平衡的人，如兴奋占优势的神经类型则在分配注意力上有一定困难。又如，荷尔蒙中的某种成分分泌过剩，容易产生兴奋；分泌不足，则容易产生疲劳，这都会引起孩子个性的变化。此外，人的身体外表也会引起人格问题。我们都有这方面的体会。从小时候，我们就把自己的体格、容貌、身体的姿态特征与其他人相比较，总希望自己比别人有更好的身体条件。如果觉得自己不如别人，往往会引起对自己本身的期待或自卑感，从心理学的观点看，人格发展或多或少会受到影响。总的说来，人格就是在这个自然基础上形成和发展的。

对大多数身体健康、发育正常的人来说，先天的遗传因素会起一定的作用。有专家指出，行为遗传学的最新研究证明，遗传对人格（总体上）的影响占50%。但是，其人格发展也受个体的生活史以及社会历史条件的重要影响。

2. 社会文化因素

每个人都处在特定的社会文化环境中，文化对人格的影响极为重要。社会文化塑造了社会成员的人格特征，使其成员的人格结构朝着相似性的方向发展，这种相似性具有维系社会稳定的功能，又使得每个人能稳固地"嵌入"在整个文化形态里。社会文化对人格具有塑造功能，还表现在不同文化的民族有其固有的民族性格。例如中华民族是一个勤劳勇敢的民族，这里"勤劳勇敢"的品质便是中华民族共有的人格特征。

3. 家庭环境因素

不同的家庭环境对人格形成有很大影响。权威型教养方式的父母在子女的教育中表现得过于支配，孩子的一切都由父母来控制。在这种环境下成长的孩子容易形成消极、被动、依赖、服从、懦弱,做事缺乏主动性,甚至不诚实的人格特征。放纵型教养方式的父母对孩子过于溺爱,让孩子随心所欲,父母对孩子的教育有时出现失控的状态。在这种家庭环境中成长的孩子多表现为任性、幼稚、自私、野蛮、无礼、独立性差、唯我独尊、蛮横胡闹等。民主型教养方式的父母与孩子在家庭中处于一种平等和谐的氛围当中,父母尊重孩子,给孩子一定的自主权和积极正确地指导。父母的这种教育方式能使孩子形成一些积极的人格品质,如活泼、快乐、直爽、自立、彬彬有礼、善于交往、富于合作、思想活跃等。由此可见,家庭确实是"人类性格的工厂",它塑造了人们不同的人格特质。

4.早期童年经验

"早期的亲子关系定型了行为模式,塑造出一切日后的行为。"这是麦肯侬有关早期童年经验对人格影响力的一个总结。中国也有句俗话:"三岁看大,七岁看老。"人生早期所发生的事情对人格的影响,历来为人格心理学家所重视。需要强调的是,人格发展尽管受到童年经验的影响,幸福的童年有利于儿童发展健康的人格,不幸的童年会使儿童形成不良的人格,但二者不存在一一对应的关系,比如溺爱也可能使孩子形成不良的人格特点,逆境也可能磨炼出孩子坚强的性格。另外,早期经验不能单独对人格起作用,它与其他因素共同决定着人格的形成与发展。

5.学校教育因素

学校是人格社会化的主要场所,学校是同龄群体会聚的场所,同伴群体对学生人格具有巨大的影响。学校教育中教师对学生人格的发展具有指导定向的作用。

综上所述,人格是先天和后天的合金,是遗传与环境交互作用的结果。在人格的形成过程中,各个因素对人格的形成和发展起到了不同作用。遗传决定了人格发展的可能性,环境决定了人格发展的现实性。

视窗

弗洛伊德的人格结构理论

弗洛伊德认为人格由本我(id)、自我(ego)和超我(superego)构成。

本我(id)

本我,是人格结构中最原始部分,从出生日起算即已存在。构成本我的成分是人类的基本需求,如饥、渴、性三者均属之。本我中之需求产生时,个体要求立即满足,故而从支配人性的原则言,支配本我的是唯乐原则。例如婴儿每感饥饿时即要求立刻喂奶,决不考虑母亲有无困难。

自我（ego）

自我，是个体出生后，在现实环境中由本我中分化发展而产生，由本我而来的各种需求，如不能在现实中立即获得满足，他就必须迁就现实的限制，并学习到如何在现实中获得需求的满足。从支配人性的原则看，支配自我的是现实原则。此外，自我介于本我与超我之间，对本我的冲动与超我的管制具有缓冲与调节的功能。

超我（superego）

超我，是人格结构中居于管制地位的最高部分，是由于个体在生活中接受社会文化道德规范的教养而逐渐形成的。超我有两个重要部分：一为自我理想，是要求自己行为符合自己理想的标准；二为良心，是规定自己行为免于犯错的限制。因此，超我是人格结构中的道德部分，从支配人性的原则看，支配超我的是完美原则。

人格结构中的三个层次相互交织，形成一个有机的整体。它们各行其责，分别代表着人格的某一方面：本我反映人的生物本能，按快乐原则行事，是"原始的人"；自我寻求在环境条件允许的条件下让本能冲动能够得到满足，是人格的执行者，按现实原则行事，是"现实的人"；超我追求完美，代表了人的社会性，是"道德的人"。

在通常情况下，本我、自我和超我是处于协调和平衡状态的，从而保证了人格的正常发展。如果三者失调乃至破坏，就会产生心理障碍，危及人格的发展。

第二节　心理健康及标准

新闻曾报道，高速交警指挥中心通过监控发现，在高架桥上，有一辆车违法停在硬路肩上，车上人员没有下车，车辆既没有打起双跳灯，也没有在后方放置三角警告牌。当民警准备前往现场查看时，高速指挥中心接到该车司机打来的求助电话："我在绕城高速刚转入杭徽高速这个位置，我身体不舒服没法再开车了，需要你们来帮帮我，但不需要救护车，谢谢。"指挥中心民警接到求助后觉得蹊跷，是车坏了，还是人身体不舒服，为什么不叫救护车？民警一边派施救车辆前往现场，一边通过电话告知司机应该打起双跳灯，并在车辆后方150米处放置三角警示牌。但民警通过监控发现，停在匝道桥边的这辆车里一直没动静，过了很长时间（大约10分钟）后驾驶员才走下车，低着头，踉踉跄跄地从后备箱取出三角警示牌，走到车辆后方放下，然后匆匆跑回了车内。当施救人员到达现场询问驾驶员时，驾驶员的回答让人感到惊讶。"驾驶员说自己有恐高症，车开到事发路段，看到匝道高架桥与路面有20多米的落差，突然感觉头晕、脚软，不敢再往前开了，只好靠边停车报警！"

一、健康与心理健康

你觉得这位驾驶员是一个健康的人吗? 毫无疑问在生物医学模式中, 这位驾驶员没有任何身体问题, 但恐高症让他无法正常驾驶, 所以, 对健康我们要有新的认识。"感觉良好"和"感觉并不糟糕"是两种不同的状态。神经科学的研究也证实了这一点, 人类的大脑会对积极情感和消极情感表现出完全不同的反应模式。

(一) 健康的概念

健康是人类生存和发展的基础, 随着现代社会的发展和进步, 人们对健康的观念也在不断地发生变化。过去, 人们对健康的理解强调的是身体没有缺陷和疾病, 即大部分人会认为"身体没病就是健康"。但是, 随着医学水平的提高和人们对精神世界认识的逐渐加深, 人类对健康的认识也发生了质的变化。

1. 世界卫生组织对健康的定义

1948年世界卫生组织(简称WHO)成立时, 在宪章中把健康定义为:"健康乃是一种生理、心理和社会适应都日臻完满的状态, 而不仅仅是没有疾病和虚弱的状态。"1977年恩格尔在《科学》杂志上发表了一篇著名的论文, 在该论文中他提出了一个基本的假设: 健康和疾病是生物、心理、社会因素相互作用的结果, 即生物—心理—社会模式。这立即在医学和健康领域产生了广泛的影响, 导致由单纯生物医学模式转向了当代生物—心理—社会医学模式。与此相一致, 1989年WHO又将健康的定义修改为:"健康不仅仅是身体没有缺陷和疾病, 而是身体上、精神上和社会适应上的完好状态。"

WHO还提出了健康的十条标准:

(1)有充沛的精力, 能从容不迫地担负日常工作和生活而不感到疲劳和紧张;

(2)态度积极, 勇于承担责任, 不论事情大小都不挑剔;

(3)精神饱满, 情绪稳定, 善于休息, 睡眠良好;

(4)能适应外界环境的各种变化, 应变能力强;

(5)自我控制能力强, 善于排除干扰;

(6)体重得当, 身体匀称, 站立时头、肩、臂的位置协调;

(7)眼睛炯炯有神, 善于观察, 眼睑不发炎;

(8)牙齿清洁, 无空洞, 无痛感, 无出血现象, 牙齿和牙龈颜色正常;

（9）头发有光泽，无头屑；

（10）肌肉和皮肤富有弹性，走路轻松协调。

2.对健康定义的理解

从WHO对健康的定义与标准中可以看到，现代健康概念包含着生理健康、心理健康和适应社会三方面的内涵。那么，我们如何来看待健康与疾病呢？在生物—心理—社会模式下，疾病与健康其实就是个体的生理、心理与环境相互作用过程中的平衡或失衡的状态，对于疾病和健康，生理、心理和社会具有同等重要的作用。心理与社会的相互作用更多地反映了健康与疾病过程中的宏观变化过程，如人格特征、应对方式、生活事件、负性情绪等。而生物因素则更多反映了健康与疾病过程中的微观变化过程，如基因突变、组织细胞损伤、生理生化系统紊乱等。

（二）心理健康的概念

第三届国际心理卫生大会指出，心理健康是指："身体、智力、情绪十分协调；适应环境，在人际交往中能彼此谦让；有幸福感；在工作和职业中能充分发挥自己的能力，过有效率的生活。"国内外许多学者从各自关注的不同角度对心理健康进行论述，迄今为止，对于什么是心理健康还没有一个统一的、公认的定义。有人从心理潜能的角度来理解心理健康，认为心理健康的人是能够充分发挥自己的潜能，并能妥善处理和适应人与人、人与环境之间相互关系的个体；有人认为心理健康是一种持续、积极乐观、富有创造性的心理状态，在这种状态下个体适应良好，具有旺盛的生命活力，在情绪与动机的自我控制等方面达到正常或良好水平。《简明不列颠百科全书》将心理健康解释为："个体心理在本身及环境条件许可范围内所能达到的最佳状态，但不是十全十美的绝对状态。"我国研究者王书荃认为，心理健康指人的一种较稳定持久的心理机能状态。它是个体在与社会环境相互作用时，表现出的在人际交往中能否使自己的心态保持平衡，使情绪、需要、认知保持一种稳定状态，并表现出一个真实自我的相对稳定的人格特征。她认为如果用简单的一个词来定义心理健康，就是"和谐"。个体不仅自我感觉良好，与社会发展和谐，发挥最佳的心理效能，而且能进行自我保健，自觉减少行为问题和精神疾病。

对于心理健康的研究虽然角度各不相同，但有一点是共同的，即心理健康是指一种生活适应良好的状态。从广义上讲，心理健康是指一种高效而满意的、持续的心理状态。从狭义上讲，心理健康是指人的基本心理活动的过程内容完整、协调一致，即认识、情感、意志、行为、人格完整和协调，能适应社会，与社会保持同步。主要表现在以下几个方面。

（1）有适度的安全感，有自尊心，对自我的成就有价值感。

（2）适度地自我批评，不过分夸耀自己，也不过分苛责自己。

（3）在日常生活中，具有适度的主动性，不为环境所左右。

（4）理智，现实，客观，与现实有良好的接触，能容忍生活中挫折的打击，无过度的幻想。

（5）适度地接受个人的需要，并具有满足此种需要的能力。

（6）有自知之明，了解自己的动机和目的，能对自己的能力作客观的估计。

（7）能保持人格的完整与和谐，个人的价值观能适应社会的标准，对自己的工作能集中注意力。

（8）有切合实际的生活目标。

（9）具有从经验中学习的能力，能适应环境的需要改变自己。

（10）有良好的人际关系，有爱人的能力和被爱的能力。在不违背社会标准的前提下，能保持自己的个性，既不过分阿谀，也不过分寻求社会赞许，有个人独立的意见，有判断是非的标准。

可以说，心理健康是生理健康的基础，生理健康是心理健康的有力保障，社会因素是联系心理健康和生理健康的重要桥梁，三者的和谐统一构成了人类健康的基础。

二、戒毒人员心理健康的标准

28岁的李某，初中未毕业就辍学去"闯世界"，在打工期间，他结识了一群"游手好闲"的朋友，看到他们出手阔绰，李某羡慕不已，于是加入了该团伙，成为了一名小偷，还学会了吸毒。2008年，李某被当地公安局抓获进行2年的强制隔离戒毒。因害怕父亲责怪，一直对家人进行隐瞒，入所后总觉得心情压抑，每天吃不好，睡不着。深夜一个人偷偷地流泪，但又不愿意与周围人沟通，总封闭自己，逃避现实。对待民警的管教和日常习艺劳动总是敷衍了事，民警找其谈话，李某也总是闷不吭声。后来因为一件小事，与其他戒毒人员大打出手，受到了严厉处分。处分期间，李某又出现了撞墙的自伤行为。后经心理咨询师的帮助，李某意识到自己存在比较严重的心理问题，是一名典型的"场所适应不良"患者。看过李某的案例，你也许会问：怎样才能辨别自己是否存在心理健康问题呢？下面我们就介绍一下强制隔离期间戒毒人员心理健康的标准。

(一)能够适当地评价和认识自己

俗话说:"知人者智,自知者明。"过高或过低地评价自己是吸毒人员常见的心理问题之一。其中,低自尊最为突出,吸毒人员常常感到自己不被接纳,个体一旦染毒,社会对其的称呼就是"吸毒者",这一称呼具有标签效应,使戒毒人员很难回归正常的社会群体。同时,由于毒品的依赖性,和"毒友"、"毒贩"的联系增多,只能更认同于吸毒群体,陷入一种恶性循环。因此,一个心理健康的戒毒人员,应该是一个能正确、客观地评价自己的人。既要充分认识到自己的违法问题,又要勇于改正自己的错误,不断扬长避短,取得更好的戒治成绩。

(二)能够保持正常的人际关系

案例中的李某,入所后封闭自己,拒绝与人沟通,无法在戒毒所内进行正常的人际交往,也是心理问题产生的重要原因。社会性是人的本质,与人交往是人类的"天性",也是心理健康发展的重要条件。人际关系的紧张和失调是引发心理问题的主要原因之一。在强制隔离期间,戒毒人员的活动受到限制而使人际关系受到限制,但这并不是说没有人际关系可言。一般来说,戒毒人员还必须面临与亲人、警察以及其他戒毒人员之间的各种人际关系。这些关系处理不好,轻则影响心情,重则诱发心理障碍。人际交往只要做到将心比心,真诚尊重别人,热心帮助别人,讲究适当的方式与技巧,就能营造出相对宽松和谐的人际关系。

(三)反应恰当并能够基本适应不断变化着的周围环境

戒毒人员从一个开放的、自由的、熟悉的环境,进入强制隔离戒毒所中封闭的、受管制的、受约束的、陌生的环境,出现暂时的不适应是正常的。但如果恐惧、孤独等不良情绪长期存在,会使这些轻微的心理失调发展成更严重的心理问题,影响到正常的戒治生活。因此,心理健康的戒毒人员能够以积极的态度,主动地适应矫治环境,能够从失衡中尽快找到心理的平衡点,摆脱各种消极情绪,使自己的心理状态与新的矫治环境和矫治要求相适应。

(四)保持乐观的情绪和心境

情绪是人们心理健康的"晴雨表",与心理健康水平有着密切的关系。积极乐观的情绪会使人精力旺盛,朝气蓬勃;而消极悲观的情绪容易使人意志消沉,垂头丧气。李某只有通过心理咨询的介入,了解到自己存在的心理问题,通过心理咨询将不良的情绪释放,重建和谐的人际关系,才使心理问题得到有效的缓解。

三、如何理解心理健康标准

拥有一个阳光、健康的心理，是我们每个人的愿望，对于戒毒人员来说心理健康的保持就更为重要，那么，偶尔的情绪低落或者因毒品造成的精神异常是否算作心理不健康呢？下面我们就对心理健康的标准作详细的解读。

(一)心理健康标准仅适合于大多数人

心理健康标准的制定一般都基于对大众群体的统计分析，遵循一般性原则。所以，心理健康的标准仅适合于大多数人，并不是每一条标准都符合个人情况，没有全部达到上述标准的人并非意味着心理不健康，但在某一标准方面极端异常的人，必定是属于心理异常。

(二)心理健康的标准是相对的，而不是绝对的

心理健康的标准是相对的，而不是绝对的。它受时代、民族、文化等因素制约，会随着时间、地点、人群的变化而发生变化。人的心理活动的产生本身就受到社会、文化、民族等因素的影响，所以运用心理健康的标准进行测评，也应同时考虑受测者的民族、文化背景等基本情况。如在我国黔东南地区，某些少数民族的习俗是在送葬时不哭反笑，这是民族风俗，不能视为心理异常。

(三)心理健康有一定的时间概念

异常心理和行为的偶尔出现不能成为心理变态的依据，而异常心理和行为维持多久才能判定为变态或病态，要视具体情况而定。

(四)心理不健康不等于有精神病症

心理问题是正常人在受到外界刺激后针对刺激所发生的一些短暂的心理症状，往往在刺激消除后可缓解、消失，但也可能持续到以后，甚至泛化（就是不单针对刺激而发生心理症状），由心理问题演变成精神疾病。比如孩子几天前被老师打了，不敢上学；妇女和老公刚刚离婚了，整天悲伤。这些问题通过心理咨询和心理治疗等方式往往能帮助求助者重新获得力量。但是，如果孩子转了学还无法上学，那么他可能不再单单是心理问题；如果离婚半年妻子还无法从悲伤中走出来，要考虑她是不是患抑郁症了。有的精神病症患者在某些具体标准上

仍可能表现得很正常,所以对精神疾病的诊断须由有经验的专科医生做出。

(五)心理健康并不意味着完美无缺

心理健康并不意味着完美无缺,它只是个体在自身和环境许可下的一种最佳功能状态。人们应为实现这样的标准而努力,但又不必因未达到标准而沮丧。过分追求完美,反而会引发心理问题。

(六)心理健康与心理失调是一个复杂的动态过程

在人的一生中,心理健康或心理失调有时是交替出现的。一个原本心理健康的人,受到环境因素的重大影响,就有可能出现各种心理问题,严重时影响生活和工作。比如优秀生考进大学后学习受挫,产生情绪上的困扰;大学生毕业后找不到理想的工作,就沉迷于网络;原本家庭幸福的女性因婚变而走上绝路……这些都说明,人的心理状态需要时时关注和呵护,我们应有定期检查自己心理健康状态的意识。当一个人处于心理失衡时,只要积极地进行心理的自我调整,或通过求助心理专家的帮助,大多可恢复心理健康的状态。

四、心理健康自评

心理健康是指一种持续且积极发展的心理状态,在这种状态下,主体能做出良好的适应,并且充分发挥其身心潜能;人体能够适应发展着的环境,有完善的个性特征;且其认知、情绪反应、意志行为处于积极状态,并能保持正常的调控能力。所以,心理健康的标准就是能够正确认识自我,自觉控制自己,正确对待外界影响,从而使心理保持平衡协调,达到这样的标准就具备了心理健康的基本特征。怎样有效地检测是否存在心理问题呢?下面将介绍一种国际公认的心理健康自评量表——症状自评量表-SCL90。

(一)症状自评量表(Self-reporting Inventory)

又名90项症状清单(SCL-90)。于1975年编制,其作者是德若伽提斯。该量表共有90个项目(包含有较广泛的精神病症状学内容,从感觉、情感、思维、意识、行为直至生活习惯、人际关系、饮食睡眠等,均有涉及),并采用10个因子分别反映10个方面的心理症状情况。

（二）症状自评量表特点

1. 心理健康症状自评量表具有容量大、反映症状丰富、更能准确刻画被试的自觉症状等特点。

2. 它的每一个项目均采取1~5级评分，具体说明如下：

没有：自觉并无该项问题（症状）；

很轻：自觉有该问题，但发生得并不频繁、严重；

中等：自觉有该项症状，其严重程度为轻度到中度；

偏重：自觉常有该项症状，其程度为中度到严重；

严重：自觉该症状的频度和强度都十分严重。

作为自评量表，这里的"轻、中、重"的具体涵义应该由自评者自己去体会，不必做硬性规定。

3. 该量表可以用来进行心理健康状况的诊断，也可以做精神病学的研究。可以用于他评，也可以用于自评。

（三）测验效用评价

1. 在精神科和心理咨询门诊中，该量表作为了解就诊者或者受咨询者心理卫生问题的一种评定工具；

2. 综合性医院中，常以该量表了解躯体疾病求助者的精神症状，并取得满意结果；

3. 应用SCL-90调查不同职业群体的心理卫生问题，从不同侧面反映各种职业群体的心理卫生问题。

（四）SCL-90测验共90个自我评定项目

测验的十个因子分别为躯体化、强迫症状、人际关系敏感、抑郁、焦虑、敌对、恐怖、偏执、精神病性及其他。

（五）结果解释

SCL-90包括10个因子，每一个因子反映出个体某方面的症状情况，通过因子分可了解症状分布特点。当个体在某一因子的得分大于2时，即超出正常平均分，则个体在该方面就很有可能存在心理健康问题。

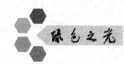

视窗

马斯洛需求层次理论

马斯洛需求层次理论，由美国心理学家亚伯拉罕·马斯洛于1943年在《人类激励理论》论文中所提出。书中将人类需求像阶梯一样从低到高按层次分为五种，分别是：生理需求、安全需求、社交需求、尊重需求和自我实现需求。

第一层次，生理上的需要。包括呼吸、水、食物、睡眠、生理平衡、分泌、性。如果这些需要（除性以外）任何一项得不到满足，人类个人的生理机能就无法正常运转。换而言之，人类的生命就会因此受到威胁。在这个意义上说，生理需要是推动人们行动最首要的动力。马斯洛认为，只有这些最基本的需要满足到维持生存所必需的程度后，其他的需要才能成为新的激励因素，而到了此时，这些已相对满足的需要也就不再成为激励因素了。

第二层次，安全上的需要。包括人身安全、健康保障、资源所有性、财产所有性、道德保障、工作职位保障、家庭安全。马斯洛认为，整个有机体是一个追求安全的机制，人的感受器官、效应器官、智能和其他能量主要是寻求安全的工具，甚至可以把科学和人生观都看成是满足安全需要的一部分。当然，当这种需要一旦相对满足后，也就不再成为激励因素了。

第三层次，情感和归属需要。包括友情、爱情、性亲密。人人都希望得到相互的关心和照顾。感情上的需要比生理上的需要来的细致，它和一个人的生理特性、经历、教育、宗教信仰都有关系。

第四层次，尊重的需要。包括自我尊重、信心、成就、对他人尊重、被他人尊重。人人都希望自己有稳定的社会地位，要求个人的能力和成就得到社会的承认。尊重的需要又可分为内部尊重和外部尊重。内部尊重是指一个人希望在各种不同情境中有实力、能胜任、充满信心、能独立自主。总之，内部尊重就是人的自尊。外部尊重是指一个人希望有地位、有威信，受到别人的尊重、信赖和高度评价。马斯洛认为，尊重的需要得到满足，能使人对自己充满信心，对社会满腔热情，体验到自己活着的价值。

第五层次，自我实现的需要。包括道德、创造力、自觉性、问题解决能力、公正度、接受现实能力。自我实现的需要是最高层次的需要，是指实现个人理想、抱负，发挥个人的能力到最大程度。达到自我实现境界的人，接受自己也接受他人，解决问题能力增强，自觉性提高，善于独立处事。也就是说，人必须干称职的工作，这样才会使他们感到最大的快乐。马斯洛提出，为满足自我实现需要所采取的途径是因人而异的。自我实现的需要是在努力实现自己的潜力，使自己越来越成为自己所期望的人。

五类需要，依次由较低层次到较高层次排列。在自我实现需求之后，还有自我超越需求，但通常不作为马斯洛需求层次理论中必要的层次，大多数会将自我超越合并至自我实现需求当中。

第三节 影响心理健康的因素

戒毒人员小吴第三次走出心理咨询室的时候，感觉浑身轻松，如他自己所说："罩在我头顶的乌云散了。"这是怎么回事呢？想了解事情的经过，还得回到一个月前。一个月前正是中秋节前后，小吴因思亲难以入睡，影响了同宿舍戒毒人员的休息，为此他们发生了口角，并互相推打，但及时被其他人拉开。值班民警赶到后，对他进行了严厉的批评，他反应强烈，对抗民警管理。一个月来，小吴心境低落，敌对他人，不服管教，生产习艺注意力不集中。大队民警看在眼里，推荐他来到心理咨询中心。小吴这才明白，自己是有了心理问题。通过心理咨询发现，性格内向的小吴年少经常受到父亲的打骂，父亲的粗暴教育方式让他变得愈发情绪不稳，当有人对他进行说服教育时，小吴仿佛又回到了那个责罚他的父亲身边。于是，对于民警的说教开始消极抵抗。通过心理咨询，咨询师首先解决了小吴的情绪问题，让他摆脱了失眠的困扰。之后又纠正了他的不合理认知，让他明白了自己反抗的原因和错误的根源。目前，小吴情绪稳定，焦虑、敌对的情绪大为缓解，能正常同其他戒毒人员交往了。从小吴身上我们可以看出，心理健康的影响因素是多方面的，小吴内向的性格、父亲粗暴的教育方式等都是造成他心理问题的原因。这一节，我们就来了解一下影响个体心理健康的主要因素有哪些。

一、生物遗传因素

（一）遗传因素

遗传能在多大程度上影响个体的心理健康水平呢？这个问题还没有定论，但有一点可以肯定，生理是心理的基础，如果没有充分的生理条件，人的心理活动就要受到影响。心理学家们曾用家谱分析的方法研究遗传因素对个体心理健康的影响，结果发现，在有心理健康问题的人中，家族中有癔症、活动过度、注意力不集中病史的人所占的比例明显大些。国内的资料表明，多动症儿童的家庭成员中有多动症病史的占13.6%，其中父辈或同辈有类似病史者各占50%。精神分裂症是一种严重的心理病理形式，采用家谱分析、双生子研究以及寄养子女调查等方法的研究表明，遗传占有十分重要的地位。在对100名精神分裂症病人的子女的调查中发现，10%~50%具有导致精神分裂症的基因结构。在这些人之中，5%会发展成早发的精神分裂症，而另外5%会在晚些时候发展成精神分裂症。但是需要注意的是，还有多达40%的高危个体最终没有患上精神分裂症。虽然遗传因素在一定程度上对个体的心理健康有影响，但其作用也不是注定不可以改变的。遗传只是提供了一种可能性，个体是否表现出心理障碍或心理异常，关键还看后天环境作用。在遗传与环境的相互作用中，遗传因素所决定的不良发展倾向可以得到防止和纠正。

（二）病菌或病毒感染

人如果患了斑疹伤寒、流行性脑炎等中枢神经系统的传染病，就会因为病菌、病毒损害神经组织结构而导致器质性心理障碍或精神失常。如果患者是幼儿，则可能阻抑心理的发展，造成智力迟滞或痴呆。

（三）化学中毒或脑及中枢神经损伤

脑损伤或化学中毒，以及某些严重的躯体疾病、机能障碍等，也是造成心理障碍与精神失常的原因。种种原因造成的脑震荡、脑挫伤等脑外伤，也可能导致意识障碍、遗忘症、言语障碍、人格改变等心理障碍。

成瘾物质造成的脑损伤与患者的临床症状或体验相关。PET 显示可卡因对中枢和外周的正肾受体均有作用，可能是成瘾者心血管系统损伤的原因。大麻的主要成分4氢大麻酚（THC）受体集中于小脑和海马，可以解释其致幻和共济失调的表现；额叶、边缘系统、脑干等相关的学习、记忆、情绪调控区的显像异常，与瘾君子在人格、运动、焦虑抑郁和语言等认知功能方面障碍是相符的。还有证据表明，部分嗜酒者、可卡因成瘾者对情绪化刺激响应时，其额叶（尤其右额下回）血流不正常，基节活性不正常，与其伴发的暴力倾向有关，并且通过与相对良性的成瘾物质（尼古丁）对比，证实这种反应系源于可卡因损伤和化学合成的冰毒等新型毒品。这些毒品会侵犯人的神经系统，破坏人的神经元细胞，会对大脑细胞造成"不可逆"的严重伤害。（吸食冰毒之后，其化学成分将通过血—脑屏障进入人的大脑中枢神经系统，迅速刺激中枢神经系统。毒品一旦侵蚀神经元细胞，就会导致精神出现幻觉，一旦对神经元细胞产生不可逆损害，那么被破坏的神经元细胞将无法再生、修复，这对人的大脑伤害程度而言，是最严重的一种）

（四）躯体疾病或生理机能障碍

躯体疾病或生理机能障碍也是影响心理健康的因素之一。如甲状腺激素分泌不足会导致反应迟钝、记忆力减退、易疲劳等现象。过于强烈的刺激或长期积累，必然导致机体发生永久性的功能性或器质性损害。有研究发现，与正常个体相比，有心理健康问题的个体，早期患有高热惊厥、头颅外伤和其他严重疾病所占的百分比更大些，且差异明显。生理疾病对他们的心理活动的影响可能是轻微的，如出现易激惹、失眠、不安等，随着疾病的消除，这些心理症状也会完全消失。但是，随着疾病的继续进展，心理障碍也会加剧，甚至会出现各种程度的意识障碍、幻觉、记忆障碍、躁动和攻击行为等。例如，如果患有内分泌机能障碍，尤其是甲状腺机能混乱、机能亢进，患者往往出现暴躁、易怒、敏感、情绪冲动、自制力减弱等心理异常表现；若患有肾上腺素分泌过多，则会产生躁狂症，而患有肾上腺素分泌不足则可能患上抑郁症等。

二、心理状态因素

(一)心理冲突

在我们的生活中会面临很多的机会，但遇到机会后也将面临多方面的选择。我们每天都面临很多选择，在众多选择中做出某一选择时，往往有得有失，孟子曰："鱼，我所欲也，熊掌亦我所欲也；二者不可得兼，舍鱼而取熊掌者也。"当你在两个选择之间犹豫不决时，心理冲突就产生了。比如，宿舍中在选择上下铺时，就会发生心理冲突，选择上铺会相对整洁、干净，但上下床不太方便；选择下铺，就会受到宿舍内人员活动的影响。所以，心理冲突就是两个或两个以上相反或者相排斥的动机所产生的一种矛盾的心理状态。当发生心理冲突时，很快做出选择，解决了问题，心理冲突就消失了。就好比你是一个喜爱整洁的人，那你就可以忍受上下床的不方便，而选择上铺，那么选床铺带来的困扰就消失了。但当你面对对自己影响巨大，个人又无法抉择的情景时，就会产生不良的躯体和心理反应，常见的有茶饭不思、心烦意乱甚至夜不能寐，从而对心理健康产生不良影响。对于戒毒人员而言，心理冲突则表现得更为明显，主要包括对成瘾物质的渴求和正常的社会生活之间的冲突。在戒毒场所中，则存在对于回家的渴望和对回归后复吸的恐惧。

(二)挫折

常言道："人生逆境十之八九，顺境十之一二。"人生的道路上，随时都可能遇到难以克服的困难，比如，没有住房、失去工作、受到批评、亲人去世等，就会产生不愉快的情绪反应，如焦虑、紧张、失望、沮丧、悲哀，即遇到了挫折。一般来说，挫折的压力如果没有超过个体的承受力，在某种程度上会产生积极作用。我们常说"失败乃成功之母"说的就是这个道理。在个体可承受的范围，压力会转化成动力，挫折会成为一种磨炼，能提高你的创造性，提高你解决问题的能力，能让你的承受力逐渐增强，能让你逐渐成熟起来。但如果挫折过于强烈或个体承受挫折的能力过低，有可能引发情绪紊乱，心理失去平衡，导致身心疾病或心理障碍的出现。例如顾某就曾经深陷毒瘾无法自拔，因无法戒毒，她还尝试用割腕等方式结束自己的生命，但母亲的不离不弃，让她毅然决然地走进戒毒所。现年45岁的顾某不仅戒除了毒瘾，还帮助了身边很多瘾君子重回健康生活。顾某的经历就展示了个体从无法承受挫折到因挫折而成熟的过程。

（三）生活事件

生活事件是指日常生活中遇到的各种各样的社会生活的变动，如亲人死亡、离婚、刑事处分、失恋等都可以引起心理障碍。即使是中等水平的心理事件，如果它们连续发生，这种影响可以累加，或者挥之不去，负性情绪长期存在，也可以导致心理障碍或身心疾病的产生。因为每经历一次生活事件，都要付出精力去调整由于这一事件发生所带来的变化，如果生活事件增加，个体适应变化的努力也要相应增加。如果一段时间内连续发生太多的生活事件或者某个生活事件的影响持续挥之不去，个体的躯体和心理状况很容易受到影响。

（四）特殊的人格特征

人格影响着一个人的思想、情感和行为，使个体具有区别于他人的、独特的心理品质。人格健全者能正确地待人处事，不仅使自己身心愉悦，很好地完成各项事务，而且能让别人生活得更愉快。但一些人格不健全者就很容易导致心理健康方面的问题。各种精神疾病特别是神经官能症患者往往有相应的特殊人格特征。

如《三国演义》中的张飞，性如烈火，是典型的A型性格。此种性格特征为个性强，固执，急躁，紧张，多冲动，好争斗，没耐性，易激动，整天匆匆忙忙，富含敌意，具有攻击性等。《三国演义》中有多处生动的描写。如按捺不住，怒鞭督邮；古城会不分青红皂白，"挥矛向关公便搠"；三顾茅庐之际，心中大怒，恨不能"去屋后放一把火"。由于他对待手下将士严苛残酷，身边人对他恨之入骨，他却浑然不觉，最终被手下杀死，一代英雄就此殒命，岂非咎由自取。如果他知道自己的问题，并进行改善，何至于发生这样的事。

三、社会环境因素

(一)家庭因素

家庭是社会的细胞,是每个人人生中的第一所学校,所以家庭对个体的个性发展和心理健康具有十分重要的影响。

1. 家庭结构

家庭结构是指家庭中的人员组成。由于家庭规模和组成家庭的成员不尽相同,家庭又分为不同的类型,如由父母和未成年子女组成的核心家庭,由祖父母、父母和未成年子女组成的主干家庭。多数研究表明,家庭结构完整、家庭气氛和谐的家庭有利于儿童成长;而成长于破裂家庭或常年争吵的家庭或单亲家庭中,儿童更易罹患躯体疾病,更易染上吸烟、酗酒等恶习,心理障碍的发生率也较高。当父母感情破裂时,互相间的"冷战"、"热战"会给子女强烈的刺激,导致忧郁、孤僻、自卑等心理问题。

2. 父母教养方式

父母对子女给予情感温暖和理解有利于子女健康心理的形成;父母的过分拒绝和否认,容易使子女形成强迫、人际敏感、抑郁、焦虑、敌对、恐怖、偏执等不健康心理。在家庭教养过程中,父亲的过分保护和过分干涉行为以及母亲对子女的拒绝、冷漠和忽视行为都对子女心理健康有显著的消极作用。而父母对子女的理解、关心、信任和鼓励行为对子女形成健康的心理状态有积极的显著作用。

3. 家庭气氛

研究认为,家庭成员之间亲密度低,易导致情绪问题的出现;在家庭中不能顺利表达自己的情感,易形成非安全感的人格特征;矛盾性高的家庭,其成员间冲突较多,更会感到抑郁和焦虑。和谐家庭气氛下,个体情绪更加稳定,而冲突型和离散型家庭气氛下的个体更容易出现情绪不稳定、冷漠、敌对、孤僻的性格特点。

(二)社会因素

人生活在现实的社会环境中,在一定的社会环境影响下成长和发展。一定社会的文化背景、社区环境、社会风气和学习生活环境等因素都会对个体的心理健康产生影响。

1. 社会环境

一定的社会文化背景,如风俗习惯、道德观等,以一种无形力量影响着人们的观念,反映在人们的价值观、信念、世界观、动机、需要、兴趣和态度等心理品质上。不同文化对人的心理健康有不同的影响,其中有些是健康的,有些则是不健康的。社会风气通过家庭、同伴、传媒等途径影响着个体的心理健康。

2. 学习工作环境

个体所处的学习工作环境不同,其心理健康状况也会有所不同。研究发现,城乡差异、人口密度、环境污染、噪音等对人的心理状况都存在明显影响。如城市中的学生,由于住房单元化,同邻居、同伴的交往明显减少,这种状况不利于他们的社会化,使其缺乏人际交往的技巧,容易形成孤僻的性格。拥挤、嘈杂的环境使人的心理严重超负荷,人与人之间更容易产生矛盾、争吵,生活在其中的个体也容易心理紧张,出现心理健康问题。

3. 社区环境

社区是指由若干群众或社会组织(机关、团体)聚集在某一地域内形成一个生活上相互关联的大集体,如街道、住宅小区、村庄等。社区对生活在其中的个体心理健康的影响主要是通过社区文化、社区环境产生的。

(三)学校因素

在个体发展中,学校教育是相当重要的。学校的重要性首先表现在它在较长时间内对学生进行系统教育,而这种系统教育对学生社会行为的塑造是其他机构无法替代的。学校的重要性还在于它有着独特的、完整的机构,是社会的雏形,对学生了解社会、发展自我和人格、培养合乎角色的社会行为模式起着重要的作用。

1. 学校的管理和教学

教育体制、学校的教育指导思想和管理制度等会对学生心理健康产生影响,它们往往决定了一所学校的校风,决定了教师教学和学生学习的状况。

2. 学校环境

从学校的物理环境来说,宽敞明亮、优美整洁的教学环境对学生的心理具有熏陶的作用,使学生心灵得到净化,从而促进学生心理健康发展。校园的一草一木,每个角落都应给人以美的感受,使学生从中得到教育和心灵的净化。其次,良好的校风、班风能够感染学生,促使学生积极向上,团结互助,人际关系和谐。这样的学校环境有利于学生心理健康状况的改善和提高。而消极的校风、班风则会使学生情绪低落、压抑,纪律涣散,师生关系紧张,教师的教育态度和水平也必然降低。这对学生心理健康会带来极坏的影响。再次,人际关系和谐是心理健康的一个重要标志,也是对心理健康的一种强有力促进。学生能否在学校里和老师、同学建立起和谐的人际关系，对他们心理的健康发展有着极为深远的影响。

3. 教师因素

师生之间的关系及相互影响是在师生活动过程中形成和发展起来的，在这一过程中，教师的认知和行为对学生的发展有着至关重要的作用。可以说，教师的一举一动、一言一行对学生都会有影响。因此，教师对学生心理健康的影响，目前正越来越受到研究者们的关注。

四、交互作用

戒毒人员张某，男，31岁，小学文化。入所以后，个人卫生状况差，思想不稳定，人际关系紧张，总是独处，偶尔和同戒人员交流，内容也较为偏激。在与民警谈话中也多次表现出抗拒或者消极对抗。在一次与同寝室人员发生冲突后，到心理咨询室进行咨询。通过了解，张某有明显的心理问题，那么这些问题是怎么产生的呢？

1. 心理因素

通过咨询，可以发现张某存在认知偏差，人际交往技能匮乏、疑心重等问题。总认为大队民警、戒毒人员对他的关怀和关心是有目的的。过重的心理负担使他不能正确评价自己，即使同戒人员主动与他交流，也难以放下戒备心理，很难和他人建立亲密关系。交流时言辞激烈，使得人际关系更加紧张，从而陷入恶性循环之中，这样就严重影响他的身心健康发展。

2. 家庭因素

通过了解，张某的父母年龄较大才有了孩子，平日对张某非常溺爱，但教育手段匮乏。父亲每晚工作到深夜才回家，偶尔才过问一下张某的情况，对他的期望也很高，但表达的方式十分粗暴。据张某讲，父母常常因财产分配和赡养老人的问题发生争执。

3. 社会因素

从咨询中了解到，张某文化程度较低，在校时学习成绩一般，老师也不怎么关注张某。小学毕业后便辍学，在社会上游荡，打工过程中遇到拖欠工资等问题、被同事骗钱等事件。

从戒毒人员张某的案例可以看出，影响心理健康的各种因素是相互影响、相互制约的，对一个人的身心健康往往是综合发生作用的。张某的家庭教养方式，导致张某缺乏自信心，粗暴的教养方式让张某的被尊重需要得不到满足，导致他人际交往困难。学校中老师的忽视和工作中的欺骗，导致张某疑心重，无法与他人建立亲密关系等。因此，我们在观察、分析、诊断心理失调、心理障碍或心理疾病时，务必要充分考虑各种因素的作用，全面正确地作出诊断，采取有效措施进行调适和治疗。

第四节　戒毒人员的心理健康

　　戒毒人员是心理问题比较突出的一个群体。由于毒品的侵害，戒毒人员普遍存在人格缺陷，他们的价值取向、行为方式都偏离了主流人群，这与他们不健康的心理有很大的关系。在戒毒场所中除了帮助戒毒人员戒除毒瘾回归社会之外，最重要的还是使他们能够改变生活态度，建立信心和自尊，重新塑造自己，最终回归社会。因此，对戒毒人员的心理健康进行维护有重要意义。

一、戒毒人员心理健康现状

　　毒品对吸毒者的危害是多方面的，除生理上的危害如疼痛、呼吸困难、易引发呼吸道感染、心血管疾病频发、厌食、恶心、呕吐、癫痫、惊厥等症状外，对心理健康的影响也非常巨大。

(一)认知能力受损

1. 存在注意力缺陷

　　吸毒者因毒品对神经系统的损伤，导致其注意力难以集中，存在注意缺陷，表现为在药物环境中易被药物相关线索吸引以及对药物线索注意持续时间增加等。一般来说，药物相关线索会自动攫取成瘾者的注意力，并引起无意识的觅药行为，它是物质成瘾的核心特征之一。

2. 记忆力受损明显

　　研究数据显示，合成毒品及海洛因依赖者都存在工作记忆的损伤，其中合成毒品依赖者在言语记忆、社会认知方面存在损伤。可卡因、合成毒品、摇头丸、鸦片、酒精依赖者都存在持续的执行功能障碍，特别是抑制功能，记忆功能障碍也持续存在于可卡因、合成毒品及摇头丸使用者中。戒毒人员在戒除毒瘾之后，依然有类似 "大脑一片空白"的体验，这可能与毒品，尤其是海洛因这类硬性毒品对中枢神经系统和周围神经有直接的毒性作用和恶性刺激，并可导致神经组织不可逆转的病理性改变有关。学习记忆系统被成瘾药物相关刺激，形成一种畸形记忆，称为成瘾记忆，包括用药后成瘾者对药物、用药环境、体验等产生的与成瘾有特殊联系的永久或半永久记忆。

3. 决策功能障碍

决策是指在有多种选择的情况下选择一种方案评述的过程。一般个体在面临多重选择的情况下，往往会通过评估与权衡潜在选项的收益（或损失）可能以及成本付出，然后偏向于低风险高收益的选择；而药物成瘾者被认为存在决策障碍，易做出不利的决策，选择继续药物寻求。主要表现为为了眼前较小利益而放弃追求长期较大收益的短视行为，容易做出冲动决策，无法根据已有经验调整决策策略，不能根据收益可能性做出最佳选择，不能调整长短期收益以实现利益最大化等。

（二）情绪问题

研究发现，吸毒人员普遍存在抑郁、焦虑情绪，并对其吸、戒毒行为有较为明显的影响。资料表明，吸毒人员确实存在抑郁，原因是多方面的。吸毒人员主观上将其负性情绪的成因指向家庭和社会，强调自己没有稳定的生活和工作条件，怕家人抛弃他们，周围的人们不接受和歧视他们。吸、戒毒也是负性情绪的主要成因。反复戒毒失败，自尊心受损，前途无望，毒友及毒贩的引诱，悔恨自己的吸毒行为等都是重要的原因。而毒瘾发作，人格缺陷或改变，心理行为异常的负性情绪表现则属于与吸、戒毒有关的心理生理异常的负性情绪。

1. 吸毒人员负性情绪多与其现实的家庭和社会问题有关。然而遗憾的是，家庭成员和社会的关心与采取的处置措施往往事与愿违，使吸毒人员产生不良依赖或被抛弃感，自尊心往往大受损伤，从而利用不当或拒绝家庭和社会的帮助或虚假应付。

2. 吸毒人员产生负性情绪本质上是个医疗和心理问题，而吸毒人员对负性情绪的不良应对方式则往往导致不良的社会问题。由于不良的人际关系和不良的情绪表达环境，吸毒人员多选择回避现实的人群和社会环境，期待环境的改变和时间能够改变一切。通常虽然众多吸毒人员会用这种方法，但效果并不理想。有时会因为问题的积累引起更大的麻烦，甚至不得已又回归到以前的毒友中去。由于大家的背景一样，不会产生心理压力，而这正是导致复吸的关键原因之一。有些吸毒人员干脆放纵自己重新吸食毒品，觉得这样做既可麻醉自己，又能报复社会和家庭中的某些人。当这些仍不能顺其心愿时，公开的对抗，如与家人发生冲突，偷家中的财物，离家出走等，就成为行为的选择方式。更有极端者以自伤、自残手段向家庭和社会施压，发泄其不良的负性情绪。仅极少部分的吸毒人员选择向医务人员求助。

3. 吸毒人员由于存在负性情绪及负性情绪的表达障碍和情绪环境不良，其挫折的耐受性往往较低。而可利用的社会资源少，人格缺陷，人际关系不佳，交际能力差，对负性情绪的应对方法少等，导致其多用极端方式解决情绪问题。出现焦虑等负性情绪，极端者甚至自杀和自残。主要表现为情感淡漠、沮丧，情绪不稳，抑郁焦虑，自卑，变化无常，冲动，易激惹。

（三）意志力损害

1. 抑制控制功能障碍。抑制控制是指个体在追求认知表征目标时抑制无关或干扰刺激以及冲动的能力，并以抑制优势反应和习惯，灵活地调节适当的行为以满足复杂的任务要求和不断变化的环境，因此，抑制控制是一种对思考加工和生活都至关重要的执行功能之一。长期滥用药物会导致个体的抑制控制能力受损，使成瘾个体往往表现出抑制能力差、反应迟钝、冲动性强、易怒以及在特定药物相关环境下难以克制觅药行为等特点。

2. 吸食新型毒品的人员在进入强戒所后前六个月内行为表现出明显的自我封闭，意志行为减退，或情绪高涨、行为冲动、易激惹。在应对方式方面表现出明显的消极、退缩、攻击等方式。这些抑制行为或冲动行为发生频率和强度一般会随着戒断时间延长而减少、减弱。抑制行为或冲动行为不能消除，这可能与新型毒品损害大脑中枢神经不可逆有关。

（四）人格障碍

研究发现，物质滥用障碍者中人格障碍的患病率是一般人群的4倍。在接受物质滥用治疗项目的患者中，符合至少一项人格障碍标准的可达到34.8%～73%（中位数56.5%）。其中最常见的人格障碍是反社会型人格障碍。

国内研究表明，海洛因依赖人群中患有人格障碍的人数高达59.3%，其中反社会人格障碍患病率最高，达40.7%；在甲基苯丙胺的依赖者中，有74.3%的患者符合至少一种人格障碍的诊断。其中，反社会型人格障碍占61.2%，其次是边缘型人格障碍。另外比较常见的人格障碍是偏执型人格障碍、强迫症型人格障碍及回避型人格障碍。

在监管场所内，戒毒人员的人格障碍突出表现为：一是以自我为中心，情绪不稳，脾气暴躁，纪律意识淡薄，违反规定行为时有发生，更有甚者成为"滚刀肉"，对民警的管理和教育感到厌烦、排斥，甚至顶撞。二是对毒品的依赖心理逐渐转变成个人依赖行为，严重的出现独立意识和自信匮乏现象，遇到事情总想让别人出主意，即使在日常生活中遇到简单的困难或困惑都需要求助他人，自我积极解决问题意识淡化等。

二、心理健康教育的意义

目前，我国所有监管场所中，都设有心理咨询中心或配备心理咨询师，而心理健康课程也是教育矫治中一个重要的环节,心理健康课程的形式和内容都各不相同。那么,为什么要进行心理健康教育?戒毒人员参加心理健康课程有哪些好处呢?下面我们就来做简要了解。

(一)什么是心理健康教育

心理健康教育,是以心理学的理论和技术为主要依托,根据教育对象的生理、心理发展特点,通过集体辅导、个别辅导、教育教学中的心理辅导等多种形式,帮助个体自我认识、自我接纳、自我调节,从而充分开发自身潜能,促进其心理健康和人格和谐发展的一种教育活动。包括:

1. 心理健康教育的直接目的是提高全体教育对象的心理素质,最终目标是促进人格的健全发展。

2. 心理健康教育是帮助全体教育对象开发自身潜能,促进其成长发展的自我教育活动。

(二)心理健康教育的目标

心理健康教育的总目标是提高个体的心理素质,促进个体的心理健康。

1. 从积极意义上讲,叫发展性目标,即通过提高个体学习、生活、人际交往和社会适应性等方面的心理素质,充分开发个体潜能,促进个体心理健康。包括帮助个体认识自己,接受自己;帮助个体在封闭的环境中发展良好的人际关系,培养和群性;帮助个体适应场所内的生活;提高个体抗挫折能力,培养良好的意志品质;帮助个体调节、控制自己的情绪,经常保持乐观、平和、愉快的心境;帮助培养个体的独立精神,要懂得为自己的行为负责;帮助培养个体的创造性思维和创造精神。

2. 从消极意义上讲,叫防治性目标,即通过对个体心理问题的预防、矫治,从而促进个体心理健康。包括辅导有情绪困扰、行为问题的人员,改善他们的情绪,矫正他们的行为;辅导受到不利家庭环境影响的个体(包括单亲家庭、离异家庭、寄养家庭及关系紧张家庭等),帮助他们摆脱不良认知;辅导有心理困扰的人员,促进他们心理恢复健康。

目前,在强制隔离戒毒场所中,由于戒毒人员心理问题严重,许多问题呈现泛化趋势,为提高戒毒人员的心理素质,场所中的心理健康教育应以发展性目标为主,防治性目标为辅。

(三)心理健康教育的途径

心理健康教育的途径:一条是对全体戒毒人员进行心理教育的途径,另一条是针对有心理困扰或障碍的个体进行心理咨询的途径。

具体形式有: 开设以讲授为主的有关课程, 开设心理辅导活动课, 个别辅导, 小组辅导。

(四)心理健康教育的意义

1. 有利于戒毒人员身心康复

戒毒人员是心理问题高发、多发的群体, 因此开展心理健康教育, 让强戒人员了解和掌握心理健康教育的内容, 就是及时地、有针对性地施以教育, 对症下药, 使戒毒人员知道什么是健康和不健康的心理, 学会保持心理健康就能促进身心康复。

2. 有利于学习、工作效率的提高

健康的心理对于学习、工作的效率有重要的作用, 对竞赛技能的发挥更为重要。一个心理健康的人是朝气蓬勃、开朗乐观的, 他们学习和工作有劲, 效率就高。而一个心理不健康的人常常心神不定, 思虑过多, 不能集中精力于学习和工作上, 既影响生活效率, 也大大妨碍创造才能的发挥。

3. 有利于智力与个性的和谐发展

心理健康对于促进人的智力与个性和谐发展, 发挥人类最大的聪明才智, 具有重要意义。一个人重视心理健康, 可使大脑处于最佳状态, 更好地发挥大脑功能, 有利于开发智力, 充分发挥各种能力, 有利于个性的和谐发展。

4. 有利于心理疾病的防治

心理疾病的发生, 有一个从量变到质变的过程。我们重视戒毒人员的心理健康, 就会注意预防和消除产生心理疾病的各种因素, 以防止病变的发生和发展。人的心理疾病, 大多数是在成长过程中受到各种社会因素的影响而积累逐渐形成的。如果发现戒毒人员有了心理病变的苗头, 就应及时采取适当措施, 使它在量变过程中得以终止和消失; 如果确实患了心理疾病, 应及早给予积极的治疗, 使之尽快恢复健康。

三、心理健康与生理健康

不少人认为生理健康和心理健康是两个没有关系的概念, 实际上这是不正确的。作为健康的两个重要方面, 心理健康和生理健康不是毫无关系, 二者是互相联系、相互作用的, 而且心理健康每时每刻都在影响人的生理建康。例如, 一个人性格孤僻, 心理长期处于一种抑郁状态, 就会影响内激素分泌, 使人的抵抗力降低, 疾病就会乘虚而入。一个原本身体健康的人, 如果总是怀疑自己得了什么疾病, 就会整天郁郁寡欢, 最后真的一病不起。

现代社会飞速发展,人们承受着越来越重的负担和压力,心理因素成了致病的重要原因,很多生理疾病和心理疾病都是由"心"引起的,而"心病还需心药医",注意心理调节、注重心理健康,则是确保心理和生理全面健康的重要方面。

(一)身体健康与心理健康

人是由大脑皮层统一指挥、各生理系统协调活动的有机体,生理活动与心理活动是互相联系、互相影响、互相制约的。积极健康的心理状态,有益于身体健康;消极不健康的心理状态,使人容易患生理疾病。同样,生理机能的异常状态也会导致心理的变化。例如在人体内分泌系统中,甲状腺的生理功能是分泌甲状腺素,调节机体的新陈代谢。如果甲状腺功能亢进,甲状腺素分泌过多,新陈代谢加速,就会引起个体产生紧张性心理反应,如情绪易激动,注意力分散,焦虑不安,甚至产生妄想和幻觉;相反,甲状腺素分泌不足,代谢作用减慢,个体心理的智能活动就会减慢,反应迟滞,记忆减退,思维缓慢,常会出现悲观、抑郁等消极否定性的心理状态。这表明生理功能的异常变化会引起心理功能降低或紊乱。反之亦然,心境不良也会导致生理病变。比如,一个人如果长期处于紧张、焦虑、忧愁和愤懑的心境状态,就会导致食欲减退,胃酸分泌增多,胃壁充血,胃黏膜出现延展,使充血部位变得单薄,保护胃壁的作用降低,使胃壁经常处于胃酸的侵蚀之中,久而久之就会导致胃炎、胃肠溃疡等消化性疾病。

(二)人格与生理健康

冠心病和A型人格之间有着密切的关系。美国学者M.H.弗里德曼等人研究心脏病时,把人的性格分为两类: A型和B型。A型人格者较具进取心、侵略性、自信心、成就感,并且容易紧张。A型人格者总愿意从事高强度的竞争活动,不断驱动自己要在最短的时间里干最多的事,并对阻碍自己努力的其他人或其他事进行攻击。B型人格者则较松散、与世无争,对任何事皆处之泰然。

(三)应激状态与躯体疾病

从20世纪70年代中期以来,死亡率最高的三大疾病都是心因性疾病,即脑血管病、心血管病、癌症,其比例分别占死亡人数的22.56%、21.13%、21.11%,主要原因是:心理压力大,不良情绪体验多,长期处于应激状态中,导致自主神经功能紊乱,影响生理功能而产生障碍。这三大疾病中,癌症的发病率仍在不断上升,已成为人类生命的大敌。在探索癌症病因的过程中人们发现,经常产生较强烈的不良情绪,如焦虑、愤怒、忧愁、悲伤等,并过度地压抑这些不良情绪，使其不能得到合理疏泄的人，容易患癌症。有人发现，癌症有自愈现象。癌症之所以会自愈，是因为病人体内的免疫功能大大增强所致。免疫力的增强可以阻止癌细胞的生长，并逐渐由正常细胞取代癌细胞，或者造成癌细胞无法适应的状态，使癌细胞转化为正常细胞。免疫力的增强与心理因素有密切关系。抑郁消沉的人，通过复杂的神经——体液调节机制会使免疫力显著下降，从而促使癌症日趋恶化；而乐观的人则会通过相同的途径使免疫力提高，从而抑制癌细胞的生长，使癌症自愈。这可能就是一部分人得知自己患了癌症后，精神全面崩溃，不日撒手人寰，而另一部分人遭遇同样疾病，却可以笑对病魔，不仅坚强地活下去，而且还能继续为人类做出贡献的主要原因。

古人云：喜伤心，悲伤肝，思伤脾，忧伤肺，恐伤肾。也就是说，喜、怒、哀、乐、思、忧、恐是人类最基本的情绪情感体验，但如果太过于强烈，都会伤及身体。美国新奥尔良的奥施纳诊所曾做过统计，发现500个连续求诊入院的肠胃病人中，因情绪不好而致病者占74%。美国耶鲁大学医学院门诊部统计，求诊病人中因情绪紧张而致病的占76%。美国哈佛大学一些学者用了40年时间，对204位成年人作了跟踪调查，发现在21～46岁之间过着舒畅精神生活的59人中，只有2人在53岁时得了重病，其中1人死亡；在同一时期内，得不到舒畅精神生活的48人，都在55岁以前死去。

四、维护心理健康的技能

在现实生活中，我们每一个人都会有烦恼和不开心的事。一般情况下，通过机体的应激和自己内心的调整，是能够适应的，但如果经过很大的努力仍然无法适应，并引起心理上的不适感，那么他的心理就可能出现了问题。我们怎样保持健康的心理呢？下面就为大家介绍在场所内适用的维护心理健康的技能。

（一）创建和谐的人际关系

人际关系的实质是人与人的一种心理关系。正常的人际交往满足个人爱和归属的需要、尊重的需要，是建立个人价值感的重要渠道。人们通过正常的交往、沟通建立起良好的人际关系，对心身健康具有重要的促进作用。反之，不协调的人际关系则容易造成心理失衡。因此，正确的人际交往态度、良好的人际关系、有效的人际沟通技能对于维护心理健康极为重要。为发展良好的人际关系，应培养社会兴趣，学会协调合作；人际交往中，要学会从他人角度看问题，既要对自己负责，也要对他人负责；对人不苛求，主动发现他人的优点，欣赏他人成功；主动关怀和帮助别人，从中体会到做人的价值；当面临个人难以应付的压力情境时，应乐于接受、主动寻求、善于利用他人所能提供的社会支持，包括工具性的社会支持和情感性的社会支持。

（二）培养健全的人格

健全人格是一个过程，就是"自然人"向"社会人"转化的过程。它表现为人对复杂社会关系的正确认识和良好适应。人格不是有机体的单独效力，而是有机体和环境所起的交互作用的结果。健全的人格是人们正确面对社会和实现自我健康发展的基础，对心身疾病的预防具有重要作用。保持积极的自我态度，才能更好地接纳自己，对生活保持持久的热情，才能与社会保持一种动态的协调和平衡。

（三）加强身体的锻炼

健康的体魄是保持身体和心理健康的生理基础，只有当人们拥有强健的体魄，才会使身体的各项机能正常通转，维持身体循环的平衡，并带给人良好的情绪体验。同时健康的体魄还能增加抗压能力，阻止疾病的侵害。

（四）保持良好的情绪

情绪是心身映系的桥梁，保持良好的情绪反应是建立在良好的心理防御机制基石之上的，它能够使人自觉地以某种理由或方法去抵消、回避或否认内心所产生的紧张、不安和痛苦，恢复自身心理上的平衡和稳定。人在压力情境中会有各种消极的、冲突的、痛苦的情绪反应。从心理卫生观点看，当事人应承认自己的情绪，适当地表达自己的情绪，而不要掩饰它。要认识到每个人都有发泄情绪的自由，有公开表达自己情绪（包括怨恨、悲伤、愤怒等）的权利。宣泄情绪的方式多种多样，例如向亲密的家人、朋友倾诉或写信，记日记做自我倾诉，向同病相怜的人倾诉等。当发现别人有与自己类似的感受时，我们会认识到自己与他人具有共通性，从而不再感到孤独。其他可以采用的比较好的方式还有：从事正当的消遣娱乐、旅游、体育运动，发泄因情绪兴奋而动员起来的多余的精力；欣赏音乐，让自己的感觉随着音符自由地流动；把思维集中在一棵树上、一朵花儿上，或独处沉思；专注于阅读、游戏、整理花木、学习电脑等活动中；看惊险电影、电视片，排遣不良情绪等。

（五）正确认识疾病

乐观精神和坚强意志是人们与疾病作斗争的最宝贵的心理状态。只有正确地认识到自己的现状，对疾病警惕但不恐惧，采取积极的治疗手段，才会有利于身体的康复。

（六）改善自我概念

1. 拥有一个积极的自我概念是心理健康的人的核心特质。自我概念积极的人，在人群感到安全自信，能以真实的面目出现，能够正确地认识自己，并以肯定态度接纳自己。他们既能接纳自己的长处和发展潜力，也能接纳自己的缺陷、不完美与"有限制"，欣赏"我就是这个样子"。形成积极的自我概念的一个重要条件是获得成功。成功可以增强人的自我效能感，提高自信心，是获取更大成功的条件，也是医治焦虑、抑郁等神经症状的良药。从这一意义看，成功不仅是我们追求的目的，也是一种手段。

2. 为了取得成功体验，我们应该做到以下几点：①对成功报有积极的希望。②建立多方面的价值追求，积极寻找多方面的成功机会。③适当培养冒险精神，增加成功机会。④取得成功后充分体验成功的喜悦，失败后不放弃对成功的追求。对心理健康的人来说，"错误"意味着信息，"失败"也是一种重要的学习。

对于较少获得成功经验的人来说，一个重要的建议是：先从一件事情上获得成功，先从小的事情上获得成功，先从一个不太困难的目标上获得成功，这样可以为获得更多方面的成功、更高目标水平上的成功创造条件。

（七）改善认识，培养正确的压力观

1. 要培养压力不可避免观

人生失意常八九，在人生的旅途中，压力、困难、挫折是不可避免的，因此遇到压力情境不必抱怨。

2. 要培养压力辩证观

压力对人既是威胁，又是挑战。压力对人生具有多方面的积极意义。压力有助于我们认识自己的弱点、长处和发展潜力；压力可以使人表现出个人能力的极限，激发出个人的生命活力；压力让人增长人生经验，使我们有机会增强自信，学会对自己负责，变得更加成熟；压力经验充实了我们多姿多彩的人生，是构成我们有意义的生命历程的华彩乐章。当重大压力或灾难是由集体承担的时候，可以激发出人性的光辉，显露出平常人的美好品质。

3. 要培养压力可控观

压力情境多数是可以控制的，主观努力即使不能战胜压力，至少也能减轻压力造成的损失程度。摒弃无能为力的外控观念，勇敢地面对压力现实，善用各种有利因素，是有效应对压力环境的先决条件。因此，在激烈竞争、困难重重的现实面前，拼搏未尝不是一种适宜的生存状态。

4. 要培养压力承受观

当压力过大、个人一时无法抗拒时，我们不妨抱着"豁出去"的态度，把压力、困难当做"自然灾害"，默然承受之。暂时放弃无谓的忙乱，减少精力的损耗，不失为一项明智之举。只要我们相信，任何压力与困难的破坏力和持续时间总是有限的，一旦压力过去，有利条件具备时，我们总可以采取积极措施予以补救。

第二章　认识自我

第一节　自我意识

你认识自己吗？当你听到这个问题的时候，是不是感到很惊讶呢？谁能不认识自己呢？有句话说得好："万千皆识，唯有难辨自己。"认识自己并非易事，人的自我意识是一个发展和完善的过程。认识自己，既是一种能力和智慧，又是一种德行，是走向成功的第一步。

一、自我意识的概念与分类

你知道自己是个什么样的人吗？你喜欢自己的外表吗？你满足自己现在所拥有的一切吗？周围的朋友是喜欢你还是讨厌你？你对自己的评价是什么样的？这些问题都是自我意识涉及的范畴。

（一）自我意识的概念

自我意识，也称自我或自我概念，是个体对自己的存在状态的认知，是个体对其社会角色进行自我评价的结果。包括对自己生理状态（如身高、体重、相貌等）、心理状态（如能力、气质、性格、兴趣等）、人际关系（如自己与他人的关系、自己在群体中的位置等）及社会角色的认知。在我们的经验中，觉察到自己的一切，而又区别于周围其他物与其他人，这就是自我意识。自我意识是个体心理的调节结构，是一个人对自己的认识、体验和控制，体现着一个人的成熟度，决定着个性心理的发展水平，是隐藏在个体内心深处的心理结构。成熟的自我意识至少表现在三个方面：

（1）能意识到自己的身体、身体特征和生理状况；

（2）能认识并体验到内心进行的心理活动；

（3）能认识并感受到自己在社会和集体中的地位、角色和作用。

（二）自我意识的分类

如果请你写下20个描述自我的句子，如我是一个＿＿人。然后将这些句子分一下类：哪些是描述身体外貌的句子，如我是一个身材高大的人；哪些是描述心理特征的句子，如我是一个性格活泼的人；哪些是描述和别人关系的句子，如我是一个大家都喜欢的人等。

从上述练习中，我们可以看到自我意识的三个层面：物质自我、精神自我和社会自我。

1. 物质自我

物质自我分为躯体自我和躯体外自我。躯体自我是指个体对自己身高、体重、容貌、身材、肤色、性别、民族等的认识，以及对自身生理残疾或病痛、温饱饥饿、劳累疲乏的感受。比如自己是高还是矮，是胖还是瘦。如果一个人嫌自己个子矮、相貌不够漂亮、身材不够理想，表现出自卑、缺乏自信，这就是对自己的躯体不能接纳。躯体自我与生俱来，虽然整容医学的发展使有些生理改变成为可能，但人类不可能完全改变自己。

我们对自我的感知并不仅限于我们的身体，还包括我们的所有物，这就是躯体外自我，如其他人（我的孩子）、财产（我的房子）、劳动成果（我的书法作品）等，这些属于延伸的自我。金钱、房子、汽车等这些财物并不仅仅因为它们的功用而受到重视，还因为它们已经成为我们的一部分。我们在描述自己时往往自然而然地提及我们拥有的财物，如我有一套房子和一辆车。另外，财物具有象征功能，可以帮助我们定义自己。我们穿戴的衣服、驾驶的汽车以及房屋的装饰风格都在提醒我们：我们认为自己是什么样的人，我们希望他人怎样看待自己。

2. 精神自我

精神自我也称为心理自我，是人内在的自我。精神自我是指对自己的心理特征的认识和评价，我们感知到的能力、态度、情绪、兴趣、动机等都是精神自我的组成部分，主要表现在自我体验、自我反省和自我意识等方面。简言之，精神自我就是我们对自己的感受，例如自己的理解力和记忆力强还是弱，思维是敏捷还是迟钝，做事果断不果断。如果一个人对自己的精神自我评价低，总是认为自己笨、智商不高、情绪起伏大、自制力差，又不愿意付出努力提升自我和改变现状，就会常常否定自己，导致自己总处于不愉快的情绪体验中，进而影响个人心理健康。

3. 社会自我

社会自我是个体对自己在社会关系、人际关系中角色的意识。具体来说，是我们在社会中如何被他人看待和承认，以及对自己和他人相互关系的认识、评价和体验。比如是否受人尊重和信任，在集体生活中是举足轻重还是可有可无。

在我们的生活中会与很多人、事、物存在联系，针对这些人、事、物我们也会相应地形成很多不同的角色。例如，和父母在一起是儿子的角色，在商店买东西时就是顾客的角色，在工作单位是员工的角色……这些角色加起来便成为我们的社会身份。社会身份大致可以划分为五类：私人关系（如夫妻、父子）、民族或宗教（如蒙古族、基督教徒）、政治倾向（如共产党员）、烙印群体（如酒鬼、吸毒者），以及职业（如老师、工人）。有的身份是先赋身份，也就是天生具有的，比如子女、兄弟；有的则是通过自己努力获得的，比如老板、教授。在不同的社会情境中，人的社会身份是不同的，每一种身份都伴有其相应的行为和期望。我们不会把在朋友面前的表现展现在父母面前，若拿上下级之间的态度对待亲人就可能使亲情关系出现问题。

物质的、社会的、精神的种种意识相互紧密联系着，每个方面的不同综合在一起，便形成了人与人之间的差异。这不仅包括积极的方面，也包含了一些让人不快的方面，使得每个人有对人、对己、对社会的独特的看法和体验。总之，自我意识是一个完整的多维度、多层次的心理系统。

二、自我意识的结构与功能

自我意识既是心理活动的主体，又是心理活动的客体，它是涉及认知、情感、意志过程的多层次、多维度的心理现象。在心理学上可以把自我意识的结构划分为自我认知、自我体验和自我调节三个方面。

（一）自我意识的结构

1. 自我认知

自我认知，是指主我对客我的认知和评价。自我认知属于自我意识的认知成分，主要涉及"我是一个什么样的人"、"我为什么是这样的人"等，表现为自我评价、自我感觉、自我观念、自我分析、自我观察、自我批评等。其中自我评价是自我认知中最主要的方面，集中反映着个体自我认知乃至整个自我意识的发展水平。

在客观的自我认知基础上做出正确的自我评价，对于我们的心理、行为表现及我们在社会群体中人际关系的协调，都具有重大的影响。如果一个人在社会生活中，认为自己低人一等、没有价值，那么他就会产生自卑感，做事缺乏胜任的信心，没有主动性和积极性，其结果无论做什么事情都难以保证质量。相反，如果一个人只看到自己的长处，那么，他就会产生盲目乐观的情绪，自我欣赏、自以为是，其结果往往不能处理好人际关系，难以与人合作，或被他人拒绝、被群体所孤立。可见，对自我的客观认知和评价，对个人的健康发展有着不可忽视的影响。

进行客观的自我认知并在这一基础上对自己做出正确的自我评价，是一个极为复杂的过程。社会比较理论认为这是一个社会比较的过程，是我们通过对自己的价值和他人的能力及条件的比较而实现的。我们生活在社会群体中，要想与他人和睦相处，适应周围环境，完成社会化，就必须十分清楚周围的社会环境，知道自己所处的社会地位和所产生的社会作用。如果我们对周围的社会环境不了解，就会无所适从，会感到紧张不安，甚至产生焦虑。我们在进行自我认识时，还同时要受到自己本身的需要、愿望、动机等许多心理因素的影响。因此，我们对自己身心的自我认识总是或多或少存在着一定的误差。当发现自己对自我的评价与社会的评价一致时，我们就会有安全感，对自我充满信心；反之，当发现自我评价与社会的评价相距甚远时，我们则会与周围人的关系失去平衡，产生矛盾，从而丧失安全感。长此下去，就会导致自满或自卑，不利于我们心理的健康。

2. 自我体验

自我体验是个体对自己怀有的一种情绪体验，即主我对客我所持有的一种态度。自我体验反映了主我的需要与客我的现实之间的关系。客我满足了主我的要求，就会产生积极肯定的自我体验，即自我满足；反之，客我没有满足主我的要求，则会产生消极否定的自我体验，即自我责备。客我能否满足主我的要求，往往与我们的自我认知、自我评价和我们对社会规范、价值标准的认识有关。自我体验属于自我意识的情感成分，是伴随着自我认识产生的内在感受，它以情绪体验的形式反映出对自己的满意状况。自我体验主要涉及"我是否接受自己"、"我是否满意自己"等，是一种自我的感受，表现为自尊、自爱、自信、自卑、自怜、自弃、自恃、自傲、责任感、成败感、优越感等，其中自尊感是自我体验中最主要的方面。

自尊心是一种内驱力，激励着个体尽可能地努力获得别人的尊重，尽可能地维护自己的荣誉和社会地位。自信心是对自己智能与精力的坚信。但是，如果自尊心和自信心把握不当，就会产生脱离集体、追求虚荣的个人英雄主义，稍有点成绩就趾高气扬，瞧不起他人，而一旦遇到点挫折，则会自卑、自贬，一蹶不振。

成功感和失败感是根据我们的自我认知与自我期望水平确定的，决定于我们的内部标准。比如当一个人在完成某项工作时，别人认为他未获成功，而他可以认为自己取得了成功；或者是别人认为他已取得成功了，而他自己却认为是失败的。由于我们的自我期望水平要受社会的期望标准的影响，因而，决定我们成功与失败的情绪体验的内部标准在一定程度上要与社会的共同标准相适应。当我们体验到成功感时，就会产生积极的自我肯定，向更高的目标进取；反之，当我们体验到失败感时，则常会产生消极的自我否定，闷闷不乐，甚至放弃努力。可见，如何恰当地处理自我体验，对我们的身心发展具有重大的意义。

3. 自我调节

自我调节是一个人对自身的心理与行为的主动支配和掌握，即一个人不受外界因素的干扰，能自觉调节自己的情感冲动和行为。自我调节属于自我意识的意志成分，主要涉及"我怎样节制自己"、"我如何改变自己"、"我如何成为理想的那种人"，表现为自主、自立、自强、自制、自律、自卫、自我检查、自我监督、自我控制等。自我检查是我们在头脑中将自己的活动结果与活动目的加以比较、对照的过程。自我监督是我们以其内在的道德和行为准则对自己的言行实行监督的过程。自我控制是我们对自身心理与行为的主动的掌握。自我调节是自我意识中直接作用于个体行为的环节，它是一个人自我教育、自我发展的重要机制，是自我意识的能动性质的表现。自我调节有两个方面的表现，其一是发动作用，其二是制止作用。我们在克服困难的过程中，强制使自己的言语器官和运动器官进行种种活动，这就是自我控制所起的发动作用。例如我们克服贪睡的欲望，晨起跑步锻炼。而我们根据当时的情境，抑制自己的行动和言语，则为自我控制起制止作用。例如，身患感冒的人，在安静的场所时强行压制自己想要咳嗽的感觉。

以上三者互相联系、有机组合、完整统一，构成了一个人的自我意识，成为个性的核心内容。自我认知是自我体验和自我调节的基础，自我体验能强化（含正强化和负强化）自我调控，自我调节的结果又会强化、校正、丰富自我认知。三者运用不同的方式进行整合并产生不同的结果，才表现出人的不同个性特点和差异。

（二）自我意识的功能

一个具有成熟自我意识的人，能够清楚地认识自己的优缺点，恰如其分地评价自己，能够更好地解决问题，正确处理好个体与社会的关系，不断自我调节，发展和完善健全的人格。

1. 有利于解决问题

成熟个体的自我认知、自我体验和自我控节三方面能够协调一致地发挥作用，拥有较强的心理调节能力。他们能够客观分析和评价生活中遇到的种种问题，能够自我肯定、自我欣赏，并激发出前进的动力，不轻易放弃，直到解决问题、克服困难。相反，自我不成熟的个体，对生活中遇到的负性事件容易产生片面的认知，无法客观分析和评价问题，由此产生过激的情绪反应，而且缺乏行动的动机和维持行动的毅力，以致在问题面前徘徊不定。

2. 有利于协调人际关系

许多人际关系的不协调是由自我认知偏差造成的。比如，自我评价过高的人，觉得他人都比不上自己，因此不理解、不尊重甚至轻视他人，会给人留下自大的印象，很难被他人接纳，很容易陷入"孤家寡人"的境地。自我评价过低的人，觉得自己事事不如他人，被人瞧不起，因此不愿与人接触，自我封闭，放弃了主动与人交往的机会，由此容易被人"忽略"。以自我为中心的人，很少站在对方的立场考虑问题，给他人造成麻烦却又不自知，会给人留下自私的印象。正确的自我认识能够让我们在人际交往中明确自身的优劣长短，既不自傲自大，也不自卑自抑，并且能够站在他人的角度考虑问题，有助于建立良好的人际关系。

3. 有利于自我成长与自我实现

我们客观地认识现实自我，合理定位理想自我，善于运用自我能量，有利于自我成长与自我实现。首先，客观认识现实自我是自我实现的前提。客观的现实自我是从自身实际情况出发，了解自我，合理评价自我的个性和自身的能力。其次，合理定位理想自我是自我实现的基础。如果不根据自身情况，不考虑客观环境，任意拔高人生目标，或不清楚自己想要什么，盲目地设计人生目标，没有结合自己的能力，最终难以达成目标。最后，善于运用意志的力量是自我实现的关键。自我实现的道路是艰难而曲折的，唯有意志坚定的人，才不会因为困难而畏难退缩。

三、自我意识的特征

自我意识是人所特有的一种复杂的心理现象，但它不是与生俱来的，它有发生、发展的过程。自我意识具有社会性、能动性、同一性和形象性四个主要特征。

（一）自我意识的社会性

人不是独立的个体，而是在复杂的社会中生活，因此必然少不了受到社会和周围环境的影响。自我意识是社会的产物，是人们在社会实践中形成的，它的发生与发展过程，就是个性社会化的过程。人只有处于社会环境中才能发育成长为一个社会人。我们在成长过程中逐渐产生对周围世界的认识，在与他人互动的过程中产生了对自己的认识，并从中意识到自我的社会存在和在社会关系中所处地位，由此便形成了自我意识。所以，一个人通过社会化形成了"自我"，认识到自己是什么人、自己有什么特点、自己在与群体关系中处于什么样的地位和作用等。

假如你在一个荒岛上长大，没有人跟你讲话也没有人跟你接触，你如何才能知道自己是聪明还是愚笨？你怎么评估自己是否吸引人？你如何判断自己是胖还是瘦？即使你可以照着镜子看到自己，在没有别人评价也没有别人参照的情况下，你仍然不知道如何评价自我。从与我们相关的人那里得到的信息在塑造自我概念时扮演了最重要的角色。事实上，我们每个人得出的自我概念反映的是我们认为别人看待我们的方式。换句话说，如果我们觉得自己没有价值、不讨人喜欢或没能力，很可能是因为他人释放了否定的信号。同样，如果我们自我感觉良好，很可能是因为他人承认了我们的价值。

（二）自我意识的能动性

自我意识的能动性是指个人不仅能根据客观评价和自我实践形成对自己的意识，而且能根据自我意识来控制和调整自身的心理活动和行为。换句话说就是人能自觉、主动地认识、调节和控制自己。我们的能动性使个体不仅自觉积极地认识自我，而且能够自觉地进行自我监督、自我批评、自我鼓励、自我教育。例如，在相同的戒毒环境中的不同戒毒人员，有的人能够客观评价自我，通过锻炼身体、习艺劳动等方法积极改变自我，为戒除毒瘾建立信心，激发动力；而有的人则得过且过、浑浑噩噩，表现得不思进取、自暴自弃。

（三）自我意识的同一性

自我意识的同一性也就是自我意识的协调统一性。自我意识的形成与发展受社会、文化等环境因素影响，直至青年中、末期，才能发展成为对自己本身的一种自觉、稳定的意识。从青年期以后，个体对自我的基本认识和基本态度会保持稳定，表现为前后同一的心理面貌。即认为昨天的我和今天的我是完全相同的个体，而不是今天自信满满，明天又觉得自己一无是处。若自我意识随时间、环境或情绪状态的变化而有很大差异，则自我意识的同一性就容易出现偏差。

（四）自我意识的形象性

自我意识是从周围人们对自己的期待与评价过程中产生的主观体验而发展起来的。我们觉察到他人的态度与言语中所包含的内容，将人们对自己情感与评价的意识发展为自我态度。库利曾经指出：人与人之间相互可以作镜子，都能照出他人面前的形象。就像我们可以在镜子中看到自己的面孔、体态和服装一样，我们设想自己的外貌、风度、行为、性格等在他人的思想中怎样反映的，设想出的结果会在一定程度上影响着我们。

四、良好自我意识的作用

自我意识是一个前提或一个基础，人的全部个性、行为都建立在这个基础之上，它决定你能做什么和不能做什么。当一个人不能正确认识自我，看不到自己的优点，只关注自己的不足，就会觉得处处不如人，就会丧失信心，产生自卑心理；相反，如果过高评价自己，盲目乐观，就会好高骛远。有良好自我意识的人，对自己有合理的期望，满足从容，处事积极，善于利用每一个成长的机会，改进自己；对自己充满信心，能独立地处事，也能做出恰当的自我表达；与人交往能真情流露，展示自己的内心世界，容易与人建立深厚的情谊。

（一）良好的自我意识奠基自我形象

有自我觉察力并善于调控自己的人，能够清楚地认识自己，在内心往往是积极的、负责任的，令周围人能感受到他内在的生命力量和安全可靠性。具备良好心理素质的最重要的标志之一就是对自我的接受和认可，即有成熟的自我意识和健康的自我形象。具体而言，就是接纳自己，喜欢和尊重自己，自我肯定，有安全感，有勇气，以及为自己的成就感到自豪等。一些在家庭、事业中表现出自卑、退缩的人，他们往往具有消极的自我形象。比如，他们容易否定自己，怀疑自己的能力，过于情绪化，缺少合理的期望，不能恰当地表达自己。

（二）良好的自我意识促进自我统一

在现实生活中，正是自我意识的分化与矛盾所带来的痛苦不断促进我们寻求解决方法以求得自我意识的统一，即自我同一性。自我同一性主要表现为主观我和客观现实我的统一、自我与环境的统一、理想我与现实我的统一，也表现为自我认知、自我体验、自我调节三者的和谐统一。按照心理健康的标准，不管以哪种途径完成自我同一性，只要统一后的自我是完整的、协调的、充实的、有力的，就是积极和健康的自我意识。

（三）良好自我意识是心理健康的重要标志

理查德博士在总结归纳前人大量关于心理健康的研究之后，提出心理健康的9条标准，即自我接纳；自我认识；自信心和自制能力；清晰洞察；现实情况；勇敢，在挫败时不会一蹶不振，具有复原力；平衡和进退有度；关爱他人；热爱生命；人生有意义。其中三分之一以上都是关于自我意识，所以我们自我认知、自我体验、自我控制如何，直接影响着社会适应水平及身心健康状况。

自我意识在个性结构中处于核心的地位，它决定着我们对现实的看法，对我们的心理活动和行为方式都起着制约的作用。人的大脑就像一架照相机，只有自己能决定胶片上取什么样的景，而这些景便组成了一个人的认识。在相同的环境中，人可能产生不同的行为，这与自我意识有密切的联系。健康的、成熟的自我意识会给个人带来快乐和积极的社会效果，而不健康、不成熟的自我意识则会给个人带来痛苦与不幸,也会产生消极的社会效果。积极的自我意识会增进心理健康,而消极的自我意识会诱发心理疾病。若一个人拥有积极的自我意识,对自己有客观认识,则意味着不仅能积极评价和接纳自我,而且在适应社会过程中,遇到困难和挫折时能以积极的态度去面对它,保持积极的心理状态,因而心理就越健康。

(四)良好的自我意识具有内省调节功能

自我意识健全的人,不仅能够客观地认识现实自我,而且能够确立符合自己的"理想自我",通过自我控制来实现预期目标。而由于主客观条件的制约,"理想自我"的实现常常会遇到各种障碍,致使我们产生不同程度的挫折感。这时,自我意识就会对自己的认识、情感、意志、行为等进行反省,找到受挫折的主客观原因,并重新调整认识,形成新的"理想自我",使其与"现实自我"趋于统一。有了明确的目标而不付之于行动,其结果仍然是一无所获。很多人与成功失之交臂,并不是因为缺乏机会和才华,而是因为缺乏自我控制的意识和能力。具有良好的自我意识就是有自立、自主、自制的意识,对自己偏离目标的情感和行动,加以调节和控制,最终实现理想的自我。

第二节　戒毒人员自我认知的误区

戒毒人员赵某,35岁,从小父母离异,双方都对他不管不顾,由奶奶抚养长大。奶奶虽可照料其生活但无法对其进行管教,赵某上完小学便辍学开始"混社会",18岁即沾染上毒品,并因多次吸毒被强制隔离戒毒。赵某的奶奶偶尔会到戒毒所探视,但赵某与奶奶的交谈内容都是抱怨所内生活、埋怨自己的生活费太少。在强戒过程中,赵某虽然表现得性格活泼、开朗健谈,但非常容易与他人发生冲突。其内心非常敏感,总觉得别人在笑话他。比如一次同宿舍的两名戒毒人员在宿舍中聊天,聊天内容与赵某完全无关,赵某就认为他们在隐晦地嘲笑他,因此与他们发生激烈口角,继而大打出手。在与民警的交谈中,赵某表示自己从小便非常自卑,感觉自己是一个多余的人。吸毒后自卑心理更加严重,只是表面逞强好胜,其实内心敏感自卑,有时候甚至觉得自己活得没有价值,不如死了算了。

像赵某这样的戒毒人员,其个人的成长经历以及吸毒的经历会让他们产生自我认知的偏差和误区,有的存在轻视自己、贬低自己的自卑心理;有的是内心自卑,却通过目中无人、狂妄自大来掩饰内心的脆弱;有的以自我为中心,自私自利,不顾及家人与他人的感受等。他们都存在强烈的内心冲突,对自我的认知也存在矛盾与迷茫。

一、自卑与自负

戒毒人员的内心世界极为复杂,侥幸、恐惧、逆反、自卑等心理是他们常见的心理形式,而其中自卑心理在其身上表现得最为强烈。戒毒人员因为吸毒而产生的"受公众歧视感"和"低自我效能感"导致其产生自卑和逃避心理。而自卑与自负,是一个问题的两个方面。不论自负还是自卑,都是不自信的表现,都会导致心理困惑。

(一)自卑

自卑是由于自我认识偏差等原因形成的自我轻视和自我否定的情绪体验。戒毒人员的自卑心理不仅程度深,而且存在时间长,有自卑心理的戒毒人员往往对自己持否定态度,导致他们不仅对戒毒失去信心,而且极易发生自残自杀以及危害社会的行为。自卑心理常常会有以下几种表现形式:

1. 自我评价低

这是自卑心理最显著的特征。有自卑心理的戒毒人员往往无视自己的优点;过分夸大自己的缺点,不喜欢自己,不能接纳自己的缺点和短处;感觉自己什么能力都没有,一无是处;感到自己什么都不如他人,处处低人一等;常常处于沮丧、失落的心理状态。

2. 攀比心理

非常在意他人的情况,总爱从生活、经济条件、工作、婚姻等方面与他人作比较。有的是经常拿自己的弱点、缺点来比别人的优点和优势,因此常常挫败不已;有的是在攀比中嫉妒心强,发现身边的朋友、亲戚或者毒友某一方面比自己强,就会嫉妒他人,因而总是痛苦不已。

3. 高度自尊心

在生活中有严重自卑心理的戒毒人员,其自尊心往往有一种病态的敏感。可以说,自卑情绪常常以高度自尊心的形式表现出来,自尊心表现得越外显、越强烈的人,往往其自卑感也越强。有的戒毒人员表现出情感脆弱,生活中的人和事常常让其生气,对他人的言语和行为非常敏感,多是感觉他人不尊重自己,对自己态度冷淡,由此非常容易与他人发生冲突。

4. 心高气傲

这样的戒毒人员往往梦想脱离现实,有一种怀才不遇的心情。不想过平凡的生活,而又达不到理想,因而总是心情失落、烦恼重重。心气高其实也是自卑心理的体现,通过树立脱离现实的高理想,想用出人头地来证明给别人看。其目的就是要让所有的人都高看一眼,要比所有的人都强、都好,要达到高高在上的感觉。

5. 缺乏安全感

由于他们缺乏安全感,因此心里常有不安的感觉,胆小怕事,敏感多疑,杞人忧天。也有的表现在感情上,对配偶不放心,总担心配偶有外遇,疑心极大,也有的对生活或者工作等总是担心出意外,心里不踏实。

6. 自我中心

一切都以自我为中心,做人做事全部沉溺在自我世界中。从不关注外部世界,很少评价他人,都是关注他人对自己的评价,发现一点他人的态度不对,就会惊慌不已。自己想了什么,就认为别人也想了什么。常常认为别人对自己的看法不好,或者别人会误会自己什么。

7. 社交退缩

自卑会导致一个人误解他人与之进行交往的活动,在与人交流过程中缺乏主动,惧怕亲密,因为他们担心过分亲密会使自己被拒绝。他们的人际交往模式是"我不好,你好"、"我不行,你行"或者"我不好,你也不好"、"我不行、你也不行"。在论及他人时,他们习惯使用消极"标签"。他们会更多地担心自己的表现和做事方式,为的是让自己的表现和做事方式能够让他人接受。他们容易误判其生活中所发生的事情,表现为对自己的外表、地位和表现过于在意;往往将他人视为竞争对手;对生活持悲观态度。

从心理学角度分析,自卑实际是一种消极的心理防御机制。一个人的自卑心理形成后,对自己的能力评价会很低,不敢大胆地和别人交往,从疏远别人发展到自我封闭,与周围的人之间形成一道无形的墙,因而会影响别人对自己的评价。而别人的误解,反过来又会加深自己的自卑心理,容易使自己对生活失去信心,形成心理障碍。戒毒人员的自卑心理主要来自心理方面的压力。往往他们担忧的事情除了毒品能不能真的戒掉外,还有:周遭人们是用怎样的眼光来看待自己?之前好好的工作现在还能继续吗?会不会一辈子就因为这件事给毁了?给家庭带来了伤害,他们能原谅我吗?真的会有重新开始的机会吗?这些问题都带来巨大的心理压力,心理方面的压力越大,自卑心理也越强。

(二)自负

自负,是过高地评估自己的长处和优点的结果,是一种虚假的自信。自负是自卑的孪生姐妹,是一种自我欺骗,是自卑的另一种表现形式。自负与自卑,就像是一枚硬币的正反面一样,联系密切,不可分割。

首先,自负实质上是在戒毒人员缺乏足够自信时,对自我进行的一种过度补偿。换句话说,自负是自卑的表现;人是无法长时间生存在自卑感中的,长时间沉溺于自卑,要么产生抑郁症,要么精神分裂。所以,针对自卑人们会使用补偿机制来对抗。简而言之,就是针对某种不适感,强化其对立面的感受,从而将其抵消。对于自卑的补偿,就是努力发掘自己在其他方面的优势,并将其强化,告诉自己:"看,我还是很厉害的!"但由于自卑心理太过强大,这种补偿绝大多数时候是过度的、不合理的,甚至完全是对自身的一种不现实的臆测,也就是常说的自负。唯有这样,才能达到抵消自卑的强度。

其次,在自负的心理下,戒毒人员通过回避现实来避免接受自己的弱小感,所以对现实的判断和检验能力变差,无法准确评价自己,也无法切实地评估客观环境,这将导致其难以对未来做出合理预测。这会使得他们在现实环境中更容易遭遇挫折和失败,从而陷入新一轮"挫败—自卑—防御—自负"的恶性循环。

由自卑到自负的人,其表现的特点为:

1. 脆弱

因为缺乏稳定的自信与自尊,自负的人极易受到来自外界环境和事件的影响。偶有小成就,就会洋洋自得,放大成绩,充满全能感;而一旦遭遇一点挫折,或是受到他人的批评和指责,又会使得硬币翻到自卑的一面,对自己充满了怀疑和厌恶,感到抑郁和无助,丧失动力和进取心。

2. 表演行为

很喜欢或者刻意表演给他人看,通过他人的鼓掌和赞赏来获得自尊心。走到哪里都希望吸引他人目光,成为焦点,一旦别人态度不热情,立刻就很失落。很渴望别人关注,渴望他人重视,渴望他人高看自己。为什么那么渴望他人高的评价呢?根本原因还是自己不能客观认可和肯定自己的价值,还是自卑心理在起作用。

3. 自以为是

总认为自己比别人优越,对别人横挑鼻子竖挑眼,骄傲自大,缺乏自我批评,而且不允许别人批评,表现得唯我独尊。这种人一般缺乏自知,自以为是,易与人发生冲突。其实这种表现,是为了营造一个强大的外表,进而抵消内心深藏着的焦虑感、自卑感和不安全感。

4. 强势

永远都表现得高高在上,不会说好听的话,走到哪里都打击别人、指点别人,评价别人往往求全责备。这样的人好像很强势,其实内心是非常自卑的,通过打击别人来证明自己的价值。为了避免陷入自卑的痛苦,往往会有意或无意地使用更多的自我膨胀机制来保护自己,表现出对他人的不屑、贬低、愤世嫉俗,因此不易被周围环境和他人所接受与认可,易引起别人的反感和不满。

自负是对自卑的一种不成熟的心理防御。要改善这一问题，获得更成熟的心理状态，需要一个人对自己有更多的了解和认识，意识到自己的优势和长处，也了解并接纳自己在某些方面弱小和不足。只有对自我和环境拥有较为客观的认识，才能获得稳定而适当的自信与自尊。

二、自我为中心

在戒毒人员中我们不难发现有这样一些人：他们存在着自我中心的观念，要求所有人都以他为焦点，都服从于他，恨不得让地球都围绕他的意志转。他们只考虑自己，有时会通过伤害他人来获取自身的利益，要求父母、家人、朋友不断为他付出，并认为理所应当。以自我为中心的具体表现为：

1. 自私自利

这样的戒毒人员凡事都只希望满足自己的欲望，要求人人为己，却置别人的需求于度外，不愿为别人做半点牺牲，不关心他人痛痒，表现为自私自利，损人利己。他们信奉"人不为己，天诛地灭"。对家庭尤其如此，他们希望父母、兄弟姐妹、配偶照顾自己、迁就自己，不断地为自己付出，为自己筹集毒资、对自己不离不弃，而不愿承担自己的责任和义务。

2. 集体意识差

他们只要集体照顾，不讲集体纪律，否则就感到委屈、受不了，却不愿从客观实际出发，不能服从他人及集体。在强制隔离戒毒期间，这样的人会经常与舍友发生冲突。

3. 唯我独尊

把注意力过分集中在自己的需求和利益上，认为自己有权支配其他人，或是有权被大家纵容，只接受不付出，以为只要自己想要的东西，就一定要得到。固执己见，听不进去别人的建议，对于与自己认识不一致的信息，绝不能接受。要求别人严格而宽容自己，要求别人服从，把自己的意愿强加在别人身上，不达目的不罢休。这种人强烈希望别人尊重他，却不知道自己也要尊重别人。

4. 承受能力差

一点挫折和痛苦都不愿意忍受。有一点不如意，就发脾气、闹情绪。在现实不能事事如愿时，就会产生强烈的挫折感，甚至出现颓废、自杀等极端化表现。

5. 无法理解他人

以自我为中心的人总是不能换位思考，他们无法体谅别人的心境，只是一味地强调自己的感受, 对别人的苦痛很冷漠。当别人向他倾诉时总是漠不关心, 或者也开始抱怨他的苦痛, 仿佛就活在自己的世界里。

三、自我矛盾

戒毒人员常常表现为现实自我与理想自我之间存在较大的差距, 于是不可避免地会出现自我意识的矛盾, 表现出明显的内心冲突, 甚至有强烈的内心痛苦和不安情绪。戒毒人员自我意识的矛盾主要表现在以下几个方面:

(一)自我肯定与自我怀疑的矛盾

一个自我认同的人能够有效地统合有关自我的多方面的信息, 以平和心态面对自己的优势和劣势。而有的戒毒人员思考问题易偏激, 不能很好地统合自我。有的曾经在工作上取得不错的成就, 有美满的家庭, 他认为自己是个有能力、有责任感的人。而且他们有强烈的戒毒意愿, 想要戒除毒瘾, 渴望重新过正常的生活, 回归亲情与家庭。但是对毒品的心理和生理依赖让戒毒异常艰难, 甚至多次戒毒、复吸, 失败的戒毒经历以及他人的歧视与不认同让其对自我价值产生强烈的怀疑。这就是自我肯定与自我怀疑的矛盾。

(二)理想自我和现实自我的矛盾

戒毒人员自我意识最突出、最集中的矛盾表现, 主要源于理想我与现实我的差距。戒毒人员也有理想, 渴望成功和赢得他人的尊重, 对未来充满了憧憬。其中一部分戒毒人员曾经事业有成、受人钦羡和尊敬, 因此为自己设定了远大的理想。吸毒成瘾后不仅距理想遥不可及, 甚至与过去的自己相比都相差甚远。现实中依赖毒品的"我"与理想中的"我"相差较远, 从而给他们带来苦恼和痛苦。

(三)交往需要和自我封闭的矛盾

由于社会公众对吸毒人员的歧视以及他们自身的自卑心理, 导致戒毒人员存在着自我闭锁的趋向, 在心灵深处把自己隐藏起来, 不轻易示人。在与他人交往的过程中常常觉得低人一等, 常存戒备之心, 总是有意无意地保持一定距离, 担心暴露出自己的弱点以及吸毒者的身份, 而被人不理解或歧视。但是同时, 戒毒人员也有强烈与他人交往的需要, 他们渴望理解, 渴望友谊和爱情的真情表达, 希望找到心灵的归宿, 希望和朋友一起探讨人生的真谛, 分享生活的苦与乐。这种矛盾心理使不少戒毒人员失去心理和谐，并因此感到孤独。

由于上述冲突与矛盾一时得不到很好的解决，戒毒人员常会表现出萎靡不振、离群索居、退缩逃避。自我迷失的戒毒人员表现为缺乏理想自我，对现实自我又深感不满，可又觉得无法改变。他们或表现出消极放任、得过且过，或几近麻木，或自卑感极强，自轻自艾、自怨自恨、自暴自弃、孤独沮丧，最终把自己限制在吸毒人员的小圈子里，终日通过毒品麻醉自己，浑浑噩噩、无所事事，不顾后果地做事，甚至故意伤害自己等。

四、自我设障

自我设障，又名自我设限、自我妨碍，是低自我概念者表现出的一种心理障碍。就是面临被评价的情形时，为了维护或提高自尊而做出对成功不利的行为或言辞，就好比给成功预先设置了一个障碍。比如，有的人临近重要的活动，不进行认真的准备，反而漫不经心，最终活动不成功，他就会给自己找借口：只是我没有准备好，并不是我个人能力的问题。

通常自我设障分为两种类型：一是行为性自我设障。这种自我设障，包括一系列个人所能控制的不利的行为和事件，如喝酒、吸烟、减少努力或者设置过高的目标。行为上的自我设障还表现为怯于表达自己和展示自己，行为退缩，通过身体不适或其他方式使自己处于不利地位。比如，在文艺演出前，戒毒人员小陈以感冒嗓子痛为由没有参加演出，他向他人解释"如果不是我感冒了，我的演出效果一定很好"。二是心理性自我设障。这种自我设障，包括为将来的失败找一系列不可控的借口，如说自己焦虑、说自己遇到了创伤性事件或疾病。比如，戒毒人员戒毒后又复吸，为自己找借口："因为与妻子闹离婚、生意亏损，这些事情让我内心烦躁才导致戒毒失败的，如果不是这些原因我一定能成功的。"心理上的自我设障，还表现为思考问题负面多，经常由于失败唤起消极的情绪，对自己进行惩罚或批评、自我贬抑和自我否定等。自我设障不但影响自己的心理健康，而且还影响正常的工作和学习及对社会生活的适应能力。

为什么要自我设障呢？从内在动机方面说，自我设障主要是维护和提高自尊的一种方式。由于自我设障行为的存在，人可以把失败归咎于这个行为，而不用归咎于自己的能力。自我设障是印象管理的一种策略，一方面，如果失败了不至于太丢脸，这是为了自我保护；另一方面，如果成功了就更有面子，这是为了自我提升。比如尽管生病还能成功，尽管不努力还能成功，会有更多的光彩。更多的时候，自我提高和自我保护两种动机并存。从后续效果方面说，一方面，自我设障有提高人的社会形象的效果。就是说，虽然有了自我设障，却依然成功了,那么在别人眼里会更有能力。另一方面,自我设障还可以缓解完成任务之前的焦虑情绪和心理压力。

五、产生自我认知偏差的原因

戒毒人员产生自我认知的偏差,是家庭生长环境、社会支持、社会期待等多重因素作用的结果。

(一)家庭环境

家庭是自我意识发展的主要环境,父母作为重要的亲人发挥了关键性的作用。父母温暖、积极的教养方式可以让我们感到自己值得被爱,合理的期望帮助我们明确行为准则,形成较高水平的自我概念。相反,粗暴或者冷漠的教养方式具有消极作用,导致我们自我概念水平低。戒毒人员大部分成长于家庭成员缺失、成员关系不和谐、缺少关爱的家庭环境中,形成了存在偏差的自我概念。当自己组建家庭时,父母相处模式会影响其夫妻关系及其对子女的教养方式,再加上其吸毒行为对家庭关系深深的伤害和破坏,从而导致恶性家庭关系的延续。他们的内心因此产生自卑感和无助感,长此以往形成较低的自我概念。

(二)社会支持

社会支持是指个人在社会网络中所建立的各种社会关系对其主观和客观的影响力。良好的社会支持有利于我们的心理健康,不仅在应激状态下为我们提供保护,还能维持良好的情绪体验。良好的社会支持可以提高我们对生活事件的应对能力和顺应能力,减少负性事件对我们自尊和自控能力造成的损害。戒毒人员由于吸毒以及强制隔离戒毒,导致社交减少、社交圈狭窄,并且大多是毒友。回归社会后公众的歧视、疏离的态度,导致社会支持少,自尊心和自我效能感降低,内心认为自己低人一等,因此戒毒人员自我评价普遍是消极的、负性的。

(三)社会文化

在我国的社会文化中,谦虚作为一种美德已经成为社会对一个人的常规期待。这要求人们要对自己的优点轻描淡写,即使面对别人的夸奖也要表现出愧不敢当的样子,继而大谈自己的缺点。蔑视自我的言论被视为谦虚,渐渐转化为自我概念的一部分;而优点和成就却不会被提及,尔后慢慢被遗忘。最终,他们对自己的看法将比真实的自己糟糕很多。

(四) 过时的信息和歪曲的回馈

在过去工作、社交中的失败经历会使人产生消极的自我概念。这种经历不意味着在未来还会发生，也不代表将来碰到类似的事情你还会失败；同样的，过去的成功也不能保证未来的成功，但是有的戒毒人员仍然会深受其影响。歪曲的信息会使他们产生比实际更好或更糟的自我形象。比较普遍的负面自我形象的成因是父母过度批评、朋友的刻薄评论、上司的过度要求，甚至令人莫名其妙的陌生人的言论，这些都会对他们产生持续的影响。

第三节　培养正确的自我意识

苏格拉底晚年的时候，很想点化一下学得很不错但却缺乏自信的助手。他把助手叫到床前说："我需要一个最优秀的传承者，他不仅要有相当的智慧，还得有充分的信心、非凡的勇气，来将我的学说传承下去。这样的人选你能帮我找找吗？"助手说："好的，我一定竭尽全力寻找，绝不辜负您的信任和栽培。"

果然，这位助手一诺千金，他不辞辛苦地寻找着苏格拉底事业的接班人，可是他找来的人都被苏格拉底婉言拒绝了。有一天，当那位助手再次无功而返时，已病入膏肓的苏格拉底硬撑着坐起来，扶着助手的肩膀点化他："真是辛苦你了，不过，你找来的这些人都远不如你……"可是助手仍然不明白，只是向老师保证："我一定加倍努力，就是找遍天涯海角也要把最优秀的人给您找出来。"

半年后，最优秀的人选还是没有找到，助手非常惭愧，流着泪对老师说："我真对不起您，让您失望了。"苏格拉底伤心地说："失望的是我，对不起的却是你自己。本来最优秀的就是你自己，只是你不敢相信自己，才把自己忽略了。其实，每个人都是优秀的，差别就在于如何认识自己、如何发掘和重用自己！"

助手始终没有参透苏格拉底的话，他不知道也不敢相信自己就是那个最优秀的人，不禁令人感到惋惜。

那么，我们在认识自己的过程中有没有同样的困境呢？我们又如何能做到客观、全面地认识自己呢？

一、认识自我

真正认识自己是一件困难的事情,有些人能够看到自己的优点和长处,却不能够认识到自己的缺点和不足,有些人则正好相反。既能认识到长处和优点又能清楚自己缺点不足的人,就是具有智慧的人。我们中的大部分人都无法做到像苏格拉底一样聪明又智慧,而且不能时时刻刻反省自己,也不能总是将自己置身于局外人的地位客观地观察自己。我们每个人在认识自我的时候,很容易受到别人的影响,因此会感到困惑和迷茫。

(一)乔韩窗口理论

美国心理学家约翰和哈里提出了关于自我认识的理论,被称为乔韩窗口理论。他们认为人对自己的认识是一个不断探索的过程,因此每个人的自我有四个部分:公开的自我、盲目的自我、秘密的自我和未知的自我。

表2-1　乔韩窗口理论

	自知	自不知
他知	公开的我	盲目的我
他不知	秘密的我	未知的我

公开的自我,即透明真实的自我,自己很了解,别人也很了解的我。属于个人展现在外、无所隐藏的部分。对初次交往的朋友而言,这个区域可能很小,但对于自己的父母,这个区域就可能变得很大。这个区域的大小取决于对方对我们了解的多寡。

盲目的自我,即别人看得很清楚,自己却不了解的我,也就是个人的盲点。通常是自己不自觉的瑕疵、缺陷、劣势等,有自知之明、常常自我反省的人,这个区域就会比较小。虚心接受他人意见是缩小盲目区的有效途径。

秘密的自我,是自己了解但别人不了解的我,属于个人内在的私有秘密部分。自己的秘密、弱点都不愿让别人知道,认为暴露这些可能会使自己受到伤害或歧视。唯有当我们很信任对方,认为对方不会出卖、伤害自己的时候,我们才会开放自己的秘密区。所以,这个区域的大小取决于我们对他人的信任程度,对越信任的人,我们的秘密区就越小。

未知的自我,是别人和自己都不了解的潜在部分,是有待开发的部分,但通过一些契机可以激发出来。这个区域有多大是个未知数,经过自己省思和特殊的际遇,我们可能会有所顿悟,发现自己的潜能或潜藏的一些特质,但有些部分可能是永远都不会察觉的。

通过与他人分享秘密的自我,通过他人的反馈减少盲目的自我,人对自己的了解就会更加客观全面。根据乔韩窗口理论,认识自我有三条角度:

1. 从我与人的关系认识自我

在社会人与人交往中,他人就是反映自我的镜子,与他人交往是个人获得自我认识的重要来源。我们可以从家庭中的感情扩展到外面的友爱关系,进入社会体验到人与人之间的关系。有自知之明的人能从这些关系中向别人学习,获得足够的经验,然后按照自己的需要去规划自己的前途。

2. 从我与事的关系认识自我

从我与事的关系认识自我指从做事的经验中了解自己。我们可以通过自己在生活中所做过的事、所取得的成果、所犯过的错误看到自己身上的优缺点,通过自己的成败经验获得的自我意识。对那些聪明又善用智慧的人来说,成功、失败的经验都可以促使把他们成长,因为他们了解自己,有坚强的品格特征又善于学习,因而可以避免重蹈覆辙。对于某些比较脆弱的人来说,挫败的经验可能愈加使得其失败,他们往往不能从失败中学到教训、改变策略追求成功,而且挫败后形成畏惧的心理,不敢面对现实应付困境或挑战,甚至失去许多良机。

3. 从我与己的关系中认识自我

(1) 认识在自己眼中的我。我们实际观察到客观的我,包括身体、容貌、性别、年龄、职业、性格、气质、能力等。

(2) 认识在别人眼中的我。与别人交往时,由别人对你的态度、情感反映来觉知自我。不同关系的人对自己的反应和评价不同,它是从多数人对自己的反应中归纳出的统觉。

(3) 认识在自己心中的我,也指自己对自己的期许,即理想的我。我们还可以从自觉实际的我、自觉别人眼中的我、自觉别人心中的我等多个我来全面认识自己。但是对于现代社会人而言,虽然有多个"我"可供认识自己,但形成统合的自我观念依然比较困难。

(二)认识自己的内容

我们可以从以下方面全面地认识自己:

1. 了解自己的价值观

价值观是指我们对客观事物及对自己行为结果的意义、作用、效果和重要性的总体评价,我们用于区分好坏、分辨是非及重要性的心理倾向体系。所以它对人们的自身行为的定向和调节起着重要的作用。它决定人的自我认识,直接影响和决定一个人的理想、信念、生活目标。

2. 了解自己的兴趣爱好

兴趣爱好决定了我们行动的积极性和效率。我们都会对感兴趣的事有较强的动力, 也更容易坚持, 进而取得成功或达到预期的效果, 在此过程中会获得更多的成就感和欣快感, 结果又会强化我们对自己积极的评价。相反, 因为某些外部或现实的因素而从事自己不感兴趣的事情, 内心的排斥感会大大降低工作的质量和效率, 结果敷衍了事甚至是失败, 这些消极的体验会让我们怀疑自己的能力, 低估自我价值。

3. 了解自己的性格

性格是个性心理即非智力因素的核心部分, 它决定着个体活动的性质和方向, 反映一个人独特的处事态度和行为方式, 是一个人区别于他人最主要的标志。性格是个性的核心部分, 了解自己性格的优势和劣势, 对生活有着重要的影响。一方面, 我们要根据自己的性格特点选择能够发挥自己性格优势面的工作, 避免从事与其相冲突的工作, 比如性格开朗、健谈的人, 可以从事销售、人事等符合自己性格的工作, 而避免做档案管理等相对重复、枯燥的工作。另一方面, 我们也要根据现实情况对我们的性格特点进行调整或训练。比如性格内向、不善言辞的人想要自己创业, 就要加强自己的人际沟通能力以适应工作要求。

4. 了解自己的能力

能力是素质的外在表现, 它是多方面的, 包括语言表达能力、阅读书写能力、人际交往能力、家庭责任能力、就业谋生能力等。我们要根据自己的能力水平, 判断自己能够承担的责任, 选择自己喜爱并可能做好的工作, 这样做起来就会得心应手、满腔热情并乐此不疲, 可以充分地体验到愉快感和价值感。相反, 如果不顾自己的能力限制, 总是为自己制定超越自身能力的目标和任务, 导致与预期的结果不同或出现失败, 会让我们产生挫败感, 并因此对自己产生消极评价。

二、认识自我的途径

良好的自我意识是心理健康的重要指标之一, 而能够客观地、多角度地认识自己, 则对我们的成长与发展有着重要的影响。那么应该如何认识自己呢? 古人云: "夫以铜为镜, 可以正衣冠; 以古为镜, 可以知兴替; 以人为镜, 可以明得失。" 正确认识自己, 可以从以下几个方面来进行:

(一)比较法

比较是人的一种本能, 人总是在不断比较的过程中更加清楚地认识自己。但是你是否真的知道如何利用比较来更准确地了解自己呢? 比较得当, 对认识自己大有帮助; 比较不当, 就可能对认识自己产生偏颇。比较法可以分为纵向比较和横向比较。

纵向比较就是将现实自我与过去自我、理想自我进行比较。通过回顾童年、少年、青年时期等过去的经历, 总结成功和失败的经验教训, 发现和完善现实中的自我。与理想中的自我进行对照比较, 寻找出自身无法改变的方面, 比如身高、样貌、肤色等, 接受和悦纳自身的这些方面; 探索出可以改变的部分, 比如能力、人际交往方式等, 通过学习, 不断完善自我、超越自我。

横向比较就是将自己与他人进行比较。他人是自己的镜子, 与他人交往是个人获得自我观念的主要来源。我们通过比较来形成我们的自我形象, 即依据与他人对照的方式评估自身。在与他人比较中认识自己的优势和不足, 从而能够吸取他人所长以补自己所短, 缩短主观自我与客观自我的差距。

与他人比较虽然是认识自己的重要方法, 但比较并不一定会产生正确的认识。一方面, 要选择匹配的比较对象。我们通过和别人比较来确定自己是优于还是劣于他人、是成功者还是失败者、是聪明还是愚笨⋯⋯答案取决于我们拿来与自己做比较的那些人。比较对象必须具有相似性和可比性, 同比自己优秀的、相似的或比自己稍差的人进行比较, 得出的结果会大相径庭。当我们和与自己相似的人进行比较时所获得的信息是最可靠的。如果比较不恰当, 并且对比较过程没有清晰和客观的认知, 可能还会产生消极的结果。另一方面, 要选择恰当的比较方式。比较时切不可只拿自己的缺点和别人的优点比, 这样越比越没信心, 更加自卑; 也不可只拿自己的优点和别人的缺点比, 这样越比越自大, 目空一切。年轻女性经常与媒体上的明星和模特比较容貌和身材, 进而对自己产生负面的评价; 男人也会拿自己与亿万富翁比较财富, 而后消极地评估自己。你可能没有办法像电影明星那么漂亮, 像亿万富翁那样富有, 但是并不意味着你没有价值。很多人就是在这种不客观的比较中得出错误的结论, 以此来要求自己, 为此遭受痛苦。这些被歪曲的自我形象还可能导致严重的行为失常, 如抑郁症、神经性厌食症和暴食症等。由此可以看出, 我们拿来比较的方式对我们如何塑造自我概念起到很重要的作用。

(二)自我反省法

你是否思考过这样一些问题, 如"我是个什么样的人"、"我的理想是什么"、"我的优势和不足在哪里"等。古人云: 吾日三省吾身。自古以来, 常有人通过自我反省法来认识自己。自我反省法就是通过自己做过的一些事情, 客观公正地看待自己。客观公正就是不凭空猜想, 不绝对肯定、不固执、不自以为是。能做到这些，就能多角度看待问题，就能全面了解事物的本来面目。反省的"镜子"有三面：一是自己眼中的我。你实际观察到的客观的我，包括身体、容貌、职业、性格、能力等。二是别人眼中的我。与别人交往时，由别人对你的态度、情感反映而觉知的我，是不同关系的人对自己的反应和评价的综合归纳。三是自己心中的我。对自己的期许，即理想的我。

自我反省的前提是加强自我观察，这是对自己经验感受的观察和分析。自我观察可以对生理自我、社会自我和心理自我进行观察，也可以对现实自我和理想自我进行思考。在此基础上，回顾过去，把握现在，思考未来。从中总结经验的同时，也吸取教训，带着思考的问题前行。值得注意的是，我们总是不情愿去承认自己不好的一面，但是要做到客观认识自己，就应该勇敢地将自己作为一个认识对象，勇于自我剖析，敢于自我批评。要学会时常思考自己的行为表现，对于好的方面，要继续保持，对于不好的方面，要及时改正。要学会经常反省自己，自我检查得失功过，从而使自我更加客观和稳定，避免认识偏差。通过这样的自我反省，我们能够更深刻地认识自己，同时不断形成一套正确的自我评价标准，从而更好地在认识自我的基础上塑造自我，最后达到自我实现的目标。

（三）反馈法

俗话说："当局者迷，旁观者清。""不识庐山真面目，只缘身在此山中。"反馈法主要是通过他人反馈的信息认识自己。别人对自己的态度和评价是认识自己的重要依据之一，就如一面镜子，可以帮助我们纠正自我认识的偏差，形成较为客观的自我概念。

对待别人的评价及他人对自己的态度要注意以下几点：一是要重视熟悉自己或与自己打交道较多的人的评价，如父母、朋友、交往和接触多的同事等，他们对自己较为了解，评价比较有根据。二是要特别重视高度一致、众口一词的评价。三是既重视与自己观点一致的意见，也重视与自己观点不一致的意见。四是多和别人交往，用开放的心态多了解别人，同时也多了解自己。当然，别人的态度和评价有时也难免偏颇，这就需要多用几面镜子，学会观察和分析大多数人对自己的态度，获得足够的经验，从而客观地认识和评价自己。

（四）实践检验法

社会实践是人的自我意识产生和发展的重要条件，实践检验法就是通过社会实践活动的效果来了解自己。比如，有的戒毒人员在文艺小品大赛上获得佳绩，说明他在表演方面确实有一定的才能和特长。但假如自己在某项活动上总是失败，也不能轻言自己在这方面的能力是欠缺的。心理学上有一个叫做"自我意象"的说法，即指自己在某个方面没有取得好成绩，不是你欠缺这方面的能力，而是你自己认为自己在这方面不行。

（五）测评法

通过心理测试认识自己是一种比较科学的方法。在心理咨询师的帮助下，选用合适的心理测试量表进行正规的测试，得出心理测试的结果，并进行客观的解读，使自己对测试的情况有所认识。不要轻信报纸杂志中那些只用一道或几道题就可以测试出你是什么样的人的心理测试，因为那些测试都是未经过论证或者纯粹是随意设置的，不具有信度，也没有效度，只能作为日常消遣、娱乐来看待。我们想要客观地了解自己，可以向专业的心理咨询师求助，借用他们专业的手段进行测试和评估，这样更有信度和效度。

三、气质类型与性格

我们想认识自己就要先了解自身的特点，是活泼好动还是沉静稳重，是风风火火还是慢条斯理等，以此才能认识到自身的优势和短板。我们可以从气质类型和性格两方面去了解自己。

（一）气质类型

我们常说某人"气质高雅"，主要是对于人外在精神风貌的感觉。而心理学中的气质则是人的一种典型、稳定的心理特征，它所表现的是人的心理活动的强度、速度、稳定性、灵活性和指向性等方面的差异。每个人都有他特有的气质，而且很难改变。气质无好坏之分，它既不能决定一个人品质的好坏，也不能以此来判断事业成就和社会价值的高低。

1. 气质类型的分类

气质分为四种类型，分别为胆汁质、多血质、黏液质、抑郁质。

（1）胆汁质。这类人的情感和行为动作产生得迅速而且强烈，有极明显的外部表现；性格开朗热情、坦率，但脾气暴躁、好争论；情感易冲动但不持久；精力旺盛，经常以极大的热情从事工作，但有时缺乏耐心；思维具有一定的灵活性，但对问题的理解粗枝大叶、不求甚解；意志坚强、果断勇敢，注意稳定而集中但难以转移；行动利落而又敏捷，说话速度快且声音洪亮。胆汁质的代表人物有《西游记》中的孙悟空、《三国演义》中的张飞。

（2）多血质。这类人情感和行为动作发生得很快，变化得也很快，但较为温和；易于产生情感, 善于结交朋友, 容易适应新的环境; 语言具有表达力和感染力, 姿态活泼, 表情生动, 有明显的外倾性特点; 思维机智灵敏, 思维灵活, 但常表现出对问题不求甚解; 注意与兴趣易转移, 不稳定; 在意志力方面缺乏忍耐性, 缺乏毅力。比如《水浒传》中的鲁智深、《西游记》中的猪八戒。

（3）黏液质。这类人反省速度慢, 具有稳定性; 情绪不易发生, 也不易外露, 很少发生激情, 遇到不愉快的事也不动声色; 沉默寡言, 办事谨慎细致, 从不鲁莽, 但对新的工作难适应, 行为和情绪都表现出内倾性, 可塑性差; 注意稳定、持久, 但难于转移; 思维灵活性较差, 但比较细致, 喜欢沉思; 在意志力方面具有耐性, 对自己的行为有较大的自制力。代表人物有《水浒传》中的林冲、《西游记》中的沙僧。

（4）抑郁质。这类人情感和行为动作都相当缓慢、柔弱; 情感容易发生, 而且体验相当深刻, 隐晦而不外露, 易多愁善感; 往往富于想象, 聪明且观察力敏锐, 善于观察他人观察不到的细微事物, 敏感性高, 思维深刻; 在意志力方面常表现出胆小怕事、优柔寡断, 受到挫折后常心神不宁, 但对力所能及的工作表现出坚韧的精神; 不善交往, 较为孤僻, 具有明显的内倾性。《红楼梦》中的林黛玉就符合抑郁质这一气质类型。

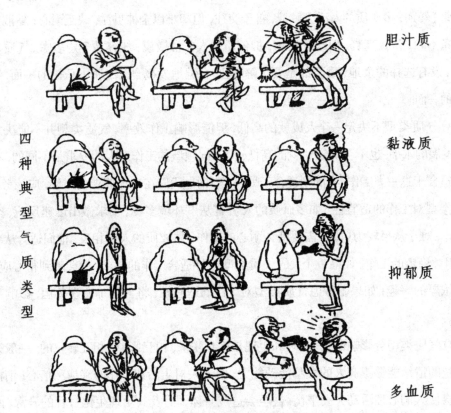

图2-1　四种典型气质类型的不同表现

2.气质类型的特点

以上四种气质类型是典型的类型,而我们大多数是属于中间型或混合型的。所以不要对任何人都对号入座,应该从实际出发,认真分析,区别对待,我们要从以下几个方面正确看待气质类型:

(1)气质具有稳定性和可变性。一个人的气质类型在一生中是较为稳定的,但又不是不能变化的。如果在童年生活时期生活条件极为恶劣,或者在成年时期遇到了重大生活事件,可以导致人的气质发生改变。但是这种变化过程是很缓慢的,甚至当条件适宜的话,原来的面貌还会得到回复。所以,有人说,气质的变化可能只是一种被掩盖的假象,"江山易改,禀性难移"就是这个道理。比如,戒毒人员小张童年时期性格开朗、热情善谈,后因父母离异而从此缺乏家庭关爱和支持,青春期叛逆的他接触毒品,再加上周围朋友异样眼光甚至是嘲笑,导致小张渐渐沉默寡言,退缩自闭。

(2)气质类型没有好坏之分。气质是人的日常心理活动表现在强度、速度、稳定性和灵活性等方面的带有动力性质的心理特征,无所谓好坏。同时,每一种气质类型都有其积极的一面,也都有消极的一面,无法比较哪一种气质类型更好。例如,胆汁质的人精力旺盛、热情豪爽,但脾气暴躁;多血质的人活泼敏捷,善于交往,但却难以全神贯注,缺乏耐心;黏液质的人做事有条不紊、认认真真,但缺乏激情;抑郁质的人非常敏锐,却容易多疑多虑。气质对一个人来说,没有选择的余地,重要的是要了解自己,自觉地发扬自己气质中积极的一面,努力克服消极的一面。

(3)气质类型不决定一个人成就的高低,但能影响工作效率。气质类型并不能决定一个人智力发展的水平,也不会决定成就的高低,但不同领域的工作对人的要求是不同的,有的气质类型适合于这一类工作,有的则适合于另一类工作。我们在选择职业的时候,应该考虑自己的气质类型对工作的适宜性。如多血质的人适宜从事环境多变、要求做出迅速反应、交往繁多的工作,难于从事较为单调、需要持久耐心的工作;黏液质的人则相反,他们适合从事耐心细致、相对稳定的工作。如果一个人的气质类型正好适合工作的要求,他会感到得心应手,对工作有浓厚的兴趣;如果不考虑气质类型对工作的适宜性,将会增加心理负担,影响工作效率。

(4)气质类型会影响健康。心理和生理是相互联系、相互影响、相互转化的。一般来说,积极愉快的情绪能够提高人的大脑活动能力,增强人对生活和工作的兴趣和信心;消极不良的情绪会使人的心理活动失去平衡,甚至会造成身体器官及其生理生化过程的异常。而具有极端气质类型的人,情绪兴奋性往往表现得太强或太弱,适应环境的能力也会比较差,缺乏心理弹性,容易影响身体健康。具有极端气质类型的人应该学会更好地保护自己,尽量避免强烈的刺激和大起大落的情绪变化。

(二)性格

性格是指表现在人对现实的态度和相应的行为方式中的比较稳定的、具有核心意义的个性心理特征,它是一种与社会相关最密切的人格特征。性格表现了人们对现实和周围世界的态度,并表现在他的行为举止中,主要体现在对自己、对别人、对事物的态度和所采取的言行上。性格不同于气质,它有明显的社会道德评价的意义,直接反映了一个人的道德风貌,有优劣之别。气质更多地体现了人格的生物属性,性格则更多地体现了人格的社会属性,个体之间的人格差异的核心是性格的差异。

1. 性格的静态结构

我们可以从性格的组成部分来分析了解一个人的性格。从组成性格的各个方面来分析,可以把性格分解为态度特征、意志特征、情绪特征和理智特征四个组成成分。

(1)性格的态度特征。性格的态度特征主要指的是一个人如何处理社会各方面的关系的性格特征,即他对社会、对集体、对工作、对劳动、对他人以及对待自己的态度的性格特征。

性格在态度上的表现有三个方面。一是个人对社会、集体、他人的态度。性格特征主要有热爱集体、遵守纪律、富有同情心、公正诚实等,与其相反的是漠不关心、自由散漫、虚伪狡诈等。二是个人对劳动、工作、学习的态度。性格特征主要有勤劳、认真、细致、有创新精神等,与此相反的是懒惰、粗心、因循守旧等特征。三是个人对自己的态度。性格特征主要有自信、大方、谦虚、自重等,与此相反的是自卑、羞怯、骄傲、自暴自弃等。

(2)性格的理智特征。性格的理智特征是指一个人在认知活动中的性格特征。如认知活动中的独立性和依存性:独立性者能根据自己的任务和兴趣主动地进行观察,善于独立思考;依存性者则容易受到无关因素的干扰,愿意借用现成的答案。如想象中的现实性:有人现实感强,有人则富于幻想;如思维活动的精确性:有人能深思熟虑,看问题全面;有人则缺乏主见,人云亦云或钻牛角尖等。

(3)性格的意志特征。性格的意志特征指的是一个人对自己的行为自觉地进行调节的特征。良好的意志特征是有远大理想、行动有计划、能够独立自主、果断勇敢、坚忍不拔、自我约束力强等。不良的意志特征是目光短浅、盲动性强、优柔寡断、易受暗示、放任自流、固执己见等。

(4)性格的情绪特征。性格的情绪特征指的是一个人的情绪对他活动的影响,以及他对自己情绪的控制能力。良好的情绪特征是善于控制自己的情绪,情绪稳定,常常处于积极乐观的心境状态;不良的情绪特征是事无大小都容易引起情绪反应,对情绪的控制力比较薄弱,容易消极悲观,而且对身体、工作和生活的影响较大。

2. 性格的动态结构

上述性格静态特征的几个方面并不是相互分离的,而是彼此关联、相互制约、有机地组成一个整体的。一般来说,性格的态度特征是性格的核心,而且对社会、对集体的态度又是最为重要的态度,因为态度直接表现出了一个人对事物特有的、比较恒常的倾向,同时它也决定了性格的其他特征。例如,一个对社会、对集体有高度责任感的人,他对工作、对学习也一定是认真负责、兢兢业业的,他对别人也会是诚恳、热情的,对自己也是能严格要求的。这一点告诉我们,在分析一个人的性格时,一定要抓住他性格的主要特征,由此可预见到他的其他的性格特征。

另外,性格的各种特征并不是一成不变的机械组合,常常是在不同的场合下会显露出一个人性格的不同侧面。鲁迅先生既"横眉冷对千夫指",又"俯首甘为孺子牛",充分表现了他性格的完美,又说明了性格的丰富性和统一性。

四、气质类型测试

下面60道题可以帮助你自我诊断气质类型。回答的方法很简单:你以为很符合自己情况的记2分,比较符合的记1分,介于符合与不符合之间的记0分,比较不符合的记—1分,完全不符合的记—2分。

(一)测试题目

1. 做事力求稳当,不做无把握的事。

2. 宁肯一个人干事,不愿很多人在一起。

3. 遇到可气的事就怒不可遏,想把心里话全说出来才痛快。

4. 到一个新环境很快就能适应。

5. 厌恶那些强烈的刺激,如尖叫、危险镜头等。

6. 和人争吵时,总是先发制人,喜欢挑衅。

7. 喜欢安静的环境。

8. 善于同别人交往。

9. 羡慕那种善于克制自己感情的人。

10. 生活有规律，很少违反作息制度。

11. 在多数情况下抱有乐观态度。

12. 碰到陌生人觉得拘束。

13. 遇到令人气愤的事能很好地自我克制。

14. 做事总是有旺盛的精力。

15. 遇到问题常常举棋不定，优柔寡断。

16. 在人群中从来不觉得过分拘束。

17. 情绪高昂时，觉得干什么都有趣；情绪低落时，又觉得什么都没意思。

18. 当注意力集中于某一事务时，别的事很难使我分心。

19. 理解问题总是比别人快。

20. 碰到危险情景，常有一种极度恐怖和紧张感。

21. 对学习、工作、事业怀有很高的热情。

22. 能够长时间做枯燥、单调的工作。

23. 符合兴趣的事情，干起来劲头十足，否则就不想干。

24. 一点小事就能引起情绪波动。

25. 讨厌做那种需要耐心、细致的工作。

26. 与人交往不卑不亢。

27. 喜欢参加热烈的活动。

28. 常看感情细腻，描写人物内心活动的文学作品。

29. 工作、学习时间长了，常常感到厌倦。

30. 不喜欢长时间谈论一个问题，愿意实际动手干。

31. 宁愿侃侃而谈，不愿窃窃私语。

32. 别人说我总是闷闷不乐。

33. 理解问题常比别人慢些。

34. 疲倦时只要短暂的休息就能精神抖擞，重新投入工作。

35. 心里有话宁愿自己想，不愿说出来。

36. 认准一个目标就希望尽快实现，不达目的，誓不罢休。

37. 学习、工作同样一段时间后，常比别人更疲倦。

38. 做事有些莽撞，常常不考虑后果。

39. 老师或师傅讲授新知识、技术时, 总希望他讲慢些, 多重复几遍。

40. 能够很快地忘却那些不愉快的事情。

41. 做作业或完成一件工作总比别人花的时间多。

42. 喜欢运动量大的体育运动, 或参加各种文艺活动。

43. 不能很快地把注意力从一件事转移到另一件事上去。

44. 接受一个任务后, 就希望把它迅速解决。

45. 认为墨守成规比冒风险强些。

46. 能同时注意几件事情。

47. 当我烦闷时, 别人很难使我高兴起来。

48. 爱看情节起伏跌宕、激动人心的小说。

49. 对工作抱有认真严谨、始终一贯的态度。

50. 和周围人们的关系总是相处不好。

51. 喜欢复习学过的知识, 重复做已经掌握的工作。

52. 希望做变化大、花样多的工作。

53. 小时候会背的诗歌, 我似乎比别人记得清楚。

54. 别人说我出口伤人, 可我并不觉得这样。

55. 在体育活动中, 常因反应慢而落后。

56. 反应敏捷, 头脑机智。

57. 喜欢有条理而不甚麻烦的工作。

58. 兴奋的事常使我失眠。

59. 老师讲新概念, 常常听不懂, 但是弄懂以后就很难忘记。

60. 假如工作枯燥无味, 马上就会情绪低落。

(二)测试结果计算

1. 把每题得分按下表题号相加, 再算出各栏的总分。

胆汁质: 2、6、9、14、17、21、27、31、36、38、42、48、50、54、58 ;

多血质: 4、8、11、16、19、23、25、29、34、40、44、46、52、56、60 ;

黏液质: 1、7、10、13、18、22、26、30、33、39、43、45、49、55、57;

抑郁质: 3、5、12、15、20、24、28、32、35、37、41、47、51、53、59 。

2. 如果多血质一栏得分超过20, 其他三栏得分相对较低, 则为典型多血质; 如这一栏在

20分以下, 10分以上, 其他三栏得分较低, 则为一般多血质; 如果有两栏的得分显著超过另两栏得分, 而且分数比较接近, 则为混合型气质, 如胆汁—多血质混合型、多血—黏液质混合型、黏液—抑郁质混合型等; 如果一栏的得分很低, 其他三栏都不高, 但很接近, 则为三种气质的混合型, 如多血—胆汁—黏液质混合型或黏液—多血—抑郁质混合型。多数人的气质是一般性气质或两种气质的混合型, 典型气质和三种气质混合型的人较少。

第四节　悦纳自我, 成长自我

森林里的动物聚在一起, 彼此羡慕对方的优点, 抱怨自己的缺点。于是, 它们决定成立一所学校, 希望通过训练, 使自己成为一个通才。它们设计了一套课程, 包括奔跑、游泳、飞翔和攀登。所有动物都报了名, 选修了所有的科目。最后的结果是: 小白兔在奔跑方面名列前茅, 但是一到游泳课的时候, 就浑身发抖。小鸭子在游泳方面成绩优异, 飞翔也还差强人意, 尤其是奔跑与攀登的成绩却糟糕透顶。小麻雀在飞翔方面轻松愉快, 但就是不能奔跑, 尤其是碰到水, 精神几乎崩溃。至于小松鼠, 爬树的本领固然高人一筹, 奔跑的成绩也还不错, 却在飞翔课中屡屡逃课。大家越学越迷惑, 越学越痛苦, 终于决定: 停止盲目学习别人, 好好发挥自己的长处。它们不再抱怨自己、羡慕别人, 又恢复了往日的活泼和快乐。

良好的自我意识提倡一种积极的自我观念, 是对自我的全面认识, 它包括了解自我、接纳自我、完善自我。人贵有自知之明, 全面地了解自我就是对自己有准确的评价, 就是有自知之明。心理健康的人了解自己的优点和缺点, 了解自己的能力、性格、爱好和情绪特点, 并据此来安排适合自己的生活与工作。相反, 一个不了解自我的人, 要么找不到适合的目标; 要么理想与现实差距过大, 长期处于自卑、自责、自怨等状态中; 要么狂妄自大, 用嘲笑讽刺甚至攻击的手段来消除受挫的紧张感, 这些情况都很容易陷入心理危机。

一、接纳完整的自我

我们常常将自己认为需要改变的地方看成是一个缺点, 把生命中的这个部分当成敌人。当你面对敌人时, 就非常想进攻、击败、摧毁它。当你觉得敌不过它时, 就会避开它、害怕它。然而, 它是无法被消灭、摧毁的, 它会跑到你生命的其他层面躲起来, 继续影响你、控制你。因此, 真正的改变并不是想办法排除它, 而是接纳它。

（一）接纳意味着深入了解自己，重新诠释自我

环境使我们从小就受到关注或者严格的管束，致使很多人以为只有具备某种条件，才能获得被自己和他人接纳的资格，如漂亮的外表、可观的收入、过人的专长、出色的业绩等。由于曾经被挑剔，也就逐渐习惯于用挑剔的目光看待自己，越看越觉得无法接受，而自身的缺点和所谓的内心的"阴暗面"更是小心翼翼地隐藏起来。胆怯、贪婪、恼怒、自私、懒惰、轻浮、脆弱、报复心、控制欲……这些"阴暗"的特质可能存在于我们每一个人身上，而受到社会价值的影响，我们往往极力掩饰和压抑这些特质。但这些特质并不会因为我们的否认而消失，只会在潜意识中隐匿起来，悄悄影响我们对自己的认同感。当我们偶然接触到自身"阴暗面"的时候，第一反应往往是想要逃避，想撇清与这些"消极"特质的关系。然而，这些人类进化过程中发展出来的特质可能在某些方面保护着我们的祖先，让其得以在恶劣的环境生存下去。例如胆怯与恐惧可以避免让自己身处险境，自私与控制可以让其获得配偶和充足的食物。所以，这些特质不是全然丑陋而不可见人的，我们要做到不是回避它们，恰恰是最需要关注它们，控制其在合适的时机、以恰当的程度表现出来。

（二）接纳意味着明确自己的优缺点，拥抱完整的自我

当消极的思想和情感受到刻意压抑时，与之对应的积极思想和情感也会被波及。如果我们否认自己的丑，就会削减美；如果我们否认自己的恐惧，就会削减勇气。从另一个角度看，你那些所谓的缺点，你身上那些自己都不喜欢的特质，其实是你最宝贵的财富，只不过表达的程度有点过于强烈了。这就好比放音乐，如果音量开得太大，就会让人感觉有些不适应。只要你能把这种特质的"音量"调回去，你自己以及你周围的所有人就会意识到，你的缺点其实正是你的优点。它们可以为你所用，而不是成为你的绊脚石。你唯一需要做的，就是在适当的时候，以适当的方式，把这些特质表现到适当的程度，不要过度。

我们需要理解、接纳和包容自己身上的一切特质，如果连我们自己都接受不了自己的话，又怎么能期待世界接受我们呢？要想获得别人的爱，我们必须首先建立起自爱。只有把内与外、积极与消极结合起来，找回一个完整的自我，才能在不同的情境下控制自己所表现出的特质，达到"从心所欲，不逾矩"的境界。

善与恶、好与坏、光明与阴暗、强大与脆弱、诚实与欺瞒——我们的内心是这些矛盾的统一体。如果你觉得自己太过脆弱，那你就需要寻找脆弱的对立面，让自己变得更有力量；如果你被恐惧困扰，就必须在内心中寻找勇气；如果你总是受人欺辱，那你就需要在内心中找出发生这种情况的原因，使自己真正强大起来。敞开心扉，承认自己既有优点也有缺点，既有光

明的一面也有阴暗的一面。只有从容接纳黑暗的人，才有资格接纳光明。

（三）接纳不是逃避，而是勇于承担责任

要想从过去的经历中汲取智慧，跳出过去的束缚，首先要为在自己身上发生过的所有事情承担责任。告诉自己事情之所以会发生在自己身上，并不是随机的、没有原因的。当我们能够为过去的经历负责时，也就拥有了重新诠释这些经历的自由，只有这样，我们才算是成长了。告诉自己："我之所以会有这样的经历，是因为我需要从中得到体验和收获。这是我人生之旅的一部分。"越是痛苦和沉重的经历，就越能发掘出积极的内涵。我们往往会把自己遇到的问题和麻烦归罪于别人，归罪于周围环境，而不是从自己身上寻找原因。我们自己无法直面曾经遭遇的痛苦，所以只能试图忘记这痛苦，或是把它归咎于别人。要想改变现在的生活，就要首先接纳和包容自己的过去，要想把所追寻的东西变成现实，就要为发生的一切承担起责任来。

承担责任是一件非常艰难的事。大多数人只愿意为自己生活中积极的东西承担责任，对于消极的事情则想方设法推卸责任。当我们学会承担责任时，就可以把一切经历转化为成长的动力。即使我们为某些经历感到痛苦或是羞耻，至少也可以意识到这些经历在我们人生之旅中的意义，从而得到慰藉，最终可以自如地改变自己的生活。

二、提升自我价值

自我价值是一个人内心的素质。在我们的生命中，自我价值的建立决定了我们的心理素质，也决定了我们人生的成功与快乐。自我价值包括三项素质：自信、自爱和自尊。

（一）自信

一个少年上山学武，18岁时学艺完成下了山，来到一家酒楼，他大大咧咧地坐下，把宝剑"啪"的横放在身前的桌子上。他这个动作有两个信息要告诉别人：第一，我是懂武功的，你们要小心啊；第二，我的剑就在手边，你们不要乱来！二十年后他武功大进，已经成为武林大侠，什么武器都不需要随身携带，因为他能运用身边的任何东西作战。然而平日里他像普通人一样随和，人们以为他不懂武功呢！当一个人有足够的力量时，不论发生什么事，他都能轻松应对，便无须把力量显露出来。反之，需要不断用语言、行为来炫耀本人力量的人，他们的内心是欠缺力量的。

自信心，是相信自己有能力实现自己愿望的心理，是对自己力量的充分肯定。自信心来源于积极的自我肯定和自我悦纳，它不是自欺欺人，而是实事求是。它包括个人对于周围环境的价值感、成功感和归属感，也是平衡自我心态的突出表现。提高自信心，本质上就是使人通过改变对不利环境的认识来增强对自我的良好感觉。

自信带给人生的是一份积极的态度，以及由此带来的处理人生事务的能力。因为相信自己，便不会凡事都去指责别人，并且稍不如意便牢骚满腹。自信的人总是自己去努力，平和、从容地朝着人生目标一步步迈进，在过程中体验充实与快乐，在结果中感受成功和满足，在一个个目标实现的同时积累更多的自信。

当一个人有了充足的自信，并不意味着他没有烦恼，而是意味着他有足够的力量来处理人生中的烦恼。生老病死、酸甜苦辣，是每个人都必须面对的。自信的人，往往具备足够的能力，同时又在想方设法增添更多的可能性。他不怨天尤人，也不畏惧逃避，在面对困难时会采取积极的态度。即使最坏的情况出现，自信的人也会抱着"面对、接受、放下"的态度，从容应对林林总总的事情。自信的人，其人生必然是积极进取，同时又是知足常乐的。

（二）自爱

在你的生活中一定会有非常心爱的物品，这件物品对你来说有很大的价值，你会怎么对待它呢？你希望它怎么样呢？你一定不会把它放在危险的地方，不会把它弄脏。你会精心地爱护它，给它最好的保护。在你的人生中，有一件东西有更大的价值，那就是你自己！事实上，你自己是你的人生里价值最大的东西，因为所有的其他东西，都是靠你自己才能获得。既然你可以对心爱的物品那么爱护，你应该更加珍惜和爱护自己。

如果想要得到现实的幸福，就必须学会珍爱自己。因为你爱自己，别人才会爱你，也才会有爱他人的能力。倘若你认为自己毫无价值，不为自己所爱，那么你又怎么能去爱别人呢？你的爱又有什么价值呢？我们可以从下面几个方面学着开始"爱自己"：

1. 停止自责

如果我们告诉自己："我已经很好了。"那么无论发生什么，我们就能轻松地应对，给自己创造"有价值"的感觉是很有必要的。当我们觉得自己不够好时，就会使自己总是处于不幸，给自己的身体制造疾病和疼痛，拒绝对自己有好处的东西，用吸烟、酗酒或毒品来伤害自己。当我们看到自己的创造性和个性时，我们将会赞赏自己的不同之处，每个人在这个世界上都扮演着独特的角色。

2. 停止让自己恐惧

我们许多人总是喜欢吓自己,常常杞人忧天,或是把一点小事想得很严重,使我们的内心总处在恐惧和担忧的情绪下。这样非但不利于解决问题,还会使得处境越发恶化。如果你发现自己习惯性地在心里自我暗示不好的事,请用想象美好的事物来替代它,让自己放轻松,寻找事物积极和美好的方面。

3. 呵护自己的身体

身体是我们的基础,身体健康是其他一切的前提。在遇到困难和挫折时,沉迷酒精和毒品是逃避问题最常用的方法,酒精和毒品可能会让你的感觉好一点,但却隐藏了事实的真相,无法真正解决问题。沾染上毒品并不意味着你不是好人,而是意味着你还没找到更积极的办法满足自己的需要。最重要的是毒品会让身体状况每况愈下、千疮百孔,如果没有身体健康这个基础,其他的一切都是徒劳。

4. 赞美自己

指责可以摧毁灵魂,赞美可以塑造灵魂。我们常常对自己过于苛责,只关注自身的缺陷和弱点,而忽略自己身上的优势和闪光点,即便发现也羞于展现自己、赞美自己。探索和挖掘自身的优势,真诚地赞美自己。请从小事做起,告诉自己,你很棒。你可以让身边的人帮助你寻找优点,让你更加自信。

(三)自尊

自尊是我们对自我价值的评估,是自我认可、接受和肯定的情感体验,自尊的水平高低决定了人对相同的个人特质的不同看法。比如一个人包含谨慎和健谈两种特质,自尊高低会有不同的结果(见表2-2)。

表2-2 低自尊与高自尊的表现

	谨慎	健谈
低自尊	我真是个懦夫,做事畏首畏尾的	我真是聒噪,话多的惹人厌
高自尊	深思熟虑让我避免做错事	良好的沟通能力让我容易结交新朋友

拥有高自尊的人倾向于认为别人是好的,并期望被接受。他们把这些想法作为鼓励自己的依据,以此进一步提高自尊。低自尊的人认为所有人都一直用批判的眼光看待他们,根本不管这种想象是否符合现实。不仅如此,他们还会把这些真实的或者想象的批评当做证据,进一步证明自己确实不是讨人喜欢的人。低自尊的人有时候还会敌视别人,因为他们唯一能抬高自己的方法就是贬低别人。

戒毒人员由于认识到自身的角色和存在的社会价值，渴望肯定自己和保护自己，尽可能地使自己的言行得到别人的尊重，以维护自己的社会地位，对触及自尊心的刺激十分敏感。自尊心是一种重要的内驱力，直接影响到戒毒人员心理的健康发展。但若自尊心太弱，则容易自暴自弃、无所作为。相反，若自尊心过强，就会导致自我中心、唯我独尊。

健康的自尊感是意识的免疫系统，它赐予我们坚定和力量，使我们对自己的想法和选择有信心，最后期待自己的耕耘有所收获。它与健康的免疫系统一样，虽然无法保证人永不生病，却能增强我们的抵抗力及复原力。同样的道理，健康的自尊虽然不能使我们在逆境中永不受焦虑或沮丧的侵扰，却能使我们持之以恒地去面对并跨越逆境。

健康的自尊，能使人适度坚持自己的想法、欲求和需要，欣赏自己的行为，正确评价自己。为了培养健康的自尊，首先要了解自己现在的感觉，弄清楚自己希望做什么改变，然后制订计划，实施行动，改变自我。培养健康的自尊还需要学会接纳自我。如果我们尊重自己和接纳自己，我们的举止也会去强化这个事实，从而促使别人善待自己，强化自尊。比如，学习与自己为友，做了错事，既不否认事实、不逃避责任，也不自责不已，而是分析原因，从中总结经验教训，促进自我发展。这就是接纳自我，这才能获得自尊。因此，我们必须学会接纳自我，体验自我价值感，懂得欣赏自己，形成健康的自尊感。

视窗

如何发掘自己的优势特征

请你扪心自问，对于自己身上真实存在的优势，你究竟了解多少呢？

现在不妨拿出纸笔来，将纸片分成两栏，在一栏中列出你的缺点或劣势，而在另一栏中列出你的优点或优势。你大可以对自己坦诚，不必感觉没面子或害臊，因为你不需要把这张纸给任何其他人看。写完后，请比较一下在相同时间内，你列出的劣势多还是优势多，在列举优势时，你感觉困难吗？

如果你列出的优势太少，或者感觉太困难，那么请你现在立即在优势下面添上一条：谦虚！接下来将带领你让优势这一列变得更长。

首先，你需要增加自己关于优势的词汇量，这样才好拿自己的特点去对号入座。

其次，如果你想有更多属于自己的发现，则需要积极主动地留意生活，发挥创造力和探索精神。你可以按照"过去—现在—将来"的次序，对自己的经历和愿望进行扫描，从中发现你擅长的方面。比如，回顾自己的简历、成绩单、获奖记录，你曾在哪些方面有过良好的表现？留意当下的生活，你在哪些事情上比较专注和投入？展望未来，你最期望的事情有哪些？请特别注意那些让你感到兴奋和自豪的事情，往往当中暗藏着你想要的答案。

此外，你还可以从他人那里得到某些启发和线索。比如，你曾帮助过哪些人，并得到他们的感谢？你身边的人都曾表扬过你的哪些品质？找几个信任的家人或朋友，让他们告诉你他们都欣赏你哪些地方？你一定会为此而感到惊讶。

现在，我相信你的优势清单已经变长很多啦！我建议你在接下来的一周里，当一个"优势侦探"，把这份清单随身携带，随时发现并记录下更多你的优势。然后，你的任务就是时时提醒自己，每天都以一些新鲜的方式来使用它们，发挥出你独特的力量和价值。同时，你还可以用你的一双"慧眼"去帮助更多人找寻他们身上独有的优势，请不要吝惜你的赞美之辞，他们会非常感谢你。

如果你想幸福，发现优势吧！如果你想成功，发现优势吧！如果你想自信，发现优势吧！总之，与弥补劣势相比，专注于优势会更有助益，达到事半功倍的效果。

三、有效控制自我

自我控制是我们主动地改变自己的心理品质、特征及行为的心理过程，它是健全自我意识、完善自我的根本途径。很多人对自我抱有很高的期望，但因为没有足够的自制能力和意志，经受不住挫折和打击，无法实现自我理想。而那些自卑自怨、自暴自弃的人更是因为无法控制自我的不良情绪，使自己偏离了健全的自我意识的轨道。要做到有效地控制自我，应注意以下三点：

(一)确立合乎自身实际的目标

树立合乎自我实际情况的抱负，确立合适的理想自我。在充分了解自己的基础上要使目标符合自己的实际能力，不苛求自己，不被他人的要求左右。必须明确自己的期望是什么，以及这种期望的来源是来自自我的本身能力和需要，还是从满足他人的期望出发。只有明确这一点，才可能真正地认清自己，规划自己的发展方向，最终建立独立的自我。另外，要面对现实，确定自己具体的奋斗目标，把远大的理想分解成一个个远近高低不同的子目标，由近及远、由低到高，循序渐进，逐步加以实现。关键是每个子目标都应适当、合理，经过努力可以达到，否则会丧失信心。比如，对于戒毒人员来说，彻底戒除毒瘾是人生一个主要的目标，可以把这个大目标进行分解：消除身体的戒断反应、恢复身体机能；回归家庭生活，体验亲情关系；找一份正当的工作；远离曾经的毒友，建立新的社交圈……把戒毒目标从一年、三年、五年不断增加直至彻底戒除毒瘾。在每一个子目标实现的过程中，戒毒的信心以及对自我的评价也会不断提升，这会不断促进新的目标的实现。反之，如果一下就订立了困难的目标，过程中的挫折和困难会把开始的动力和意志力消磨殆尽，而没有成就感补充失去的内心能量，最终只能以失败告终，同时会得出"我永远戒不了毒"、"我真是一无是处"这样的消极结论。

（二）注意培养顽强的意志力

任何一个目标的实现，都需要坚强的毅力作保证，如对目标认识的自觉性和主动性、实现目标的恒心和毅力、克服困难的信心和决心、对成功的正确态度和较强的挫折耐受性等。戒毒人员的意志力不断被毒品蚕食，首先，要特别注意增强自我控制的自觉性、主动性，将戒毒的需要转化为主观上的内部动机。其次，要加强坚持性和自信心，准备为目标的实现做出长期不懈的努力。很多戒毒人员为自己树立了目标和理想，在努力的过程中，没有足够的自制能力和意志，经受不住挫折和打击，最终无法实现自我理想。培养顽强的意志，发展坚持性和自制力，增强挫折耐受力，使自己能自觉主动地认清目标，为实现目标而努力排除干扰、克服困难。

（三）接受自身的局限

我们要既能够认识自己的缺点，又不过分苛求自己，能正确理解对完美的追求，对缺点不仅能认识，还知道怎样去克服。有时候你会在看到别人好的时候默默羡慕，想着我也想成为那样或我也想过那样的生活。有时候你会在看到自己不够好的时候，感到内心失落，想努力改变自己。更多的时候你都是跟自己默默较劲：我要变得优秀起来。你的应对方式就是拼命鼓励自己、要求自己、鞭策自己甚至是责备自己。结果就是你不停地改变、努力。你想要的越多，目标越是庞大，渺小感和无力感越是强烈。尽管你努力追求完美，但是没有人可以做到时时、事事完美。有人说，那难道就不追求优秀了吗？不是的，追求优秀、好的习惯和好的品质是很好的。让我们痛苦的不是追求本身，而是对追求的执著。如果你的追求超出能力、不符合现实，就会有挫败感。健康的状态是优秀的时候享受，糟糕的时候接受。

四、不断超越自我

加强自我修养，不断进行自我塑造，达到完善自我、超越自我的境界是健全自我意识的终极目标。欣赏自己，不仅仅是停留在接纳这一层面，我们还要更好地深入地建设自我、超越自我。让自己的心灯发亮，追求充实的人生。相信你自己内心最深处的智慧，冲破你为自己设下的限制，下定决心追求你最想要的那种生活。勇于承认现状，改变现状，努力实现你心中的目标，允许你自己拥有你想要的一切。正视自己的弱点，尽可能扬长避短，集中精力去发掘自己的优势。

健全自我的过程也是一个塑造自我、超越自我的过程。在行动上，无论对人对事，均全力以赴，使自己的能力品行得到最大限度的发挥。完善自我、超越自我并不是一帆风顺的过程，它需要付出艰辛的努力和沉重的代价，也是一个"新我"形成的过程，是从"小我"走向"大我"，从"昨天之我"向"今日之我"、"明日之我"迈进的过程。珍惜已有的自我，追求更好、更高的自我，做到一个自如的、独特的、最好的自我。既注重自我又不固守自我，而是不断改造自我；既注重自我价值的实现又不仅仅局限于追求个人自我价值的实现，而是在为他人和社会的服务中实现真正的自我价值。

我们每个人内心深处都渴望着宁静、爱与和谐。我们的人生是一场短暂而宝贵的旅程，我们在这趟旅程上唯一的使命，就是把我们所有的天赋和潜能都发挥到极致。只有这样，我们才能实现自己的价值。不要因为不肯爱自己、不肯原谅自己，就错过了人生中最宝贵的东西。不要掩饰你心中的同情和善意，我们要跟自己维持良好的关系，包括善待自己内心的阴暗面。我们需要付出坚持不懈的努力，才能克服成长之路上的种种障碍，超越自我，让梦想成为现实。我们内心的阴暗面与光明面同样神圣，同样是我们人格不可分割的一部分。只要我们坚持不懈，不停地检视自己，认识自己，探索自己的内心世界，怀着爱与同情心看待自己，就可以让人生变得无比充实、无比精彩。

视窗

人生不设限

她被《人物》杂志评为世界上最美的50个女人之一；她是一名成功的模特；她还是欧莱雅的代言人，广告中性感迷人、风情万种；她毕业于盛产政界名流的乔治城大学；节假日在五角大楼做情报分析员，部门里249人，她是唯一的女性。这些都不算，当她掀开裙子时，你才能感受到她最真实的美丽。

她叫艾米·穆林斯，先天缺失小腿上的两块长骨，一岁就接受手术截掉了膝盖以下的小腿。她两岁就学会使用假肢独立行走，她说："我没有坐过一天轮椅，从小就学着和我的义肢共生共

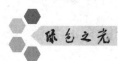

存。"后来，她还成为专业运动员，20岁的她在美国亚特兰大残奥会上创下女子100米跑和女子跳远两项世界纪录。她在学业、运动、模特等领域的成就都让人惊叹，但更让人折服的是她面对不幸所持的积极态度。她否认外界的残疾定义，她说："真正的残疾是被击败的灵魂。"只要灵魂不败，就有胜利的希望，就能把眼泪变成钻石，活出辉煌的自我。"漂亮更多取决于一个人的内心，腿没了，精神的翅膀不能没有。"所以当媒体这样报道她："这个残疾姑娘跑得比你还快！"她能不以为然的轻笑着反问媒体："你觉得我有多残疾？我们只是穿了不一样的鞋。"

假肢对于她来说更像个装饰品，她可以自由变换自己的身高，昨天176CM，今天181CM，后天还可以是186CM，今天穿哪个，主要看心情，这让她的闺蜜大呼不公平。如此自信，如此坦然面对一般人眼中的"大不幸"，归功于父母的"非特别"教育。为了让她活的像平常人一样，父母没有给过特别的疼爱关照。从小，她就和两个弟弟一起爬树、骑自行车、踢球，疯玩的像个野孩子，只不过她用的是一双假肢。进入青春期时，艾米也有她的自卑和恐惧，她想要努力融入集体，她害怕别人注意她的腿。但因为父母从小的教育和鼓励，让她最终战胜了这些东西，她登上了各大杂志的封面，每一张照片都充满了自信和幸福。她一直铭记妈妈说过的话："孩子，你生来就是为了阅历不平常的事的，不用悲伤，你要把眼泪变成钻石。"她做到了，她活出了钻石般的人生，没有腿，就靠精神的翅膀飞起来。

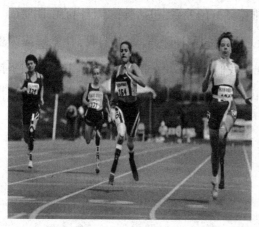
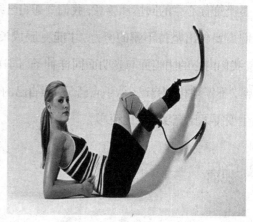

第三章　情绪管理与压力应对

第一节　认识情绪

　　情绪是人类心理现象中最丰富多彩的一个组成部分,喜怒哀乐像调色剂一样为我们的生活赋予了各种各样的色彩。我们在生活中体验着各种情绪和情感,也体验着情绪情感对我们生活方方面面的影响。下面我们就一起去了解一下什么是情绪,它又是如何对我们造成影响的。

一、情绪的本质

　　当我们日复一日体验着情绪——悲伤、喜悦、愤怒的时候,我们会感觉到身体、心理发生着变化。因此心理学将情绪定义为一种个体对自身需要和客观事物之间关系的短暂而强烈的反应,是一种主观感受、生理反应、认知的互动,并表现出特定的行为。例如,你已经好久没见到孩子了,到了探视的日子,你心里盼望着能见到孩子,当你来到会见室看到妻子带着孩子,你会觉得特别开心。这时候你的主观感受是高兴、开心,心里舒畅;生理反应就是面露笑容、心跳呼吸都很平稳,而认知上的互动就表现在你觉得你期待的事情发生了,你内心中的想法可能是"今天真是很好的一天"这样的一个判断,而表现出的行为可能就是你笑着跟孩子、妻子说了很多话,而且你的语音语调会比平时的听起来更加轻松愉快。这就是我们的情绪过程,因我们的需要与客观现实之间的关系而发生发展。

　　我们可以从这几个方面来进一步理解情绪:①情绪是自身对外界的一种自然反应。情绪没有好坏对错,只是自身需要对客观事物的反应,而且人人都有喜怒哀乐等情绪,因此要主动接纳自己正在发生的情绪,不去批判和怀疑它。②情绪是感受与认知的一种内在互动。正面或负面情绪的出现,是自身对需求得到满足或者没有得到满足时的一种生理反应。因此任何一种情绪的背后,都对应着自身感受与主观认知的一种互动。③情绪会转化为一种特定的行为。情绪是由外而内的感受、互动,然后又是由内而外的表现、行动。外界环境影响并产生情绪,而情绪又会通过特定的表情、语言以及动作表现出来。④情绪是功能性的,即情绪是有用的。情绪既包括对刺激事件的外在的、可观察的反应，也包括一些潜在的反应。在许多情况下情绪引导我们做出迅速而有效的行动。例如，当我们感到害怕时，会逃跑或者躲避；当有人冒犯使我们感到愤怒时，会回击；当有人关心我们时，会与他更亲密；如果做有些事情时"就是感觉不对"，那么很可能这是件你不该做的事情。

由于情绪发生时存在如主观感受、生理变化以及行为变化等，因此个体不仅可以感受到自己的情绪反应，同样可以通过这些变化来观察并推测他人的情绪反应。如果你被某些东西吓着了，你可能会发抖并跑开。因此当你看到别人发抖并跑开时，你可能会推测：他们被吓着了。我们很可能就是通过这种方式学习情绪语言，当我们小的时候出现这种发抖并跑开的行为时，父母告诉我们这是害怕，我们就通过这些互动学会了确认、分辨情绪。同样，我们也可以通过人们的行为来推测愤怒、幸福、厌恶等一系列的情绪。

通过学习这些情绪发生时的身体、心理上的变化，我们既可以知道自己所体验到的情绪，同时也能知道他人的情绪状态，从而帮助我们更好地适应生活，避免危险，并跟他人进行更有效的交流。

二、情绪的分类

情绪本身是非常复杂的，因此要对情绪进行准确的分类就显得尤为困难。许多研究者对此进行了长期的探索，其中有三种分类方法颇具代表性。

（一）基本情绪与复合情绪

查理·达尔文在其《人类和动物的表情》一书中提出有一些表情是人和动物所共有的，是在人类进化过程中通过遗传而得来的，是可以在全世界被识别并做出来的，而且这些表情是生命早期也就是婴幼儿时期就表现出来的。而这些表情所表达的情绪我们称之为基本情绪。基本情绪是遗传而来、不学而能的，并具有分别独立的外显表情、内部体验、生理神经机制和不同的适应功能，包括下图中的高兴、惊奇、生气、厌恶、恐惧、悲伤和轻蔑。

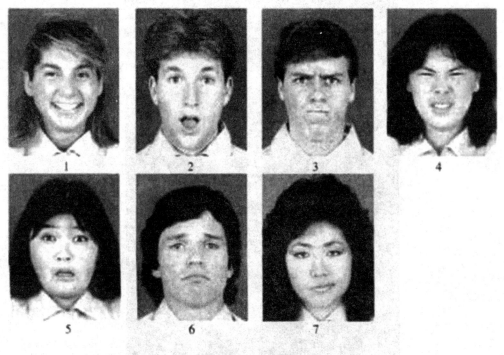

图3-1　人类的基本表情

　　复合情绪是由这些基本情绪组合、派生出的另外一些情绪, 如爱、嫉妒、悔恨等较为复杂的情绪。世界名画《蒙娜丽莎》所呈现的情绪就是复合情绪, 科学家用计算机分析了《蒙娜丽莎》显示的 "全世界最有名的微笑", 分析结果显示, 蒙娜丽莎的微笑中, 带有83%的快乐、9%的厌恶、6%的悲伤以及2%的气愤。

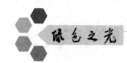

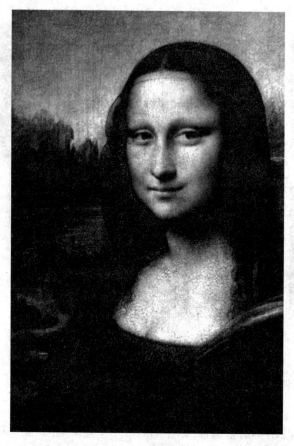

图 3-2　《蒙娜丽莎》

（二）心境、激情及应激

根据情绪持续的时间、强度等因素可将情绪分为心境、激情和应激三种状态。

心境是指人比较平静而持久的情绪状态，它不是关于某一事物的特定体验，而是以同样的情绪状态对待一切事物。比如失去亲人常常会让人较长时间沉浸在一种悲伤、忧郁的心境中，这段时间内可能身边发生的容易让人开心的事，你也不会有开心的感觉。心境持续的时间差别很大，有些心境可能持续几个小时，有些可能持续几周、几个月或更长的时间。心境持续时间的长短与引起心境的情绪刺激、人的气质、性格有一定关系。这也就是为什么同样一件事发生后，有的人的情绪转变很快，有的人却很慢的原因。

激情是一种强烈的、爆发性的、为时短促的情绪状态，这种情绪状态通常由对个人有重大意义的事件引起。重大成功之后的狂喜、惨遭失败后的绝望、亲人突然意外去世的极度悲伤，这些都是激情状态。激情状态往往伴随着明显的生理变化和外显的行为表现，例如愤怒时的双目怒视、咬牙切齿、双拳紧握，狂喜时眉开眼笑、手舞足蹈等。在激情状态下人容易出现

"意识狭窄"现象，即认知活动范围缩小，分析、理解能力受到抑制，自我控制能力减弱，进而使人的行为失去控制，甚至做出一些鲁莽的行为。在一些犯罪行为中，常常会有激情犯罪这一认定，就是在人处于激情状态下"意识狭窄"导致的后果。

应激是指人对某种意外的环境刺激所做出的适应性反应。当人们遇到某种意外、危险或面临某种突然事变时，必须集中全部的精力、动员全部的力量，迅速做出抉择，采取有效行动，此时人的身心处于高度紧张状态，即应激状态。个体为了应付这些改变而做出的反应包括许多方面，是生理、行为、情绪、认知多种形式的综合体。人在应激状态下，会引起机体一系列生物性反应，比如你正驾驶着汽车行驶在高速公路上，突然路上冲出一头野牛，这时你的肌肉紧张、血压上升、心跳加速、呼吸减慢，与此同时你通过紧急刹车避免了事故的发生，机体的生理变化逐渐趋于正常、平静状态。而这些机体的变化有助于适应急剧变化的环境刺激，维护机体功能的完整性。但如果机体长期处于应激状态就会导致适应性疾病。如很多士兵在战场的生死存亡这样的高压力状态下持续一段时间后，很容易产生严重的心理疾病。

（三）积极情绪与消极情绪

依据情绪所带给我们的感受及对人的行为的影响，可以将情绪分为积极情绪与消极情绪。积极情绪是当发生的事情符合我们主观的需要，我们所体验到的积极的、肯定的内心体验，如快乐、希望、自豪、兴趣、感激、爱等；消极情绪是当发生的事情不符合我们的主观预期，与我们的需要相矛盾，而体验到的消极的、否定的内心体验，如悲伤、愤怒、厌恶、恐惧等。从进化的角度讲，这两种情绪对人类都非常重要。研究显示，消极情绪可以带来保护作用。消极情绪将我们的注意力集中到危险的来源上，并且动员我们准备战斗或者逃离，我们面临威胁时的第一道防线就是恐惧或愤怒。如人类早期，当面对凶猛的食肉动物狮子、老虎时，人会产生害怕的情绪，这种情绪促使人迅速地逃避。悲伤能够帮助我们从错误中学习，警醒我们要避免同类事情发生。所以消极情绪的作用是促使人们高度集中精力地进行关键性的防卫思考和决策，其目的是查明错误并消灭之。相反，积极情绪，比如愉快或满意，告诉我们好事即将发生或已然发生，当我们感受到积极的情绪时，思想开放、性情柔和、肢体放松、面容平静，活动的主动性、积极性提高，这会帮助我们扩大视野，使我们能够对更广泛的物理环境和社会环境保持清晰的意识。这种开阔的注意范围使我们对新思考和新活动保持开放的心态，并且比平常更具有创造性。因此，积极情绪为我们提供了创造更好的关系和显示更强生产力的额外机会。假定一个人在第一天狩猎时获得了一头肥硕的梅花鹿，他肯定会产生高兴的情绪，这时候他的行为可能是手舞足蹈；而当第二天他又获得一头肥硕的大山羊时，他不一定就还和第一天那样手舞足蹈了，而可能会大喊大叫来庆祝。也就是说在高兴这种情绪的影响下，个体的行为可能是多种多样而没有规律的——只要这些行为能表达出他的高兴就好。因此，在积极情绪条件作用下，人就会有多种行为（或思想）选择，甚至创造出一个前所未有的新行为、新思想。

在以往关于情绪对身心健康的影响研究中偏重消极情绪对健康的抑制，随着积极心理学的兴起，目前很多心理学家开始将研究和实践的重点转移到积极情绪对个体的健康、工作、人际关系的促进上来。积极情绪之所以被现在的学者所重视，是因为它不仅能够让我们感到更加幸福，而且它能够让我们成功地与外界互动。这是一种正向循环的双赢模式。当我们建立起了积极情绪的生活，会发现自己在友谊、爱情、身体健康、工作表现上都更得心应手，而这些又能够反过来促进我们的积极情绪，这样循环下去，我们的身心都会极大的获益。

此外有心理学家把情绪分作以下4类：①将快乐、愤怒、恐惧、悲哀视为最基本的或原始的情绪。②与感觉刺激有关的情绪，包括疼痛、厌恶和轻快。这类情绪可以是愉快的，也可以是不愉快的。③与自我评价有关的情绪，包括成功的与失败的情绪、骄傲与羞耻、内疚与悔恨等，这些情绪决定于一个人对自身行为与客观行为标准的关系的知觉。④与他人有关的情绪，发生在人与人之间的情绪种类似乎无限繁多，按照积极与消极的维度，可以把它们分为爱和恨两个大类。

三、有关情绪的经典理论

情绪理论通常用来解释情绪反应中心理和生理变化的关系。当我们体验到强烈的情绪时，身体上会有哪些变化？心率、呼吸加快，浑身肌肉紧张，口干舌燥，甚至可能浑身颤抖……除了这些可以感觉到的变化之外，我们身体的神经系统也在发生着变化。

与情绪有关的神经系统包括中枢神经系统和自主神经系统。中枢神经系统中下丘脑与边缘系统与我们的情绪密不可分。自主神经系统通过交感神经和副交感神经同时为躯体的情绪变化做着准备。根据躯体情绪反应的强度和性质，二者的活跃程度不同。对于轻微的、不愉快的刺激，交感神经较为活跃；对于轻微的、愉快的刺激，副交感系统更为活跃。当情绪刺激的强度增强，就会导致这两种系统的活动增强。比如在经历恐惧、愤怒这一类强烈的情绪反应时，交感神经会迅速引导躯体释放激素，此时机体血糖释放量增多、血压升高、汗液和唾液的分泌量增多；当引起强烈情绪反应的刺激事件结束后，副交感神经系统会抑制这些激素的释放，并使机体渐渐平静下来。

　　不同的情绪体验会在我们的机体中产生不同的生理反应,那么究竟哪种情绪相对应于哪种生理反应呢? 在情绪研究中有这样几种理论试图来解释这一问题。

　　詹姆斯—兰格理论。詹姆斯曾用这样一句话表述这一理论:"知觉之后,情绪之前,必须先有身体上的表现发生,所以更合理的说法是,因为我们哭,所以愁;因为动手打,所以生气;因为发抖,所以怕。并不是我们愁了才哭,生气了才打,怕了才发抖……"从他的这段话中我们可以得出这一结论: 情绪来源于躯体反应的反馈,我们的身体反应早于我们的感觉。另一位丹麦心理学家卡尔·兰格在同时期也提出相同的观点,因此这一理论被称为詹姆斯—兰格理论。这种理论认为,情绪是对机体变化的知觉,机体的生理变化在情绪体验中是第一位的,个体的情绪是直接由生理变化引起的。根据这一理论,情绪的产生必须先有引起知觉的刺激,这种刺激引起个体内脏的活动和骨骼肌的反应,这些生理反应反馈到脑而产生情绪体验。鉴于这种理论首先提出了生理变化是情绪过程不可缺少的因素,推动了情绪生理机制的实验研究,因而有其重要的历史价值。

　　坎农—巴德情绪理论。坎农不同意詹姆斯—兰格情绪理论,坎农在他的情绪理论中将神经系统在情绪过程中的作用凸显出来。他认为情绪反应要求大脑在输入刺激和输出反应中起作用,也就是说情绪刺激信号到达大脑的某一位置,产生躯体感觉,到达另一位置而引起情绪的主观感受。另一位生理学家菲利普·巴德也得出同样的结论。该理论认为情绪刺激引起的躯体感觉(生理唤醒)和情绪体验(心理反应)两者之间没有因果关系,是相互独立的。身体变化和情绪经验是同时发生的,而情绪感觉则是由大脑皮层和自主神经系统共同激起的结果。比如有一件事让你很生气,你在产生了"太气人了"的想法的同时,心跳加快,呼吸变的短促。但是这两者是同时发生的,并不是心跳加快导致你觉得"太气人了"。虽然他们的理论对突出了大脑皮层在情绪中的作用有重要贡献,但是他们的理论仍然是不完整的。

　　情绪的认知评价理论。由于在许多不同的情绪中,躯体感觉是相似的,比如在紧张焦虑状态中跳会加速,而在兴奋激动的情绪状态中跳也会加速,因此在一些模棱两可或新异的刺激环境中,需要我们的认知对所体验到的刺激进行评价,以确定我们感觉到的是什么,哪个情绪标签与当前的情境最为符合。这一理论的倡导者斯坦利·沙赫特及理查德·拉扎勒斯认为情绪的体验是一种生理唤醒和认知评价相结合的状态,二者对于情绪的发生同样重要。同时拉扎勒斯强调:情绪体验不能简单地被认为是个体头脑中发生了什么,而要考虑和评估环境在其中的影响作用。

　　情绪的动机—分化理论。以汤姆金斯和伊扎德为代表提出了情绪的动机—分化理论。该理论以情绪为核心,以人格结构为基础,论述情绪的性质与功能。伊扎德认为情绪是人格系统的组成部分,而人格是由体内平衡系统、内驱力系统、情绪系统、知觉系统、认知系统和动作系统等六个子系统组成。人格系统的发展是这些子系统的自身发展与系统差异之间联结不断形成和发展的过程。情绪具有动力性,它组织并认知行为,为认知和行为提供活动线索。情绪具有放大内驱力的作用,它本身就是一种动机。例如,人的饥渴,并不立即导致机体的衰竭,但是在缺水时所产生的紧迫感,却使人无法忍耐,这就是情绪的放大的内驱力,从而成为动机的力量。情绪包含着神经生理、神经肌肉的表情行为、情感体验三个子系统,它们相互作用、联结,并与情绪系统以外的认知、行为等人格子系统建立联系,实现情绪与其他系统的相互作用。

虽然这些理论从不同方面假定了情绪反应的不同成分和情绪体验的不同进程,但情绪反应还有一些方面是这些理论无法清楚解释的,还有待进一步的解释和证实。

视窗

不同情绪下人的生理反应

情绪状态	生理反应
快乐	感到温暖,心跳加快,肌肉放松
恐惧	心跳加快,肌肉紧张,呼吸急促
	流汗,感觉冷
	喉咙堵,胃不舒服
发怒	心跳、呼吸加快,肌肉紧张
	感到热,喉咙堵
悲伤	心跳加快,肌肉紧张
	喉咙堵,流泪,冷
厌恶	心跳加快,肌肉紧张
	胃不舒服

四、情绪对生活的影响

我们为什么会有情绪?情绪对我们有什么用处?人类从猿成为人经过了100多万年的进化,情绪在人类演化的进程中发挥了怎样的作用使其在进化的洪流中得以保留?

科学家曾经做过这样一个实验,将两只猴子同时关在笼子里,一只猴子被捆住了,不能活动;另一只可以在笼子里自由活动……就这样,过了一些天以后,一只猴子死了。那么问题来了:哪只猴子死了?有的人认为是第一只猴子死了,它被捆在那里不能动,太无聊了然后就死了。然而实验的结果却是那只可以自由活动的猴子死了,科学家们给出的解释是:虽然这只猴子可以自由活动,可是它的活动场地只有小小笼子里的这一片天地,因此它变得越来越焦虑、烦躁,最后死了。然而被捆着的猴子也并不像之前那样健康了,因为长时间被捆着,不能活动,不能接触新鲜事物,因而变得不再活蹦乱跳,就像人得了抑郁症一样。实验中的第一只猴子因为没有什么情绪而生病了,第二只猴子因为情绪太激烈而危及生命。这个实验告诉我们:情绪会对我们的健康甚至生命产生影响。然而情绪对我们的影响不止于此,它会对我们生活的方方面面都产生影响。

1. 情绪对动机的影响

当你第一次穿上新买来的衣服时,发现衣服开线了。你为什么会到买衣服的地方要求退给你衣服钱?如果你的回答是"因为我生气了"或者"因为我很失望",那么我们可以看出情绪实际上成了行为的原动力。情绪通过唤醒你对于正在经历或想象中事件的行动来完成它的动机功能。然后它会引导和维持我们的行动直到达成特定的目标。当爱上一个人时,你会尽己所能地吸引、接近和保护她。而当你讨厌一个人的时候,会尽量回避与此人碰面。而当我们对某个东西感到好奇或者感兴趣时,兴趣这种情绪会成为我们关注、认识这一事物的动机,导致我们会对与此有关的事物特别注意,并维持我们不断对新异事物的探索。也就是说我们的情绪会促使我们的行为朝着一个特定的方向。

2. 情绪对社交活动的影响

当别人暴怒时你会后退远离他,当别人对你微笑时,你会靠近他。有时,你也会因为别人身份或者权力而压抑住自己强烈的消极情绪而不表露出来。我们所体验到的情绪对于我们在社会中的行为有着重大的影响。现在请你回想一下自己生活中的场景:当你高兴的时候,你在与他人的交往中是否更大胆、更积极主动,别人向你提的要求你也更容易答应?而当你不开心甚至悲伤的时候,你的行为是否更加谨慎小心?研究表明,当我们在健康状况良好时,更愿意帮助他人,更容易做出亲社会行为。语言是人际交流的主要工具,而情绪信息的传递则应当说是语言交际的重要补充。而且,在许多情景中,表情能使言语交流所造成的不确定性和模棱两可的情况明确起来,成为人的态度、感受的最好注解;而在另一些场合,人的思想或愿望不宜言传,也能够通过表情来传递信息。在电影业发展早期,无声电影正是通过演员的各种表情动作来向观众传递信息的。

此外,表情信息的交流则出现得比语言要早得多,情绪是高等动物信息传递的主要工具,也是前言语阶段婴儿与成人互相沟通的唯一渠道和手段。情绪的适应功能正是通过其通讯作用实现的。表情信号的传递不仅服务于人际交往,而且往往成为人们认识事物的媒介。这一现象在婴幼儿中表现得最明显,在成人中也经常发生。例如,婴儿从一岁左右开始,当面临陌生的不确定情境时,往往从成人面孔上搜寻表情信息(鼓励或阻止的表情),然后才采取行动(趋近或退缩)。如果我们能合理运用情绪这一信息,必然会对我们的有效沟通提供帮助。

3. 情绪对认知功能的影响

表现为对注意力、对自己和他人的感知以及记忆、解释生活情境等的影响。很多人都遇到过这样的情况:当我们心情不好的时候,很容易将别人本来没有恶意的话语理解为他对我们的挑衅和中伤,可当情绪平静下来以后再去回想会奇怪自己当初为什么这么想。人们的行为常被当时的情绪所支配。当人处在积极、乐观的情绪状态时,倾向于注意事物美好的一面,态度和善,乐于助人并勇承重担。而消极情绪状态则使人产生悲观意识,失去希望与渴求,也更易产生攻击性。情绪对记忆的影响体现在当我们处于某种情绪状态时所记住的某一事件,这种情绪会和这一事件一起被储存在我们的记忆中,就像背景一样。这也是为什么有时候我们回忆到某件事时,会不自觉地感到开心或不开心的原因。但是当我们的情绪和我们的理智发生冲突时,往往我们的情绪会占了上风,使我们很容易做出不理智的事情。到山里玩时,走近悬崖边,我们都会感到害怕,尽管眼前清清楚楚的围着一圈栅栏防止我们掉下去。这时候山路是不是很滑、栅栏是否结实,这些并不重要,我们一样会心跳加速、手心出汗。尽管理智告诉我们根本没什么可怕的,我们并不会就这么掉下悬崖,但是这种害怕、恐惧的感觉却一直挥之不去。即使我们控制着自己的行为,不将自己的身体探出栅栏,但最多也就是快速地看一眼山下的景致。尽管事实上并不存在危险,但我们还是感到身临险境。这一经历告诉我们,知识并不能战胜情绪。在情绪已经产生之后,我们也许能够意识到情绪是不必要的,然而情绪仍然在持续。此外,情绪还用另外一种方式在和知识的战斗中占得上风。情绪会让我们忘记所有的知识,一旦被某种不合时宜的情绪牢牢控制住,我们就会情绪化地判断周围发生的事情,而忽略了自己所有的常识。

情绪的功能揭示,情绪既服务于我们基本生存适应的需要,又服务于社会群体生活的需要。人们每时每刻发生的情绪过程,都是自然环境和社会环境对人发生影响而产生的反应。情绪卷入人的整个心理过程和实际生活,成为人活动的驱动力和组织者。

第二节　戒毒人员常见情绪问题

一、何为健康情绪

情绪并无好坏之分,虽然我们人为地将情绪分为积极情绪和消极情绪,但这种分类是依据情绪所带给我们的感受及对人的行为的影响而划分的。但是由情绪引发的行为则有好坏之分、行为的后果有好坏之分,而行为的结果反过来还会影响情绪。因此我们在日常生活中要管理情绪,培养健康情绪。

健康的情绪,即良好的情绪状态。良好的情绪状态,指一个人情绪的发展、反应水平和自我控制能力与其年龄和社会对此的要求相适应,并为社会所接受。美国心理学家马斯洛在阐述关于"自我实现者"的情绪特点中,曾经提出了健康情绪的六个特征,即:①平和、稳定、愉悦和接纳自己;②有清醒的理智;③有适度的欲望;④对人类有深刻、诚挚的感情;⑤富于有哲理、善意的幽默感;⑥有丰富、深刻的自我情感体验。

马斯洛所认可的健康情绪可能对我们普通人来说要求比较高,而另一些心理学家们也对普通人的健康情绪做了阐述。他们认为情绪健康主要包括五点:①保持积极乐观的心态。其中包括保持好奇心,善于关注和发现生活、学习中积极的事物,并能够充分地享受愉快,主动创造能使自己感到快乐的生活和事业。快乐不是等待和被赐予,而是一种发现和创造。②接纳自己的情绪变化。喜怒哀乐人皆有之,不能也不必过分压抑。要能接受自己的情绪,使情绪获得适当的表现,不苛求自己,不过于追求完美,以平常心来面对自己情绪上的波动,尤其是当负面情绪出现时。③善于及时调整自己的不良心态。其中包括能够保持正确、客观的理性认知,善于采用多种方式及时宣泄自己的情绪,在遇到生活的挫折时能够积极地自我暗示,或使自己的情感升华。④宽容别人增加愉快体验。保持良好的人际沟通,并能够理解和宽容别人,尤其在对方有过失时,不去怨恨别人,更不拿别人的错误来惩罚自己。⑤掌握有效的情绪调节方法,其中包括保持幽默的方法、自我认知的方法、行为调节的方法、自我积极暗示的方法、转移升华的方法和自我宣泄的方法等。

从以往学者们对健康情绪的阐述中,我们可以看到,健康情绪并不是要求我们随时随地保持积极愉快的情绪,不允许焦虑、悲伤、愤怒等情绪出现在我们的生活与工作中,而是当这些情绪出现时,我们能够接纳并主动进行适应和调整。而且我们要时刻保持一个对各种情绪的客观公正的看法。快乐、欢笑、爱等积极情绪,让我们感受到意义和幸福,而追求幸福是我们一个基本的、与生活相伴随的目标。而恐惧、愤怒、焦虑等消极情绪,虽然让人内心惴惴不安,但对我们的生活也是有意义的。恐惧让我们对可能存在的危险情境保持警惕,避免再次卷入危险之中;愤怒,多数人认为是具有破坏性的,但适当的表达愤怒可以让我们更好地保护自己,也可以让他人了解你的限度和要求;适度的焦虑会让我们保持更清醒、理智的状态,做事情的效率也会更高。因此,每种情绪都是双刃剑,如果能将情绪保持在一个适度的范围内,或者不沉溺于某种情绪之中,那么我们基本就拥有一个相对健康的情绪。再者,我们对于健康情绪还要有一个认识,那就是健康情绪是一个动态的、变化的过程,这个动态过程表现在一天、一月中我们的情绪是起起伏伏的,但这种起伏是围绕着基本的、平和的心境来变化的,也就是说情绪时而积极时而消极,这取决于发生在周边的事件与我们的需要之间的关系。

二、戒毒人员常见情绪表现

通常情况下,情绪对人的影响是正面的,它激励我们为生命中的重要事情而努力,为我们带来各种各样的乐趣。然而有时,情绪也会制造麻烦,使我们被困扰,与他人关系恶化,甚至有时因为激烈的情绪而犯罪。对于吸毒人员来说,负性情绪不论是初次吸毒还是复吸中都是一个重要的诱发因素。这里主要介绍一些与吸毒有关的负性情绪。

1. 抑郁

抑郁是一种表现为持续很长时间的不愉快的情感状态,而并不存在一个明确的、足以衡量这样一种严重的情绪性反应的刺激事件。处于这种情绪中时,个体表现出明显的低活动性,即什么都不想干,言语、动作都变少,生活失去了原有的活力,曾经那些让你充满兴趣的事情也变得平淡无奇;再者就是回避,不愿意见人,不愿意参与任何活动,哪怕你平时是一个多么喜欢热闹的人,当处于这类情绪中时,你会更多地选择自己待着,回避其他人;还有就是情绪低落、沮丧,容易掉泪,沉默,女性可能表现为终日以泪洗面。从抑郁到抑郁症这中间还是有一段距离的。抑郁是入所初期戒毒人员的典型情绪表现,同时会伴有疼痛、失眠、精神萎靡等症状,但大多数可以通过心理干预、适应等方式缓解,一般极少演变为抑郁症。

2. 焦虑

焦虑是最常见的一种情绪状态,是无明确对象和具体内容的紧张、不安,或者过分担心自己的安全和其他不良后果的心境。焦虑是一种"有些不好的事要发生"的感觉,是由紧张、焦急、忧虑、担心和恐惧等感受交织而成的一种复杂的情绪反应。比如初次吸毒被送强制戒毒的人员,对场所内的戒治、生活、习艺等充满了不安、紧张、担心,这就是一种典型的焦虑。焦虑是人的一种本能情绪,每一个人都会存在着焦虑情绪,当我们处于心理压力状态,受到刺激时,都会出现焦虑情绪。但要区分清楚两个概念:焦虑和焦虑症。一般情况下我们感到焦虑时,就会积极去做能减轻焦虑的事情。这种焦虑是一种保护性反应,也称为生理性焦虑。比如戒毒人员入所后积极主动适应所内生活、参加康复训练等。而当焦虑的严重程度和客观事件或处境明显不符,或者持续时间过长时,就变成了病理性焦虑,称为焦虑症状,符合相关诊断标准的话,就会被诊断为焦虑症。就像古时候那个天天担心天会掉下来的杞人,戒毒人员普遍存在焦虑情绪,在入所初期及即将回归社会时这种情绪的强度较强。

3. 恐惧

恐惧是指人或动物面对现实的或想象中的危险、自己厌恶的事物等产生的处于惊慌与紧急的状态,伴随恐惧而来的是心率改变、血压升高、盗汗、颤抖等生理上的应激反应,有时甚至发生心脏骤停、休克等更强烈的生理反应。一个突然的、强烈的恐惧可能导致猝死。从心理学的角度来讲,恐惧是一种有机体企图摆脱、逃避某种情景而又无能为力的情绪体验。引起恐惧的对象很多,蜘蛛和蛇可能是引起恐惧反应最多的动物,有的人害怕空旷的地方,也有的人害怕比较封闭的场所。恐惧也是人和动物所共有的情绪之一,比如巨大的响声,它可以惊吓到所有听到它的人和动物。而对于吸毒人员来说,他们的恐惧相对来说具有一定的特殊性。其中包括:有过戒断反应的,会对戒断症状充满恐惧,所以会有反复的强迫性觅药行为;滥用合成毒品的个体,可能产生一种病态性的恐惧反应——被害妄想,总感觉有人要伤害他或者总感觉警察在追捕他,这就导致他们的行为出现很多问题。但当他们戒断毒品后,他们的恐惧情绪就会处于相对正常的范围之内。

4. 愤怒

愤怒是指当愿望不能实现或为达到目的的行动受到挫折时引起的一种紧张而不愉快的情绪,在一些引起愤怒的情况中会伴随着强烈的想要伤害他人的冲动。愤怒对于个体来说有利有弊。适当的表达愤怒可以使我们更好地保护自己,也可以让他人了解你的限度和要求。但是,强烈的愤怒对感觉愤怒的人也会造成伤害。经常感觉愤怒的人往往不喜欢别人,对自己的生活也感觉到很不满意,在人际关系方面他们很难维持长久的亲密关系,而在身体方面他们强烈而频繁的愤怒增加了心脑血管疾病的发病率。对于吸毒者而言,有一部分是因为想要平息、改变愤怒的情绪而开始滥用毒品,尤其是滥用传统毒品的人;还有一部分是因为毒品成瘾后人格改变,烦躁易怒,情绪起伏剧烈。

5. 敌对

敌对是指因存在利害冲突、遭受挫折引起强烈不满时而表现出来的一种仇视、对抗、不相容的消极情绪状态。众所周知吸毒是一种违法行为,大多数人对吸毒行为都是不认可的。由于家人、朋友对吸毒者的管束、劝说,导致吸毒者很容易产生敌对情绪,与他们产生矛盾冲突。一部分吸毒者认为吸毒是自己的事情,跟别人无关,所以在面临违法处罚时对公安机关、戒毒场所会存在强烈的敌对情绪甚至表现出明显的敌对行为。

6. 偏执

偏执是指极端固执、刚愎的人格缺陷。偏执的人通常有过强的自信,只信任自己,不信任别人,因而喜欢随便怀疑,喜欢争辩,显得异常固执任性、刚愎自用。严格意义来讲偏执并不能算是一种情绪,但对于吸毒者来讲,他们的很多负性情绪是源于偏执这一因素,并表现为多种负性情绪的混合体。

三、戒毒人员情绪问题的原因

情绪是对刺激的反应。当我们感到恐惧和愤怒时往往是有原因的,比如担心那些可能会伤害我们的事情,愤怒于那些伤害了我们的人和事。同样,感到开心快乐通常是因为我们的需要得到了满足,付出得到了回报。对于吸毒人员来说,虽然他们大多时候情绪问题的原因与其他人一样,但还有很多情况下是具有特殊性的,而这种特殊性是与"毒品"这个关键词密切相关的。对于吸毒者来说,很多时候他们情绪的起因与毒品及吸毒相关活动有关,而且往往倾向于用毒品来加强或消减这些情绪。就像很多吸毒人员常说的"高兴了想抽两口,不高兴了也想抽两口",高兴的时候用毒品增强这种感受,不高兴时想用毒品来消减这种不愉快的感受。

一般而言引起戒毒人员负性情绪的原因有戒毒场所环境的封闭、自由的受限,对于环境及集体生活的不能适应,生理脱毒期间戒断症状引发的情绪问题,强制隔离戒毒后工作、事业、家庭中出现的矛盾,与其他戒毒人员人际关系不和谐等。

(一)生理因素

在生理脱毒期间由于戒断毒品带来的如失眠、疼痛等躯体症状极易引发焦虑、烦躁易怒、恐惧等情绪。恐惧往往是由于戒断症状带来的痛苦所引发的,害怕自己会熬不过去,但随着合理、规范的用药,以及身体功能的逐步恢复,这种恐惧会慢慢消退。

(二)心理因素

在戒毒场所内与其他戒毒人员关系不睦也会引发各种不良情绪,如抑郁、敌对、愤怒等,有些甚至会发生肢体冲突。这种人际关系的不和谐有一部分是由于现实环境中发生的事情引起,还有一部分是与戒毒人员的人格特征密切相关的。如我们之前提到的戒毒人员偏执、猜疑,考虑事情的角度往往比较偏激、消极,因此有些时候一些在其他人看来的微不足道的小事,却会引发戒毒人员之间的矛盾或冲突。

很大一部分吸毒人员存在述情障碍。所谓述情障碍是指具有以下行为和认知特征:在识别自己和他人的情绪时存在困难;难以准确地使用言语来表达自己的内心感受及情绪;在表达自己的态度、感受、希望和动机等时存在困难，缺乏象征性的思维；思维具有功利性特点，总是过分关注外在事物不重要的细节；能够回忆的梦境较少且多陈旧而缺乏趣味；在对情绪状态和躯体感受的区分上存在困难；常出现姿态僵硬、缺乏面部表情的表现；共情能力和内省力有所受损。这些问题导致了他们既不能很好地理解、表达自己的情绪，也不能理解、体会他人的情绪，这就让他们的情绪问题更加复杂而不易缓解。尽管吸毒者存在着负性情绪以及为了消除负性情绪而不断出现的觅药行为，他们在情绪识别、情绪记忆、情绪调节及情绪易感性上相比正常人来说都存在异常。国外的一项研究表明，阿片类药物依赖者对六种基本表情（快乐、生气、惊讶、恐惧、悲伤和厌恶）的识别速度比正常人慢，并且他们对快乐、惊讶和恐惧表情的识别速度明显慢于戒断者，然而戒断者对惊讶和悲伤的识别速度又明显慢于正常人。述情障碍对个体的人际交往能力和社会适应能力会造成严重的影响，这也是他们人际关系不和谐的重要影响因素。此外，戒毒人员因人际关系而产生的愤怒，有一部分是由于其他吸毒人员对其举报、揭发导致被投送到戒毒场所，因此对于举报他们的毒友充满了愤怒，甚至有想要伺机报复的想法。对于因人际关系不协调而产生的负性情绪，通过心理干预、个别教育等手段，可以达到较好的缓解作用。

此外，另一项研究表明，大多数戒毒者在戒断反应基本消失的情况下，都存在不同程度的焦虑症状和对毒品心理渴求等方面的负性情绪记忆。而与正常人相比，海洛因戒断者对负性情绪的反应更为敏感。因此对于戒毒人员来说，引起负性情绪的事件多，而且他们对这类情绪的反应更为敏感，而情绪调节能力又不足，这就导致吸毒人员情绪问题多而复杂，帮助他们学会调节情绪是心理健康教育中重要的课题。

（三）社会环境因素

由于戒毒场所环境封闭、自由受限，对环境及集体生活不能适应，很容易引发戒毒人员的焦虑、抑郁情绪，终日思维迟缓、情绪低落，一部分人表现为以泪洗面。这种情况对于初次强戒的、女性戒毒人员表现得尤为明显，但随着对场所环境及日常生活的熟悉，这种紧张不适感会渐渐消退，相应的情绪反应也会不断减弱。但也有极个别戒毒人员由于种种原因，在整个隔离戒毒期间都不能很好地适应集体生活，导致日常生活中压力大，情绪紧张。

因被强制隔离而不能再从事之前的工作，经营自己的事业，或者导致离婚、家庭破裂，这会让戒毒人员产生焦虑、抑郁、悲伤、失望、自责、敌意、愤怒等一系列负性情绪。由于这些现实原因所导致的情绪消退比较困难，有些人会将其压抑，有些则会表现在生理方面，如慢性疼痛。有一部分戒毒人员认为滥用毒品只是个人的不良嗜好，不偷不抢，用自己挣的钱买毒、吸毒,对社会并不会造成危害,反而是强制隔离戒毒让自己丢了工作、没有了经济来源、失去了家人朋友的信任,甚至导致家庭破裂,认为不是自己吸毒导致了现实困境,而是强制戒毒导致的,所以对戒毒充满了不满。

四、情绪对戒治的影响

情绪会对日常生活的方方面面产生影响,包括我们的注意、记忆、归因甚至决策。戒毒人员刘某因不满被强戒,在戒治中暴躁易怒,与其他戒毒人员冲突矛盾频发,不配合教育戒治,戒治结束后敌对情绪并未化解。依赖毒品驱散消极情绪,不久后再次被强戒。因此对于戒毒人员来说,情绪对戒治的影响也是不言而喻的。

在戒断初期,吸食合成毒品戒毒人员普遍存在强迫、抑郁、焦虑、情感缺失、敌对、偏执等不良情绪。强迫症状倾向较严重与药物成瘾后的强迫性病理机制相关,普遍存在的抑郁情况可能与其对生活的兴趣减弱、活动愿望缺乏、行为消极、应对困境处理能力下降、过分关注自身躯体变化有关,合成毒品吸食者情绪多数不稳定以及情感缺失,伴随品行不良、偏执、固执等特征,精神世界空洞,贪图物质享乐和感官刺激。虽然很多成瘾者所依赖的药物种类不同,如酒精、大麻、可卡因、海洛因等,但他们存在的情绪障碍的共同点都是具有一系列负性情绪,并对这些负性情绪不能有效地调节和控制。因此,戒毒人员在情绪控制方面的问题是普遍存在的,提高他们情绪控制能力是目前戒毒矫治工作急需解决的现实问题。

戒毒人员产生负性情绪本质上是医疗和心理问题的双重结果,而他们对负性情绪的不良应对方式则往往导致一系列社会问题。有些吸毒人员干脆放纵自己重新吸食毒品,觉得这样做既可麻醉自己,又能报复社会和家庭中的某些人。当这些仍不能顺其心愿时,公开的对抗如与家人发生冲突、偷家中的财物、离家出走等,就成为较为常见的行为方式。更有极端者以自伤、自残手段向家庭和社会施压,发泄其负性情绪。仅极少部分的吸毒人员选择向专业人员求助。吸毒人员往往存在人际关系不良及情绪表达障碍等问题,因此他们多选择回避现实的人群和社会环境,期待环境的改变和时间能够改变一切。

戒毒人员由于存在负性情绪及负性情绪的表达障碍和情绪表达环境不良的问题,其挫折的耐受性往往较低。而可利用的社会资源少、人格缺陷、人际关系不佳、交际能力差、对负性情绪的应对方法少等,导致其多用极端方式解决情绪问题。然而,家庭和社会对其行为的影响呈现出两极性,一方面是家庭和社会无意识的推脱和不当的严管或迁就;另一方面是毒友、毒贩的积极拉拢,结果导致吸毒人员的行为很难向良性方向发展。因此,对吸毒人员负性情绪的处理,要有药物治疗、心理支持,更重要的是社会的帮助及教育要有针对性和实用性,其中提供稳定和有尊严的工作与生活环境至关重要。

此外研究者认为吸毒成瘾者对负性情绪的逃避是维持成瘾行为的优势动机,负性情绪对于刺激毒品寻求和导致复吸行为存在核心作用。尽管使用不同毒品表现出不同的戒断症状,但是所有毒品的戒断症状中基本都包含着如焦虑、易怒或恐惧等负性情绪体验。因此,负性情绪是构成药物戒断症状的核心成分,毒品成瘾者之所以持续性、依赖性地觅药用药,目的在于逃避或消除躯体症状及伴随的不愉快体验。戒断症状随着成瘾程度的增强而变得更加严重。在毒品使用的过程中,药物成分在人体内的吸收、反应和消退会引发各种生理反应,从而调节个体体内的药物水平。当成瘾者意识到体内药物水平降低时,机体发出信号导致产生戒断症状,同时伴随产生如悲伤、易怒或恐惧等一系列不愉快的情绪体验。因此,引发负性情绪的标志性信号就是个体体内药物水平的降低,使成瘾者对这一线索变得极其敏感,逐渐成为认知的优先加工对象,从而促使成瘾者出现觅药动机和行为。也就是说吸毒成瘾者对于负性情绪极其敏感,而且除了药物之外没有其他方式来调节这些负性情绪,所以导致了不断的觅药行为。

因此,情绪调节能力的提升无论是对吸毒人员在戒毒场所内的戒治效果,还是回归社会后保持操守都有着至关重要的作用。

第三节　压力与健康

毫无疑问,心理压力正在成为破坏我们身心健康的罪魁祸首。在强大的心理压力的影响下,我们会感到紧张不安、失去热情、容易疲劳、孤独抑郁。长期的精神紧张还会引发心脏、胃肠不适等多种疾病。精神不振、多病,会导致我们工作效率低下,人际关系不良,难以适应工作与生活。压力是从何而来? 怎样让我们的生活变得轻松一些?

一、压力与压力的来源

压力是现代社会人们最普遍的心理和情绪上的体验。所谓"人生不如意十之八九",谁的人生,都不可能总是一帆风顺,坎坷挫折时有发生,面对种种不如意,人们常常会焦虑不安,内心体验到巨大的压力。压力存在于社会生活的各个方面,人人都经历过。例如第一次上台演讲、第一次求职面试、亲人患病或死亡、工作变动或丧失等,承受压力是生活中不可避免的。

但是过度的压力总是与紧张、焦虑、挫折联系在一起，久而久之会破坏人的身心平衡，造成情绪困扰，损害身心健康。

（一）压力

当有人问你："你感觉压力大吗？"你会如何回答？你又是如何定义别人所说的"压力"一词？

压力也叫应激，这一概念最早于1936年由加拿大著名的生理心理学家汉斯·薛利提出。他认为压力是表现为某种特殊症状的一种状态，这种状态是由生理系统中因对刺激的反应所引发的非特定性变化组成的。在当代的关于压力的研究中，至少有三种不同的概念：①压力是指那些使人感到紧张的事件或环境刺激，如有一份"压力很大的工作"，即将可能带来紧张的事物本身当做压力。②压力是指一种身心反应。比如有人说"我要参加演讲比赛，我觉得压力好大"，这里他就用压力来指代他的紧张状态，压力是他对演讲事件的反应。这种反应包括两个成分：一个是心理成分，包括个人的行为、思维以及情绪等主观体验，也就是所谓的"觉得紧张"；另一个是生理成分，包括心跳加速、口干舌燥、胃部紧缩、手心出汗等身体反应，这些身心反应合起来称为压力状态。③压力是一个过程。这个过程包括引起压力的刺激、压力状态以及情境。所谓情境是指人与环境相互影响的关系。根据这种说法，压力不只是刺激或反应，而是一个过程，在这个过程中，个人是一个能通过行为、认知、情绪的策略来改变刺激物带来的冲击的主动行动者。面对同样的事件，每个人经历到的压力状态程度却可以有所不同，就是因为个人对事件的解释不同，应对方式也不同。

综上所述，我们可以将压力理解为一个或一些对个体有威胁的事件，并引起身体或行为上的反应。压力是人的一种主观感受，一般产生于一些比较难处理、有困难和对自己有威胁的情况和事件。压力不是这些情况和事件本身，而是人对该情况的理解和反应。压力的产生需要两个过程：第一，发现一个棘手的情况，这个情况可能会威胁你的目标；第二，发现你可能不具备解决这个威胁的能力或资源。

（二）压力的来源

压力是生活的一部分，压力的来源有很多，如丧偶、离婚、失业这样的重大生活事件，或者地震、洪水、火灾这样的灾难事件，以及慢性疾病、人际关系不良、夫妻吵架等日常困扰都会引发压力。而这些会引发压力的各种情况，我们统称为压力源。一般来说，压力源包括这些方面：

灾难事件。灾难事件是一种突然、特殊且严重的单一生活事件,该事件需要群体共同承担这一体验,由此产生大幅的适应性调整以应对该事件。这些事件包括台风、火灾、水灾、地震这样的自然灾害,也包括其他造成大量死亡并给生者带来极大压力、痛苦和恐惧的人为灾难,比如战争、恐怖袭击等,二者都会造成不同程度的压力和创伤。但有几个因素会影响到人们在灾难发生时的压力感,这些因素包括个体能感受到的来自他人的支持或歧视、个体距离灾难中心的距离、现在与灾难发生时的时间差,以及在人为灾难中灾难制造者的意图等。如2014年3月1日晚云南昆明火车站发生暴恐事件,对于居住、工作在附近的人来说,他们遭受到的悲痛感和压力感就会比其他知道这一事件的人要强烈的多。相比于自然灾害,人为灾难的这种人为性本身就会造成压力感,因此与自然灾难相比人为灾难更容易给人群造成创伤。

生活事件。重大生活事件如丧偶、离婚、失业等是压力的主要来源。同时,很多微小的生活事件如轻微车祸、换工作等也可能引发压力。生活事件与灾难事件在三个方面有所区别。首先,生活事件强调的是变化的重要性,当事件需要人们做出调整或改变以进行应对时人们就会感到压力。正性的生活事件需要人们对行为进行调整或改变,比如结婚、生子、就业等;负性的生活事件也同样需要改变,例如失业、亲人去世、遭受袭击等。其次,生活事件的影响范围很小且有时影响范围只有一个人。对个体而言,离婚所造成的生活改变远比另一个城市哪怕上千人伤亡的地震的影响要大。最后,生活事件的进程往往比灾难事件要缓慢。但相较而言,生活事件造成的压力感可能随着事件的平息而渐渐消除,而对于灾难事件,虽然进程迅速,但其影响持续时间却较长,暴力犯罪的受害者很可能"永远是个受害者,生活被彻底改变"。

表3-1　生活事件与压力感

序号	生活事件	压力感	序号	生活事件	压力感
1	丧偶	100	23	儿女长大离家	29
2	离婚	73	24	触犯刑法	29
3	夫妻分居	65	25	取得杰出成就	28
4	坐牢	63	26	妻子开始或停止工作	26
5	直系亲属死亡	63	27	开始或结束学校教育	26
6	受伤或生病	53	28	生活条件的改变	25
7	结婚	50	29	改变个人的习惯	24
8	失业	47	30	与上司闹矛盾	23
9	复婚	45	31	工作时间或条件改变	20
10	退休	45	32	迁居	20
11	家庭成员生病	44	33	转学	20
12	怀孕	40	34	娱乐方式的改变	19
13	性生活不协调	39	35	宗教活动的改变	19

续表

序号	生活事件	压力感	序号	生活事件	压力感
14	新家庭成员诞生	39	36	社会活动的改变	18
15	调整工作	39	37	少量抵押和贷款	17
16	经济地位变化	38	38	改变睡眠习惯	16
17	其他亲友去世	37	39	家庭成员居住条件改变	15
18	改变工作行业	36	40	饮食习惯改变	15
19	一般家庭纠纷	35	41	休假	13
20	借贷大笔款项	31	42	过重大节日	12
21	取消抵押或贷款	30	43	轻度违法	11
22	工作责任改变	29			

日常困扰。日常困扰就是那些每天发生在身边的各种烦心琐事,是日常生活的一部分。收入低下、担惊受怕、夫妻吵架、上班距离远、工作压力大、环境条件差等都可以归类为日常困扰。外部环境因素和内部心理社会因素都可能触发日常困扰,从而对个体产生作用并引发压力。造成压力的外部环境因素更多的与城市生活有关,噪声、污染、拥挤、人际关系疏远等都会给生活在其中的人们造成压力。因此相对于小城市来说,生活在大中城市的人们感受到更多的压力,他们感受到持续不断的生活困扰,生活满意度低。有研究表明,居住环境周围有公园或者绿地的城市居民感到的压力更小,健康状况更好。在外部环境成为我们压力源的一部分的同时,心理社会环境也会给个体造成诸多的困扰。工作场所、家庭这些社会环境都可能成为压力的来源。歧视在多种社会情境中都可能发生,比如犯罪、吸毒人员这些群体,在就业等多个方面受到歧视。对于受歧视的群体来说,不公正的待遇既会带来低人一等的受歧视感,也会导致压力性的羞辱感。研究表明,个体对压力的生理反应以及个体处理歧视和羞辱时异于常态的行为方式均可造成健康问题。同时高强度和缺乏控制感的工作情境会给员工造成压力,而缺乏保障的工作对男性影响更大,相对来说如何平衡工作与家庭对女性更具挑战。对许多人来说,工作与家庭的矛盾是不可忽视的压力来源。暂时中断工作进行休假可以缓解人们的压力,带来一定程度的轻松感,但这种轻松感持续的时间可能并不如人们所预估的那样长。

二、压力的形成过程及身心反应

当刺激事件使我们感受到有压力之时,我们的身体及心理都会对这种压力感做出反应。

(一)压力的形成过程

压力是我们对刺激事件所做出的反应,但对于同样的一件事有的人会感到压力,而有的

人却好像什么都没发生过,这是由于个体对于压力的认知和感受度不同。一般而言,刺激事件最终被感知为压力会经历这样一个过程:

1. 对压力的响应阶段

客观上已经发生的事件,并不是都可以成为压力事件,只有被察觉、与个体生活相关并引发身心响应的事件,才会构成压力。比如俄罗斯圣彼得堡地铁站发生的爆炸事件,对于当地的人来说会成为压力事件,但对于其他国家的人来说,对安全和日常生活并不会造成困扰和影响,这一事件并不会被察觉为压力。

2. 中介系统的增益或消解过程

事件发生后,个体将其作为压力事件作出响应后,这种压力作用并不直接表现为头疼、心慌、忧郁、意志消沉等症状,而是进入中介系统,经过其增益或消解,事件的相对强度和性质可以产生某些改变。中介系统包括三个子系统:认知系统、社会支持系统和生物调节系统。

(1)认知系统:认知系统的作用包括认知—评估、调节控制作用。当人们接触到压力时,首先在认识、理解基础上,评估其性质和对自己的利弊及程度,进而评估自己的实力,确定能否战胜压力,确定对待压力的方式,是逃避它,是消灭它,还是努力适应它,从而调节控制自己的行为。比如说,被公安机关投送到强制隔离戒毒场所对绝大多数吸毒者来说都是一个压力事件,面对两年的强制戒毒,一些吸毒者认为这是一个远离毒品、恢复身体机能的机会,因此他们在对这一事件作出这样的认知判断后,会选择努力适应戒毒场所的环境和日常生活,这样认知在这一事件中就起到了对压力的消解作用。正确认识和评估压力,认为自己可以应对,可使事件的强度相对降低,否则效果相反。

(2)社会支持系统:社会支持系统的作用有两种:一是具体支持当事人,在物质上给予帮助,增加对应压力的物质条件;二是给当事人精神支持,帮助其认识、理解事件和强度,与其一起策划应对方式,使当事人不感觉孤独无助,从而增强应对信心,稳定情绪。良好的社会支持系统可使压力事件的强度相对降低,相反则增强。越来越多的研究显示,亲密的、可信任的关系是压力的有效缓冲器。

(3)生物调节系统:主要包括内分泌和免疫系统,其功能良好可防止和降低应激后果的躯体化症状。生物调节系统作为压力的中介系统最主要的是免疫系统。研究显示,由于压力影响了免疫系统功能,其他系统如消化、心血管、泌尿、呼吸、神经等也受到不良的影响,最明显的表现就是其他系统变得容易遭受疾病侵害。

3. 临床相阶段

压力经由中介系统进入临床相阶段后,可表现为及时型和滞后型症状。前者是响应压力后,经中介系统处理迅速表现出临床症状;后者是压力在中介系统中处理时,由于认知系统对事件性质和意义评估比较模糊,于是作为潜在模糊观念积存起来,后来的类似事件出现时又被激活并赋予新的意义,使模糊观念明朗化,于是再次发生效用。一旦表现在临床相上,便形成滞后型临床相。5·12汶川地震灾后救援中的北川农业局干部董玉飞,地震中他年仅12岁的孩子不幸罹难,但他依然强打精神投入到抢险救灾当中。但在灾后第144天,他选择了自杀。在经历了8级强震、痛失爱子的打击之后,他浑身是伤在废墟中日夜抢险救人,可在震后四个多月的一个下午,一根细棉绳永远带走了他。这就是压力作用的滞后表现。

(二)压力的身心反应

当人们面临压力时会产生一系列身体上和心理上的反应。这些反应在一定程度上是机体主动适应环境变化的需要,它能唤起和发挥机体的潜能,增强抵御和抗病能力。但是如果反应过于强烈或持久,就可能导致生理、心理功能的紊乱。在压力下通常表现在生理、心理和行为方面的反应,主要有以下几种。

1. 压力下的生理反应

个体在压力状态下会出现一系列生理反应,主要表现在自主神经系统、内分泌系统和免疫系统等方面。例如,心率加快、血压增高、呼吸急促、激素分泌增加、消化道蠕动和分泌减少、出汗等。

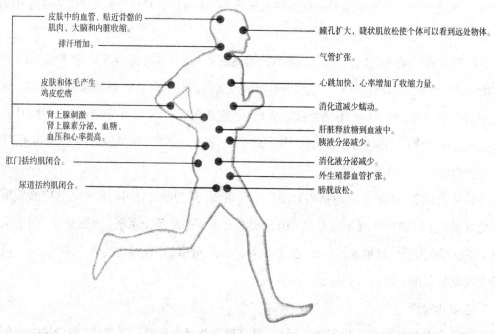

图3-3 应激中的躯体反应

加拿大心理学家薛利在20世纪50年代以白鼠为研究对象从事多项压力的实验研究,指出压力状态下身体反应分成三个阶段。第一阶段是警觉反应。这一阶段中,由刺激的突然出现而产生情绪的紧张和注意力提高,体温与血压下降,肾上腺分泌增加,进入应激状态。如果压力继续存在,身体就进入第二个阶段,即抗拒,企图对身体上任何受损的部分加以维护复原,因而产生大量调节身体的激素。第三阶段是衰竭阶段,压力存在太久,应付压力的精力耗尽,身体各功能突然缓慢下来,适应能力丧失。可见,压力下的生理反应可以调动机体的潜在能量,提高机体对外界刺激的感受和适应能力,从而使机体更有效地应付变化。但过久的压力会使人适应能力下降,使机体产生消耗感和疲惫感,而频繁的疲惫感和消耗感会引发抑郁甚至死亡。

压力带来的每种生理反应都始于个体对压力的感知。个体感知到压力以后,神经系统发挥功效调节躯体资源对强烈的情绪、压力或紧急状况做出应对,也就是我们常说的"战或逃"反应,即机体活动水平提高,做出应战、防御或者逃跑的准备。在对压力的这一反应过程中男女间存在着一些差异,女性对压力的行为反应较之"战或逃"更接近于"照料和结盟",也就是说女性在压力情境下更可能保护和照顾她们的孩子(照料),并向其社会关系寻求支持(结盟)。造成这一性别差异的可能原因包括男女两性生理水平及行为方式的不同及激素水平的差异。

2. 压力下的心理反应

压力引起的心理反应有警觉、注意力集中、思维敏捷、精神振奋,这是适应的心理反应,有助于个体应付环境。例如,学生考试、运动员参赛,在适度压力下竞争容易出成绩。但是,过度的压力会带来负面反应,出现消极的情绪,如忧虑、焦躁、愤怒、沮丧、悲观失望、抑郁等,会使人思维狭窄、自我评价降低、自信心减弱、注意力分散、记忆力下降,表现出消极被动。研究表明,过度的压力会影响智能,压力越大,认知效能越差。个体在压力状态下的心理反应存在很大差异,这取决于个体对压力的知觉和解释以及处理压力的能力。

当个体面临压力时会有各种行为变化,这些变化取决于压力的程度以及个体所处环境。压力下的行为反应可分为直接反应与间接反应。直接反应指直接面对引起紧张的刺激时,为了消除刺激源而做出的反应,如路遇歹徒或与其搏斗或逃跑。间接反应指借助某些物质暂时减轻与压力体验有关的苦恼,例如借酒消愁。

一般而言,轻度的压力会促发或增强一些正向的行为反应,如寻求他人支持,学习处理压力的技巧。但压力过大过久,会引发不良适应的行为反应,如说话结巴、刻板动作、过度进食、攻击行为、失眠等。研究发现:当猩猩被隔离监禁一段时间后,会出现重复的摇晃、吸吮手指或原地绕圈等刻板行为；把一只动物关在无法逃离的笼子中并给予电击，会引起动物不断吃东西的行为；当两只动物被电击时，电击开始或结束后不久，它们会打起架来。

三、压力的影响因素及分类

（一）影响压力的因素

压力是由刺激引起的。不良的刺激会引起压力，愉悦的刺激也会带来压力。生活中压力是自然的、不可避免的，但每个人感受到的压力是不同的，即使是同样的刺激，不同的人压力感也不同。为了生存、成长和发展，我们必须学会有效地处理压力，以减轻过度压力给我们身心所带来的伤害。

不同的人压力感存在较大差异的主要因素可以归结为以下几个方面：

1. 经验

当面对同一事件或情境时，经验影响人们对压力的感受。对两组跳伞者的压力状况进行调查发现，有过100次跳伞经验的人不但恐惧感小，而且会自觉地控制情绪；而无经验的人在整个跳伞过程中恐惧感强，并且越接近起跳越害怕。可见，增加经验能增强抵抗压力的能力。

2. 准备状态

对即将面临的压力事件是否有心理准备也会影响压力的感受。心理学家曾对两组接受手术的患者进行实验。一组在术前向他讲明手术的过程及后果，使患者对手术有了准备，对手术带来的痛苦视为正常现象并坦然接受；另一组不做特别介绍，患者对手术一无所知，对术后的痛苦过分担忧，对手术是否成功持怀疑态度。结果手术后有准备组比无准备组止痛药用得少，而且平均提前三天出院。因此，准备状态也是影响压力的重要因素。

3. 认知

认知评估在增加压力感和缓解压力中有着重要作用。同样的压力情境使有些人苦不堪言，而另一些人则平静地对待，这与认知因素有关。当一个人面对压力时，在没有任何实际的压力反应之前会先辨认压力和评价压力。如果把压力的威胁性估计过大，对自己应对压力的能力估计过低，那么压力反应也必然大。例如，深夜回家的路上，在你的身后响起一串脚步声，如果认为是将要抢劫的坏人来了，就会惊慌恐惧；如果认为是邻居与你同路，就会轻松愉快。正如一位哲学家所说："人类不是被问题本身所困扰，而是被他们对问题的看法所困扰。"

对压力的认知评估可以分为两个阶段。初级评估是评定压力来源的严重性,二级评估是评量处理压力的可能性。如果压力严重,又无可利用的应付压力的资源,必然产生一种持续性的紧张状态。

4. 性格

不同性格特征的人对压力的感受不同。目前有一种性格的分类方式将性格分为A、B、C三类。A型性格特征的人竞争意识强,工作努力奋斗,争强好胜,缺乏耐心,成就动机高,说话办事讲求效率,时间紧迫感强,成天忙忙碌碌的;B型性格的特征是个性随和,生活悠闲,对工作要求不高,对成败得失看得淡薄;C型性格指情绪受压抑的抑郁性格,表现为害怕竞争,逆来顺受,有气往肚子里咽,爱生闷气。C就是取Cancer(癌症)的第一个字母,预示具有这种性格特征的人易患癌症。在面对压力时,性格中的不利因素就会显现出来,A型性格者相比于其他两种性格者就表现出更明显的压力易感性。研究发现,A型性格者患心脏病的人数是B型性格者的2~3倍。

5. 环境

一个人的压力来源与他所处的小环境有直接关系,小环境主要指工作单位或学校及家庭。工作任务繁重、角色不明、支持不足、沟通不良等都会使人产生压力感,家庭的压力常常来自于夫妻关系、子女教育、经济问题、家务劳动分配、邻里关系等。如果工作称心如意,家庭和睦美满,来自环境的压力必然小,则心情舒畅,身心健康。

视窗

A型性格

弗雷德曼和罗森门两位学者在对心脏病患者的研究中发现了一种称之为A型性格的行为方式。这是一种有冲劲、精力旺盛、竞争性强的性格,求胜心切,总想在最短时间内处理无数难以确定的事物。而这种长期处于压力下的紧张状态付出的代价是导致心脏病。美国心脏医学会在1981年将A型性格列为是罹患心脏病的危险因素之一。下表是用以诊断A型性格的一份问卷,它包含25个问题,读者按各题所问事项在是或否处填答。如果有半数以上题目答"是",希望你改变习惯,放慢一些生活的节奏。

1. 你说话时会刻意加重关键字的语气吗?

2. 你吃饭和走路时都很急促吗?

3. 你认为孩子自幼就该养成与人竞争的习惯吗?

4. 当别人慢条斯理做事时你会感到不耐烦吗?

5. 当别人向你解说事情时你会催他赶快说完吗?

6. 在路上挤车或餐馆排队时你会感到愤怒吗?

7. 聆听别人谈话时你会一直想你自己的问题吗?

8. 你会一边吃饭一边记笔记或一边开车一边刮胡子吗?

9. 你会在休假之前先赶完预定的一切工作吗?

10. 与别人闲谈时你总是提到自己关心的事吗?

11. 让你停下工作休息一会时你会觉得浪费了时间吗?

12. 你是否觉得全心投入工作而无暇欣赏周围的美景?

13. 你是否觉得宁可务实而不愿从事创新或改革的事?

14. 你是否尝试在时间限制内做出更多的事?

15. 与别人有约时你是否绝对遵守时间?

16. 表达意见时你是否握紧拳头以加强语气?

17. 你是否有信心再提升你的工作绩效?

18. 你是否觉得有些事等着你立刻去完成?

19. 你是否觉得对自己的工作效率一直不满意?

20. 你是否觉得与人竞争时非赢不可?

21. 你是否经常打断别人的话?

22. 看见别人迟到时你是否会生气?

23. 用餐时你是否一吃完就立刻离席?

24. 你是否经常有匆匆忙忙的感觉?

25. 你是否对自己近来的表现不满意?

(二)压力的分类

压力充斥于生活的每时每刻,所谓"人无远虑必有近忧",但是我们可以感觉到有些刺激事件让我们感觉到压力山大,而有些事件虽然也会让人紧张不安却很容易就可以处理。因此按照压力的强度不同,可将压力分为三类:

1. 单一性生活压力

在日常生活中,不可避免地会遭遇到各类生活事件,这些事件是人们在生存和发展过程中无法回避的。如考试、完成困难的任务、亲人亡故、迁居、旅游等。如果我们在生活的某一时期内, 经历着某一种事件并努力去适应它, 而且其强度不足以使我们崩溃, 那么我们称这时候体验到的压力为单一性生活压力。

2. 叠加性压力

（1）同时性叠加压力: 在同一时间里, 有若干构成压力的事件发生, 这时, 当事者体验到的压力称为同时性叠加压力。如我们常说的墙倒众人推。

（2）继时性叠加压力: 两个以上能构成压力的事件相继发生, 后继的压力恰恰发生在第一个压力的第二阶段或第三阶段, 这时, 当事者体验到的压力称为继时性叠加压力。如我们常说的屋漏偏逢连夜雨。

3. 破坏性压力

破坏性压力又称极端压力, 包括战争、大地震、空难、遭受攻击等。

四、压力与心身疾病

纵观我们生活的每时每刻, 压力都存在。如果压力在一个可控的范围内, 它会成为一种促进我们成长与发展的动力; 如果压力超出了可控范围, 则可能影响与健康相关的行为, 从而增加疾病或死亡的风险。当人们处于压力之下时, 更容易感觉到痛苦, 他们通常会想方设法地让自己感觉良好、摆脱痛苦, 而可能会选择一些有害健康的行为, 比如暴饮暴食。而与此同时, 压力也是人们常常用来掩饰不健康行为的借口, 比如抽烟、喝酒、赌博、吸毒。压力作为一种心理因素, 能够直接影响身体健康, 从而引发一系列的心身疾病。

何为心身疾病? 心身疾病是指心理社会因素在疾病发病、发展过程中起重要作用的躯体器质性疾病, 例如原发性高血压、溃疡病、哮喘、糖尿病、风湿性关节炎等。

接下来, 我们一起来看看与压力有关的生理过程都有哪些, 它们在我们感受、缓解压力的过程中发挥了怎样的作用, 同时它们又是如何导致躯体疾病发生发展的。

(一)免疫系统

每时每刻, 你都被细菌、病毒、真菌这些微生物所包围。这些微生物中有一些是无害的, 有一些则会危及健康。而我们的免疫系统就负责保护机体免受这些有害微生物的侵害。此外, 免疫系统还扮演着"管家"的角色, 负责清理掉衰竭的或者受损的细胞, 并对细胞的突变进行监控。一旦免疫系统发现这些"侵略者"或者"叛徒", 它就会被激活并消灭它们。因此, 一个正常运转的免疫系统对于保持健康来说相当重要。

免疫系统通过淋巴系统遍布全身。我们体内的淋巴、淋巴结、淋巴细胞、胸腺及其分泌的胸腺素、扁桃体、脾脏等组织器官共同组成了免疫系统，并保卫着我们的整个身体。当免疫系统出现紊乱时，个体就会出现各种不适症状。常见的一种免疫缺陷就是获得性免疫缺陷综合征，即我们常说的艾滋病。这一疾病由人体免疫缺陷病毒造成，感染这一病毒的人会逐渐患上艾滋病，变得容易受到多种细菌、病毒和恶性疾病侵害。

（二）与压力相关的疾病

（1）创伤后应激障碍（PTSD）：创伤后应激障碍是指个体经历、目睹或遭遇到一个或多个涉及自身或他人的实际死亡，或受到死亡的威胁，或严重的受伤，或躯体完整性受到威胁后所导致的个体延迟出现和持续存在的精神障碍。持续的心理压力会导致一些创伤后应激障碍。脑海中时常"闪回"那些可怕的场景、声音或者味道，反复想到逝去的亲人，心里觉得很空虚，无法想别的事；失眠，做噩梦，易惊醒；没有安全感，对任何一点风吹草动都"神经过敏"等。例如地震过后，遭受灾难的人们都调动起身体的每一部分，使自己处于紧急状态，对付这突如其来的灾难并且时刻提防灾难的再次降临。有些人的反应会更加强烈一些，出现头疼、四肢无力、没胃口、腹泻等症状。大多数人几天、几个月甚至几年后这些症状就自动消失了，也有些人几个月后才突然出现这些症状。

（2）头痛：这是一种很常见的问题，99%以上的人都会在一生中或多或少地经历头疼。对大多数人来说，头痛无非是一种不太舒服的情况；而对有些人来说，他们所遇到的问题却是一种严重的、长期的疼痛。尽管几乎每个人都经历过头痛，而且头痛的程度、频率不同，但其成因却至今都不明晰。最常见的一种被称为紧张性头痛，通常与头部和颈部的肌肉紧张有关，其主要原因与压力有关。研究表明，与头痛有关的压力更多来自于日常的烦心事，而不是重大生活事件。

（3）传染性疾病：那些常年处于压力之下的人比一般人更容易患上像感冒这样的传染性疾病。与压力有关的传染病还包括艾滋病、疱疹、肝炎、肺炎等。研究表明，压力不仅会影响艾滋病感染的进程，还会影响病人在之后抗病毒药物治疗过程中的免疫反应。同样，单纯疱疹病毒通过接触受感染个体的皮肤传播，会导致口腔、嘴唇以及生殖器部位的水疱。这一病毒在正常个体体内存在，一般情况下并不引起病变，但当个体感知到压力和痛苦之后，很容易出现疱疹爆发。大量的病因学研究表明，压力对于传染疾病的易感性、严重性以及病程而言都是一个重要的影响因素。

（4）心血管疾病：心血管疾病受到很多行为风险因素影响，其中一些跟压力有关，如冠心病。压力在心脏疾病的发展过程中扮演了一个相对间接的角色，但通过压力反应过程中激素的释放，或者压力导致的免疫系统反应等方式参与了疾病的发生发展。

（5）高血压：心脏像一个水泵一样将我们全身的血液通过规律的舒张和收缩泵到全身再回流到心脏。当心血管系统处于健康状况时，动脉具有足够的弹性，血压会处于一个正常的范围之内。血压会因为多种原因升高。高血压的一个明显的诱发因子就是压力，像噪音这类压力源能够使血压升高，而当这类压力源被消除后，血压就会回到正常水平。

（6）溃疡：现代医学已经证实，幽门螺旋杆菌是导致胃溃疡的罪魁祸首，然而在溃疡的产生和复发过程中，心理因素也扮演了重要的角色。幽门螺旋杆菌感染可能会使个体更容易发生溃疡，而压力或其他心理社会因素则加剧了这一过程。比如说，吸烟、酗酒、咖啡因摄入以及一些抗炎药的服用都与溃疡的形成有关。压力可能在以上这些行为中都或多或少地起了一些作用，从而在受感染的个体身上表现出了压力与溃疡的间接联系。此外，长期受到压力影响的激素和免疫功能可能在这一关系中表现得更为直接。因此，溃疡的形成是行为因素、幽门螺杆菌、压力这些因素共同作用的结果。

此外，压力与心理疾病密切相关。压力会让人陷入糟糕的情绪之中。对有些人来说这种对于压力的情绪反应是暂时的，而对于另一些人来说，压力则会带来持续性的情绪问题，成为心理疾病。压力会使人更容易患上抑郁，另一方面压力也会加剧抑郁症状的发展。

第四节　情绪调节与压力应对

一、情绪调节理论

情绪会时时刻刻伴随我们、影响我们，这些影响包括我们的表情、言语、行为，我们对自身、他人的看法，我们如何理解他人等方面。如果我们能处理好与情绪的关系，那么会减少很多困扰；而如果不能处理好与情绪的关系，那么在生活中会感到处处受困，烦恼不断。因此处理好与情绪的关系，是我们人生中的重要一课。

说到情绪调节理论就不得不提合理情绪疗法。合理情绪疗法是美国著名心理学家埃利斯于20世纪50年代首创的一种心理治疗理论和方法。这种方法是通过纯理性分析和逻辑思辨的途径，改变求助者的非理性理念，以帮助他解决情绪和行为上的问题。这种理论强调情绪的来源是个体的想法和观念，个体可以通过改变这些因素来改变情绪。这一理论认为，使人们难过和痛苦的，不是事件本身，而是对事件的不正确解释和评价。事情本身无所谓好坏，但当人们赋予它自己的偏好、欲望和评价时，便有可能产生各种无谓的烦恼和困扰。如果某个人有正确的观念，他就可能愉快地生活，否则，错误的思想及与现实不符的看法就容易使人产生情绪困扰。因此，只有通过理性分析和逻辑思辨，改变造成求助者情绪困扰的不合理观念，并建立起合理的、正确的理性观念，才能帮助求助者克服自身的情绪问题，维护心理健康，促进人格的全面发展。

情绪ABC理论是合理情绪疗法的核心理论，它是埃利斯关于非理性思维导致情绪障碍和神经症的主要理论，其主要观点是强调情绪或不良行为并非由外部诱发事件本身所引起，而是由于个体对这些事件的评价和解释造成的。在ABC理论中，A代表诱发事件，B代表个体对这一事件的看法、解释及评价即信念，C代表继这一事件后，个体的情绪反应和行为结果。

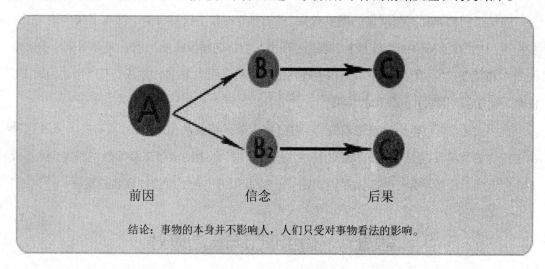

图3-4　情绪ABC理论

如图中，A指事情的前因，C指事情的后果，有前因必有后果，但是有同样的前因A，产生了不一样的后果C_1和C_2。这是因为从前因到结果之间，一定会通过一座桥梁B，这座桥梁就是信念和我们对情境的评价与解释。又因为，同一情境之下（A），不同的人的理念以及评价与解释不同（B_1和B_2），所以会得到不同结果（C_1和C_2）。因此，事情发生的一切根源在于我们的信念、评价与解释。情绪ABC理论的创始人埃利斯认为：正是由于我们常有的一些不合理的信念才使我们产生情绪困扰。如果这些不合理的信念长期存在，还会引起情绪障碍。同样是被强制隔离戒毒这样的事情，有的人就认为天塌了，每天垂头丧气、闷闷不乐，对在戒毒场所的矫治活动不积极参与；而有的人却乐乐呵呵、主动积极。为什么？就是诱发事件A与情绪、行为结果C之间还有个对诱发事件A的看法、解释的B在起作用。一个人可能认为我的命不好，为什么别人吸了那么多次都没被抓，我吸了一两次就被抓了呢；另一个人可能说：这是一个改变自己吸毒恶习的机会,抱着一个积极主动的心态,认真学习、习艺。于是不同的信念(B)带来的结果(C)大相径庭。

情绪ABC理论认为人的情绪问题是由人的非理性信念造成的,人的思想往往是造成人情绪问题的根源。非理性信念通常有这样几个特征:

1. 绝对化要求

绝对化要求是指人们以自己的意愿为出发点,对某一事物怀有认为其必定会发生或不会发生的信念,它通常与"必须"、"应该"这类字眼连在一起。比如"我必须获得成功","别人必须很好地对待我","生活应该是很容易的"等。怀有这样信念的人极易陷入情绪困扰中,因为客观事物的发生、发展都有其规律,是不以人的意志为转移的。就某个具体的人来说,他不可能在每一件事情上都获得成功;而对于某个个体来说,他周围的人和事物的表现和发展也不可能以他的意志为转移。因此,当某些事物的发生与其对事物的绝对化要求相悖时,他们就会受不了,感到难以接受、难以适应并陷入情绪困扰。合理情绪疗法就是要帮助他们改变这种极端的思维方式,认识其绝对化要求的不合理、不现实之处,帮助他们学会以合理的方法去看待自己和周围的人与事物,以减少他们陷入情绪障碍的可能性。

2. 过分概括化

这是一种以偏概全、以一概十的不合理思维方式的表现。埃利斯曾说过,过分概括化是不合逻辑的,就好像以一本书的封面来判定其内容的好坏一样。过分概括化的一个方面是人们对其自身的不合理的评价。比如当面对失败时,往往会认为自己"一无是处"、"一钱不值"、"是废物"等。以自己做的某一件事或某几件事的结果来评价自己整个人、评价自己作为人的价值,其结果常常会导致自责自罪、自卑自弃的心理及焦虑和抑郁情绪的产生。过分概括化的另一个方面是对他人的不合理评价,即别人稍有差错就认为他很坏、一无是处等,这会导致一味地责备他人,以致产生敌意和愤怒等情绪。按照埃利斯的观点来看,以一件事的成败来评价整个人,这无异于一种理智上的法西斯主义。他认为一个人的价值就在于他具有人性,因此他主张不要去评价整体的人,而应代之以评价人的行为和表现。这也正是合理情绪治疗所强调的要点之一。因为在这个世界上,没有一个人可以达到完美无缺的境地,所以每个人都应接受自己和他人是有可能犯错误的。

3. 糟糕至极

这是一种认为如果一件不好的事发生了,将是非常可怕、非常糟糕的,甚至是一场灾难的想法。这将导致个体陷入极端不良的情绪体验如耻辱、自责自罪、焦虑、悲观、抑郁的恶性循环之中,而难以自拔。当一个人讲什么事情都糟透了、糟极了的时候,对他来说往往意味着碰到的是最最坏的事情，是一种灭顶之灾。埃利斯指出这是一种不合理的信念，因为对任何一件事情来说，都有可能发生比之更好的情形，没有任何一件事情可以定义为百分之百糟透了的。当一个人沿着这条思路想下去，认为遇到了百分之百的糟糕的事或比百分之百还糟的事情时，他就是把自己引向了极端的、负性情绪状态之中。糟糕至极常常是与人们对自己、对他人及对周围环境的绝对化要求相联系而出现的，即在人们的绝对化要求中认为的"必须"和"应该"的事情并非像他们所想的那样发生时，他们就会感到无法接受这种现实，因而就会走向极端，认为事情已经糟到了极点。合理情绪疗法认为非常不好的事情确实有可能发生，尽管有很多原因使我们希望不要发生这种事情，但没有任何理由说这些事情绝对不该发生。我们必须努力去接受现实，尽可能地去改变这种状况；在不可能时，则要学会在这种状况下生活下去。

在人们不合理的信念中，往往都可以找到上述三种特征。每个人都会或多或少地具有不合理的思维与信念，而那些严重情绪障碍的人，这种不合理思维的倾向尤为明显。情绪障碍一旦形成，往往是难以自拔的，此时就需要进行治疗。

二、压力的应对与管理

如果生活中的压力是不可避免的，而且如果那些慢性压力会扰乱你的生活，甚至可能要了你的命，那你就必须要学习一些对付压力的办法。应对又称应付，是个体对生活事件以及因生活事件而出现的自身不平稳状态时所采取的认知和行为措施。由于应对可以被直接理解成是个体解决生活事件和减轻事件对自身影响的各种策略，故又称为应对策略。

所谓压力应对，是指当压力对我们可能造成伤害时，用一些方法与技巧去应对，以减低压力带来的消极影响。为了有效地处理压力，我们有必要了解面对压力发生的过程、应对压力的策略和具体方法。

在应对压力的过程中，可以通过这样一些方式来缓解压力，并且有效应对压力，解决问题。一般而言，应对压力的策略有两类：一是改变个体与压力来源的关系，二是改变自己。改变压力来源就是直接处理造成压力及情绪困扰的源头；而改变自己则是减轻不适感，这种方式不能直接解决问题，而是通过调节自己，消解不良反应，以更加积极乐观的态度去应对压力。

（一）改变个人与压力来源的关系

改变个人与压力来源的关系就要求我们通过直接的行为反应或想方设法来解决问题。《水浒传》中武松打虎的故事就是一个改变压力来源的典型事件。武松醉卧景阳冈，突然出现了一只吊睛白额大老虎。这个事件对谁来说都是一个压力事件,甚至是一个灾难性的压力事件。遇到这种情况我们可以采取这样几种方式来解决这样的事件。其一是攻击,就像武松所做的那样,用尽浑身气力终于把老虎打死,从而从根源上消除了这个压力。其二是逃避,使自己置身于威胁之外,就像路过景阳冈的许多路人一样,在白天三五结伴过岗,天色晚了也就不去冒这个险。其三就是寻找其他途径,如商讨、交涉、妥协,就像景阳冈的县令和猎户们,这只吃人的大老虎每天在山上活动吃了附近不少乡民,严重影响了县令的政绩,严重威胁了猎户们的安全和收益,所以带给他们的压力也很大,但他们又没有办法打死老虎,也不可能举家搬迁到其他地方,所以他们就组织在一起在山上巡逻并且捕捉老虎。

(二)改变自己

学会从压力中营救自己。生活中压力是不可避免的,而且往往同时会发生几件事,让我们觉得压力重重,这时候就需要我们调整自己,学会将自己从各种压力之中解救出来。通常有这样几种方式可以改变自己,从而适应压力。

1. 一次只担心一件事情

尽管时常有好几件事让人担心、焦虑感到压力,处理事情时却也要一件一件地处理,因此在考虑事情时分出轻重缓急,一次处理一件事情。并且不论每一天要处理多少事情,都要练习在一天中保持注意力几分钟,可以盯着一片树叶看几分钟,或者读一段小故事,将自己的头脑从当前的思维活动中解放出来。

2. 创造良好的人际氛围

一方面,良好的人际关系是身心健康的需要,一个人如果身处在相互关心爱护,关系密切融洽的人际关系中,相对来说会感到心情舒畅,有益于身心健康。良好的人际关系能使人保持心境轻松平稳,态度乐观。另一方面,良好的人际关系可以给我们提供支持,在需要物质帮助时提供物质资源,在需要精神支援时给予精神上的支撑,还能给我们提供归属感。这些都能使我们在压力中感到一些慰藉与放松。

3. 培养良好的心理素质

良好的心理素质对于个体处理任何问题都是至关重要的,虽然压力的发生进程以及带给我们的身心反应很相似,但是不同个体应对压力的方式却千差万别,这其中一个重要原因就是个体的心理素质的差异。其中良好的心理素质就包括自我控制能力、恰当的应对方式、良好的心态和坚忍的意志。

4. 学会换角度看问题

有两个秀才一起进京去赶考,路上他们遇到了一支出殡的队伍。看到那口黑糊糊的棺材,其中一个秀才心里立即"咯噔"一下,凉了半截。心想:完了,真触霉头,赶考的日子居然碰到这个倒霉的棺材。于是,心情一落千丈,走进考场,那个"黑糊糊的棺材"一直挥之不去,结果,文思枯竭,果然名落孙山。另一个秀才也同时看到了,一开始心里也"咯噔"一下,但转念一想:棺材,噢!那不就是有"官"又有"财"吗?好,好兆头,看来今天我要鸿运当头了,一定高中,于是心里十分兴奋,情绪高涨,走进考场,文思如泉涌,果然一举高中。虽然这是一个寓言故事,但也在一定程度上阐明了学会换个角度看问题的重要性。同一个事件,思路改变了之后,有可能就不能成为压力,反而会给增添动力。

(三)压力应对方法列举

无论是直接面对压力来源还是调节自我,都有许多方法可以采用。这些方法有的效果是暂时的,有的效果是长远的;有的方法有助于成长,也有的方法会造成其他不良影响。

1. 不良的应对方法

(1)依赖药物。服用一些镇静剂可以起到暂时减轻压力的作用,但不能解决产生压力的根源。更有甚者使用麻醉药品如海洛因、冰毒、大麻等精神依赖性药物,失去个人尊严,引发其他疾病及家庭、社会问题。

(2)酗酒抽烟。酒精是神经系统的刺激物,同时也是一种镇静剂。烟草是一种兴奋剂,也有一定镇静作用。抽烟喝闷酒虽然能够暂时起到抑制中枢神经系统的功能,缓解紧张状态,但经常使用容易导致酒精中毒,香烟带来的副作用更是危害无穷。

(3)赌博。赌博也像药物、烟酒等物质一样,在起初可能起到缓解压力,至少是转移注意力的作用,但长期就极有可能产生依赖性而成瘾。此外赌博极易在原有压力的情况中叠加经济压力,最终使情况恶化。

(4)购物。购物行为本身可能产生短暂的快感或陶醉感,尤其对于女性来说,当她们处于抑郁、焦虑、疲惫等心理状态时会疯狂购物。长此以往会购买大量无用的商品,还有可能身负巨债。

其他不良的应对方法还有沉溺于幻想、攻击自己或他人等。

2. 正确的应对方法

认识压力的作用及其可能导致的后果,对可能出现的过度压力有心理准备,并主动学习处理压力的方法,就可以有效地控制压力。常用的方法如下:

(1)了解自己的能力,制定切实可行的目标。

（2）劳逸结合, 积极休息, 培养业余兴趣爱好。

（3）加强体育锻炼, 生活有规律, 睡眠充足。

（4）建立和扩展良好社会支持系统, 拥有朋友。

（5）积极面对人生, 自信豁达, 知足常乐, 笑口常开。

（6）改变不合理观念, 通过有意地改变自己的内部语言来改变不适应状况。

三、缓解压力、调节情绪的技巧

当我们身处压力之中时, 我们的许多消极的、负面的情绪就会表现出来, 比如烦躁易怒、忧郁消沉、缺乏热情等, 因此缓解压力后, 情绪问题也会得到一定程度的解决。心理学家在研究压力的同时, 也将很大的精力用于帮助人们了解如何更好地管理压力。我们通常可以借助放松训练、生物反馈、认知行为疗法以及练习太极、正念冥想等方式, 来释放压力, 调节情绪, 提高健康水平。

（一）放松训练

放松训练可能是所有心理干预中最为简单且最为实用的方法。放松这一概念本身也可能是应对压力的心理疗法的关键环节。在各种放松方法中, 渐进性肌肉放松简单而实用。人们当前的紧张感大部分源自肌肉紧张的生理性状态, 因此消除这一生理紧张状态, 心理的紧张感也会随之缓解。

放松训练需要一间不受干扰的安静的房间, 你可以斜躺在房间内一张舒服的椅子上。你可以脱掉鞋, 调暗灯光并闭上眼睛来获得更多的舒适感和放松感。接着, 深深吸气, 缓慢呼气。重复这样的深度呼吸过程直到你感觉到身体越来越放松。下一步, 选择一组肌肉群（如左手的肌肉）, 缓慢的收缩这部分肌肉。先慢慢地左手握拳, 手指向内侧用力攥紧, 维持这一状态10秒钟左右, 缓慢将手张开, 将你的注意力集中在你左手放松的过程中, 想象压力随着这一过程逐渐释放。左手进行放松后, 重复这一步骤对右手进行放松, 同时保持左手的放松状态。在双手都得到这放松后, 将这一紧张—放松步骤用到身体的其他肌肉群上, 如手臂、肩膀、颈部、头、面部、双脚、小腿、大腿、背部等。在感觉身体所有部位都放松结束后, 再次进行深呼吸, 直到你感觉到彻底的放松, 感觉你的压力随着肌肉的放松全部释放了。在进行放松训练的过程中将精力集中于身体内部的喜悦感, 摒除杂念。你可能需要多次训练才能够学会如何在短时间内将身体调整到深度放松状态。

（二）认知行为疗法

认知行为疗法是一种可以解决多种行为问题的技术，在压力应对中也是一种有效的方法。认知行为疗法是一种旨在影响信念、态度、想法和技能的技术，通过对信念、态度等的影响从而引发积极行为改变的治疗方法。此疗法假定想法和感觉构成了行为的基础，因此这一疗法的目的之一就是改变认知。同时，关注刺激—反应之间的联结，改善可以观测到的行为。认知行为疗法中很常用的一个技术叫做压力接种技术。这一技术由唐纳德·梅肯鲍姆于1975提出。他认为如果人接受少量的心理威胁，并获得了对付这种威胁的技巧，那么他将具有对压力的抵抗力。压力接种技术是让求助者学会躯体和认知两方面应对压力的技能，目的是让求助者遇到压力源时做好准备，以便做出更有效的反应以增强对压力的抵抗力。

（三）情绪表露

情绪表露是一种治疗技术，人们通过口述或笔述那些触发某一强烈情绪的事件来表露这一情绪。研究表明，情绪表露能够使心理健康和生理健康都得到改善，进行情绪表露的个体健康状况更好，更少求医问药，患哮喘、类风湿关节炎以及癌症的症状也较轻；后续研究也表明，这一技术适用于多种情境和个体。

情绪表露的一般流程如下：在15~20分钟内说出或写下创伤性的生活事件，每周进行3~4次。这与我们常常所说的倾诉、写日记、在社交媒体上发布个人动态相似。多年来，宗教信仰中对自身过错的忏悔就是一种情绪表露的自我疗伤方式。但是需要我们注意的是，情绪表露并不同于情绪表达。情绪表达指的是个体经历某种情绪时外向性的表达乃至宣泄，如哭、笑、大叫、扔东西等；相反，情绪表露指的是将情绪通过语言的方式表述出来，因此也是一种对自我的反省。在情绪表露的过程中，关键因素在语言，情绪必须通过语言表达出来。

（四）健身气功

健身气功是以自身形体活动、呼吸吐纳、心理调节相结合为主要运动形式的体育运动项目，习练的过程中可以促使身心得到放松，从而达到缓解压力的效用。

目前常见的健身气功有：易筋经、五禽戏、六字诀、八段锦、十二段锦、大舞、导引养生功十二法、马王堆导引术、太极养生杖。练习健身气功时，动作需要"完整一气"，由眼神到上肢、躯干、下肢，上下照顾毫不散乱，前后连贯，绵绵不断，同时由于动作的某些部分比较复杂，需要有良好的支配和平衡能力，因此需要大脑在紧张的活动下完成，这也间接地对中枢神经系统起到了训练的作用,从而提高了中枢神经系统紧张度,活跃其他系统与器官的机能活动,加强了大脑方面的调节作用。习练健身气功对于增强人的心理素质,改善人的生理功能,提高人的生存质量,提高道德修养等,具有独特的作用。

(五)正念冥想

正念冥想法起源于古老的佛教仪式,如今已发展为一种缓解压力的手段。在正念冥想中,冥想者往往保持一种放松的、上身直立的坐姿,将注意力集中在出现的每一个想法和感觉上,并试着以一种非评判的方式提高对知觉感受与思想过程的自我意识。如果在冥想过程中出现了令人不适的想法或感觉,冥想者要试着不去忽略它们,而是有意识地等待这些想法逝去,同时将注意力集中在呼吸过程上。通过客观、不带修饰或偏见的方式去留意自己的情绪,可以帮助冥想者更好地认识世界,更好地认识自己。

(六)其他小技巧

1. 哭泣

找人倾诉或大哭一场。哭能缓解压力。研究者把一些成年人按正常血压和高血压编成两组,分别询问他们是否哭泣过,结果87%血压正常的人都说他们有过哭泣,而那些高血压患者却大多数回答说从不流泪。由此看来,让人类情感抒发出来要比深深埋在心里有益得多。

2. 转移

环境对情绪有重要的调节和制约作用。情绪压抑的时候,到大自然中去走一走,可以调节身心状态,让情绪和压力都能得到缓解。或者去看看电影、听听音乐,让身心从原本的不快当中解脱出来。通过转移之后,用调整后的状态来重新面对一切。

3. 静思

通过静思可以明白为什么事情会让我们情绪不快,找到前因后果后,也许事情会是另外一种模样,也会让我们具备更好的处理事情的能力。

4. 自制

明白发怒只有后果而无结果。克制发怒的方法中有一个很实用的法则叫"六秒钟法则"。六秒钟法则是指当人遇到生气或者愤怒的事情时,需要等候6秒钟再做决定,从而达到避免情绪影响判断及决策的效果。一般情况下,等候6秒时需要完成以下步骤:①心里跟自己约定:先不要发火;②暂时把自己的视线先从对方脸上移开;③心思专注在回想6种"矿泉水"的品牌上;④等到成功回想6种"矿泉水"的品牌后再开口说话;⑤如果"矿泉水"已经变得太熟悉,可更改为6种"花的名字"、6种"运动鞋品牌"或是6种"狗的品种"等。

5. 阅读

在书的世界遨游时,一切忧愁悲伤便付诸脑后,烟消云散。读书可以使一个人在潜移默化中逐渐变得心胸开阔,气量豁达,不惧压力。

6. 放空

把所有事情都放下,什么都不做,什么都不想,让自己的身心彻底地闲下来。

第四章　适应与人际关系

第一节　适应与适应能力

一、适应概述

适应一词来源于拉丁文，原意是调整、改变。它作为一个生物学命题指生物特有的普遍存在的现象，它包含两方面涵义：①生物的结构大都适合于一定的功能。②生物的结构与其功能适合于该生物在一定环境条件下的生存和繁殖。目前，心理学界对适应的解释不尽相同，《心理学大辞典》中对适应的定义是这样的："适应是来源于生物学的一个名词，用来表示能增加有机体生存机会的那些身体上和行为上的改变。"心理学范畴里使用适应概念时通常有三个角度：一是生物学意义上的适应，即生理适应，如感官对声、光、味等刺激物的适应；二是心理适应，通常是指遭受挫折后借助心理防御机制来使人减轻压力、恢复平衡的自我调节过程；三是社会适应，包括为了生存而使自己的行为符合社会要求的适应和努力改变环境以使自己能够获得更好发展的适应。

心理学家沃尔曼认为，适应是一种与环境融洽和谐的关系，包括满足一个人的绝大多数的需要，并且拥有符合要求所必需的行为变化，以便一个人能与环境建立起一种融洽和谐的关系。"与环境建立融洽和谐的关系"是适应的核心。

进化心理学认为所有的有机体包括人都是适应的产物，适应是演化形成的解决问题的方法，是通过自然选择形成的。人类的存在与发展受到自然选择的进化力量的影响，人类复杂的生理、心理机制都是进化选择的结果，进化过程最重要最基本的产物就是适应。适应通过自然选择而存在，并有助于解决进化过程中的生存和生殖问题。

从这些关于适应的观点和看法我们可以知道，适应现象是伴随着环境的变化而出现的，由于人们生活的环境（包括自然环境、心理环境和社会环境）经常处在不断的变化之中，因此，每个人在学习和生活中都会产生不断适应新环境的需要。从这个意义上说，适应是人的一种基本需要，是人一生中随时都要面临的任务，也是人应当具备的一种基本素质。而且适应实质上是指通过不断的改变来符合环境的要求，这种适应可以是主动的，也可以是被动的，最终达成一种平衡，而且这种平衡并非绝对，是平衡—不平衡—平衡……的相对过程。

（一）生理适应

所谓的生理适应是指有机体根据外界环境变化而不断地调整体内各部分的功能及其相互关系，以维持正常的生命活动。人体所具有的这种根据外界环境的情况对自身内部机能进行调节的功能称为适应性。对人体来说，条件反射和疲劳现象就是这种适应的一些表现形式。在生理适应的过程中涉及两个环境：人体的内部细胞、组织和器官所处的环境称为人体的内环境，并以此区别人体本身所处的外环境。外环境的条件通常并不一定都适合于人体生命运动，为了保证体内生命活动的正常进行，必须使人体内环境保持一定的稳定性。例如外环境的温度可由零下几十摄氏度变化到零上几十摄氏度，而人体内的温度始终在37℃左右。同样，内环境的压力、酸碱度等其他理化参数也保持相对稳定，不随外环境变化。这种人体的内环境相对稳定不随外环境变化的机制称为生理稳态，人体的生理稳态是通过一系列生理调节过程来实现的，例如外环境温度过高时，人体则通过排汗散发体内的余热以维持体温的稳定。

同时，生理适应还表现为生理节律性，又称生理节律，是生命过程的时间特性。人的生理节律可分为昼夜节律、周节律、月节律等。人体的生理活动具有明显的昼夜节律。昼夜节律关系到人的睡眠和觉醒等生命的基本运动。例如，人的活动主要发生在白昼的觉醒时间内，其睡眠主要发生在夜间，对于大部分人平均睡眠时间为8小时左右（而且大多数睡眠发生在晚上22时至次日6时）。再如，人的心率通常都是凌晨4点左右最低；而体温通常早6点最低。

除此之外，与我们日常生活密切相关的还有视觉适应和嗅觉适应。当人长时间在明亮环境中突然进入暗处时，最初看不见任何东西，经过一定时间后，视觉敏感度才逐渐增高，能逐渐看见暗处的物体，这种现象称为暗适应。相反，当人长时间在暗处而突然进入明亮处时，最初感到一片耀眼的光亮，不能看清物体，只有稍待片刻才能恢复视觉，这称为明适应。暗适应是人眼在暗处对光的敏感度逐渐提高的过程。一般是在进入暗处后的最初约7分钟内，人眼感知光线的阈值出现一次明显的下降，以后再次出现更为明显的下降；大约进入暗环境25~30分钟时，阈值下降到最低点，并稳定于这一状态。明适应的进程很快，通常在几秒钟内即可完成。嗅觉适应指气味持续作用于嗅觉感受器，使嗅觉感受性发生变化的现象。嗅觉的适应比较迅速，但有一定的选择性。对有些气味适应较快，如碘酒4分钟就可以完全适应，但大蒜则要40~45分钟才能完全适应。古语中所说的"久入芝兰之室而不闻其香，久入鲍鱼之肆而不闻其臭"就是典型的嗅觉适应。在芳香扑鼻的花园里待久了，就不会觉得花香了。这是因为当身处花香中时，香味进入鼻腔，刺激了鼻黏膜上的嗅觉神经，嗅觉神经将有关香味的信号传递给大脑皮质。大脑皮质中的嗅觉中枢经过仔细分析，传达给我们"香"的信息。当在花园待的时间长了，花香不断地刺激鼻嗅觉神经，有关香味的信号被不断输送给大脑皮质。同样的刺激重复地出现，时间久了，大脑嗅觉中枢神经转入抑制状态，就不会再传达"香"的信息。这样即使你还是站在花丛中，也不会觉得香了，这时的嗅觉就好像失灵了一样。

（二）心理适应

广义的心理适应通常是指当外部环境发生变化时，人们通过自我调节系统做出能动反应，使自己的心理活动和行为方式更加符合环境变化和自身发展的要求，使主体与环境达到新的平衡的过程。而这里我们介绍的心理适应是一个狭义的概念，通常是指遭遇挫折后借助心理防御机制来使人减轻压力、恢复平衡的自我调节过程。强调的是遭遇心理不适之后，调节情绪、人际关系、认知等心理层面的功能来恢复心境平和、缓解压力的过程。在这里我们主要介绍认知、人际关系、情绪的适应。

关于认知适应，心理学家费斯汀格提出了一个理论——认知失调论。所谓的认知失调是指一个人的态度和行为等认知成分相互矛盾，从一个认知推断出另一个对立的认知时而产生的不舒适感、不愉快的情绪。认知失调理论认为：一般情况下，个体的态度与行为是相协调的，因此不需要改变态度与行为。假如两者出现了不一致，如做了与态度相违背的事，或没做想做的事，这时就产生了认知失调。认知失调会产生一种心理紧张，个体会力图解除这种紧张，以重新恢复平衡。当个体面对新情境，必须表示自身的态度时，个体在心理上将出现新认知（新的理解）与旧认知（旧的信念）相互冲突的状况，为了消除此种因为不一致而带来的紧张不适感，个体在心理上倾向于采用两种方式进行自我调适，其一为对于新认知予以否认；另一为寻求更多新认知的讯息，提升新认知的可信度，借以彻底取代旧认知，从而获得心理平衡。比如春节过后，很多人每天吃了很多东西，变胖了。然后有些人就想要减肥。这时亲朋好友们又招呼吃点美食的时候，你会想什么——"不能吃了，会长肉的"，从而推掉了美食。而还有一种情况，盛情难却推不了的，你又会想什么——"偶尔吃一点没什么"，"一顿长不了肉吧"，从而开开心心去吃东西了，这就是认知失调。

视窗

认知失调理论实验

让被试做1小时枯燥无味的绕线工作,在其离开工作室时,实验者请他告诉在外面等候参加实验的"被试"(其实是实验助手)绕线工作很有趣,吸引人;为此,说谎的被试得到一笔酬金。然后实验者再请他填写一张问卷,以了解他对绕线工作的真实态度。结果发现,得报酬多的被试对绕线工作仍持有低的态度评价;得报酬少的被试提高了对绕线工作的评价,变得喜欢这个工作了。

费斯廷格的解释是:当被试对别人说绕线工作很有趣时,心口不一致。他头脑中有了两个认知因素:"我本不喜欢绕线工作"和"我对别人说这活有趣",两者是相互失调的。为了消除心理上的失调感,他便要把自己的行为合理化。费斯廷格认为,得钱多的(20美元)被试会用这笔不小的酬金为自己的行为辩解,认为自己之所以对别人说绕线有趣是因为有明显的外部好处,这样说是值得的,心口不一致所带来的失调感就削弱了。可是对得钱少的(1美元)被试来说,用这种理由为自己的行为开脱就较困难。由于失调感所带来的心理压力,他会再审视两个相互矛盾的认知因素。其中第2个是对自己行为的认知,做出的事不易收回;第1个对自己内部态度的认识相对来说要较为容易改变。所以,被试便不自觉地提高了对绕线工作的态度评价。新的认知因素"我比较喜欢绕线工作"与"我对别人说绕线工作很有趣"就相互协调了。结果,得报酬少的人比得报酬多的人更喜欢绕线工作。这种情况被称为在不充分的合理化条件下因认知失调引起的态度改变。

人的心理适应,最主要的是对人际关系的适应,心理出现问题很大一部分原因是由于人际关系的失调带来的。人际关系是人们在生产、生活过程中所建立的一种社会关系,这种关系会对人们的心理产生影响,会在人的心理上形成某种距离感。比如换了新的工作以后,调整改变之前与同事相处的模式,并与新同事建立与维持新关系就是一种人际关系的适应;或者吸毒者强制隔离戒毒以后,在场所内与其他戒毒人员、警察建立的关系也是人际关系适应。人际关系的适应也可以理解为人际关系平衡。人际关系平衡是指交往双方的需要和这种需要的满足程度以及人际吸引的程度保持平衡,用公式表达如下:甲对乙的(需要+吸引)=乙对甲的(需要+吸引)。所谓人际需要,包括不同层次的需要:物质需要、感情需要、归属需要、交往需要、尊重需要、赏识需要、体谅和宽容的需要等。所谓人际吸引,包括审美的需要、学习的需要和模仿的需要,在人际交往中这类需要常常表现为一方对另一方的吸引。人际需要和人际吸引是同时存在、互相补充的。一般情况下,我们通过这样几种方式达到人际关系的适应与平衡。

(1)自觉平衡。自觉平衡就是指人际关系出现不平衡状态之后,关系双方能够依靠关系本身的基础,进行内部调节,使关系重新进入平衡状态。这种情况一般多发生在人际吸引对于人际需要的补充和调节。

(2)主动平衡。主动平衡指人际交往中,交往双方从明确的共同目标出发,各自调整自己的需要,以适应对方的平衡方式。这种平衡方式主要出现在社会群体和组织中,关系双方以共同目标进行自我约束来实现人际关系的平衡。

(3)消极平衡。交往双方在自身利益所迫的情况下,通过不情愿地牺牲个人利益和需要来实现人际关系的平衡。这种平衡的特点是有人际需要,无人际吸引,关系的情感基础薄弱,在利益驱动下被迫违心地实现人际关系的平衡。

情绪适应也可以理解为情绪调节。情绪调节是每个人管理和改变自己或他人情绪的过程,在这个过程中,通过一定的策略和机制,使情绪在生理活动、主观体验、表情行为等方面发生一定的变化。根据情绪调节的作用方式,可分为内、外部调节。内部调节可以通过个体自我暗示、深呼吸、体育运动等进行生理、心理、行为调节。外部调节可通过与朋友谈心进行人际调节,通过爬山、游泳等进行自然调节。

(三)社会适应

社会适应是指个体通过不断的改变和发展来适应社会的要求,为与环境取得和谐的关系而产生的心理和行为的变化。它是个体与各种环境因素连续而不断改变的相互作用过程。每个人一生不断面临新的情境,每一发展阶段都有特定的要求,比如人格发展、心理上的独立、职业选择、人际关系、婚姻、家庭、退休、死亡等,因此每一阶段都要不断地适应,社会适应是一个毕生的过程。对于戒毒人员来说,戒毒的不同阶段都面临着适应。每一次的强戒结束后都面临着重新适应社会,不断学习新的知识技能以应对日新月异的社会需要的变化。

适应是人的一生中随时都要面临的任务,也是人应当具备的一种基本素质。适应能力是个体生存与发展的必备能力,对不同个体来说,由于适应水平不同,最终会导致其发展水平上的差异。随着研究的深入,健康这一概念的内涵和外延不断延伸,国内学者开始倾向于把心理适应看做是个体生存和发展中必要的因素之一,是心理健康的一条重要标准。依据生态学观点,心理机能正常或良好指的就是个体心理与其环境能保持正常或良好的适应。这一认识实际上意味着心理健康作为一种功能状态，最终要表现为个体的适应状况，而只有适应正常或良好方能体现个体心理健康的正常功能或最佳功能。

二、社会适应能力

社会适应是个人为与环境取得和谐的关系而产生的心理和行为变化。它是个体与各种环境因素连续而不断改变的相互作用过程。它有三个基本组成部分：①个体，社会适应过程的主体。②情境，与个体相互作用，不仅对个体提出了自然的和社会的要求，而且也是个体实现自己需要的来源，人际关系是个体社会适应过程中情境的重要部分。③改变，是社会适应的中心环节。它不仅包括个体改变自己以适应环境，而且也包括个体改变环境使之适合自己的需要。

社会适应能力就是指个体为了与环境取得和谐而做出各种改变，并与环境达到和谐一致的能力。一般认为社会适应能力包括以下方面：个人生活自理能力、基本劳动能力、选择并从事某种职业的能力、社会交往能力、用道德规范约束自己的能力。

个体在遇到新情境时，一般有三种基本的适应方式：改变环境，使之适合自身的需要，达到问题的解决；接受情境，包括个体改变自己的态度、价值观，接受和遵从新情境的社会规范和准则，主动地做出与社会相符的行为；心理防御，采用心理防御机制掩盖由新情境的要求和个体需要的矛盾而产生的压力和焦虑。

《古兰经》中有这样一个故事可以诠释社会适应：一天穆罕默德告诉人们说大山会向我们走来。于是人们就远望着大山，看它怎么走过来，可是等了好长时间大山还是纹丝不动的在那里，人们就问穆罕默德，大山也没向我们走来啊。穆罕默德告诉人们：既然大山没向我们走来，那我们就向大山走去吧。于是人们来到了大山的山顶，征服了那座大山。这个故事中的人们就通过接受情境——大山不向我走来我就向大山走去——从而适应环境，并征服环境。

(一)改变环境状况

中国古代著名教育家、思想家孟子，年幼时和母亲住在墓地旁边。孟子就和邻居的小孩一起学着大人跪拜、哭嚎的样子，玩起办理丧事的游戏。孟子的母亲看到后，就皱起眉头说："这个地方不适合我的孩子居住！"孟子妈妈就带着孟子搬到集市。到了集市，孟子又和邻居的小孩，学起商人做生意的游戏。孟子妈妈知道后，又皱皱眉头："这个地方也不适合我的孩子居住！"于是，他们又搬家了。这一次，他们搬到了文庙附近。每月夏历初一的时候，官员到文庙行礼跪拜，互相礼貌相待，孟子见了之后都学习记住。孟子的妈妈很满意地点点头说：

"这才是我儿子应该住的地方呀！"于是就居住在了这个地方。孟子在这个地方学习知识和礼仪，最终成为了一个教育家、思想家。孟子的母亲为了孩子更好地成长，不断地改变环境，从而解决了问题。

（二）接受情境，改变自己

在还没有发明鞋子以前，人们都赤着脚走路，不得不忍受着脚被扎被磨的痛苦。某个国家，有位大臣为了取悦国王，把国王所有的房间都铺上了牛皮，国王踩在牛皮地毯上，感觉双脚舒服极了。为了让自己无论走到哪里都感到舒服，国王下令，把全国各地的路都铺上牛皮。众大臣听了国王的话都一筹莫展，知道这实在比登天还难。即便杀尽国内所有的牛，也凑不到足够的牛皮来铺路，而且由此花费的金钱、动用的人力更不知有多少。正在大臣们绞尽脑汁想如何劝说国王改变主意时，一个聪明的大臣建议说：大王可以试着用牛皮将脚包起来，再拴上一条绳子捆紧，大王的脚就不需要忍受痛苦了。国王听了很惊讶，便收回命令，采纳了建议，于是，鞋子就这样发明了出来。把全国的所有道路都铺上牛皮，这办法虽然可以使国王的脚舒服，但毕竟是一个劳民伤财的笨办法。而将脚上裹上牛皮，改变自己的脚，比用牛皮把全国的道路都铺上要容易得多。按照第二种办法，只要一小块牛皮，就达到了将整个国家都用牛皮铺垫起来一样的效果。

现实生活中，我们常常感到周围环境不尽如人意：自然条件的恶劣、人与人关系的不睦、工作压力太大、报酬太低……面对这种种烦恼，不少人整天抱怨生活待自己太薄，牢骚满腹，怨天尤人。其实，静下心来想一想，就会明白，即使是皇帝，也没有能力让周围的一切如他所愿。对周围的环境，我们可以想办法来改变它，将现实中不令人满意的成分降低到最低限度。但改变环境是很困难的，这时候，我们应该通过改变自己来适应环境。

对戒毒人员来说，社会大众对有过吸毒经历的人普遍存在偏见，这是一种社会大环境，想要改变这种看法很难。但是我们不能因为社会环境对我们有偏见我们就自我放弃，破罐子破摔，而是应该积极地改变自己、完善自己，适应社会环境，在这种环境中谋得立足之处、立身之本。

（三）心理防御机制

心理防御机制是指个体面临挫折或冲突的紧张情境时，在其内部心理活动中具有的自觉或不自觉地解脱烦恼，减轻内心不安，以恢复心理平衡与稳定的一种适应性倾向。心理防御机制是维持心理平衡、防止精神崩溃的重要措施，可分为积极的和消极的两大类。积极的心理防御机制通常是有意识的、自觉的、主动的，强调个人自觉的理解和有意识的参与，通过主动调整自身价值体系，改变自己对困境和挫折的认识及情绪反应，借以减少烦恼、焦虑、紧张和痛苦，保持心理平衡；消极的心理防御机制则通常是无意识的、不自觉的、被动的，能歪曲、否认和掩盖事实，由于可以在某种程度上暂时维持心理平衡而不致使人精神崩溃，因而也具有一定的积极作用。但是对心理防御机制过度运用或运用失当则有可能导致社会适应不良甚至心理异常。常见的心理防御机制有以下几种：

1. 投射

投射是指把自己所不喜欢、不能接受的性格、态度、观念、欲望等转移到他人身上，认为他人也有此恶念私欲甚至比自己更为严重，以此来保持心理安宁；或者把自己遭受的困境、挫折和错误归咎于他人和客观原因，以维护自尊，减轻自身的焦虑和不安。

2. 否认

否认是指否定已经发生的但又难以接受的事实以逃避心理打击，减轻痛苦。如对亲人突然亡故、事业上出乎意料地遭到失败等事实不愿承认，认为这种事情并没有发生，不肯相信，以缓冲精神刺激，使心理上更有准备地在日后慢慢接受已发生的痛苦事实。

3. 退行

退行是指遇到困难和挫折时，用早期幼稚的与年龄不相称的方式去应对这种困难和挫折处境，以获得别人的同情和照顾，从而减轻心理负荷和痛苦。如晋级受阻就号啕大哭，甚至吵闹耍赖或满地打滚等。

4. 合理化

合理化是指在遇到挫折和失败，或者自己的行为不被社会所接受时，寻找某种理由加以解释，为自己开脱，以减少内疚和痛苦。如行为怪僻别人敬而远之，就对人说别人不懂自己，自己不为别人理解；无能力从事某种工作，则对人说自己不喜欢该工作等。

5. 转移

转移是指通过转移对象，来间接满足在原有对象身上无法或不便直接满足的欲念，以使心理获得平衡。如在外面受气就把气发泄在妻儿身上，被自己相爱的有妇之夫抛弃就强烈憎恨有妇之夫的妻子等。

6. 压抑

压抑是指把不被人所接受的或令人痛苦的欲念和经历加以抑制与压制，减轻心理压力。如忘却失恋的痛苦，忘掉当众被羞辱的愤怒等。

7. 升华

升华是指把不能实现的欲念或痛苦的体验导向积极的、能够实现的行为表现,以使自己的内心得到满足。如用写诗作赋、谱曲绘画来抒发不能倾泻之情感,化悲痛为力量等。

8. 隔离

隔离是指故意回避曾使自己感到痛苦和不安的人或物,以避免触景生情,重新引起痛苦和不安。如回避分手的旧情人,调离曾经犯过严重错误的工作单位等。

9. 幽默

幽默是指以诙谐、含蓄、给人以启迪的言语和动作来化解尴尬,摆脱困境,以缓解由此而引起的紧张、焦虑、难堪和不安。如歌德路遇一地痞,地痞不让路还说"我不给傻子让路",歌德却退让在路边说:"我正好相反。"(言外之意就是"我给傻子让路")

10. 抵消

抵消是指用象征性的言语或动作来消除不愉快事情引起的不安、自卑、焦虑和痛苦,以使心理获得平衡。如新年打碎碗,就说"岁岁(碎碎)平安",被人谩骂就说"儿子骂老子",被石子绊了一下就使劲把石子踢得很远,求神拜佛以求得保佑和解脱厄运等。

11. 补偿

补偿是指选择其他能获得成功的活动来弥补因目标受挫而产生的沮丧感和痛苦感,在体验成功的满足中获得心理平衡。如身体残缺就在学问上下工夫,其貌不扬就努力培养良好的气质风度等。

12. 认同

认同是指在幻想中把自己比拟为成功的人物,或在现实中到处宣扬自己与成功人物的直接、间接关系,以获得象征性成功的满足感,减轻内心的焦虑和痛苦。如想当演员而不得志就模仿演员的装饰打扮、言行举止,自己难以成才就逢人便讲自己是某成功人物的同学、朋友或某名牌大学的毕业生等。

社会适应能力从某种意义上来说就是指社交能力、处事能力、人际关系能力。通过身心各个方面不断的改变、调整,最终适应社会的发展要求,充分发挥个人的能力,有效地扮演与其身份相适应的角色,并与社会规则、道德规范相一致。而这一能力也像其他能力一样,需要在社会生活中不断地学习、培养。

三、主动适应与被动适应

物竞天择,适者生存! 我们存在于这个世界,就要去不断地适应外界的变化,而这种适应既包括了个体改变自己、顺应环境,也包括自主选择、与环境抗争。良好的自我适应表现为个体自我觉察的敏锐性、自我评价的恰当性和情感体验的积极性,即个体对自己内部的心理状态和心理活动有清楚的觉察,对自己的各个方面有恰当的评价,以及对自己有积极的情感体验,能肯定自己,坦然面对自己的缺点,对自己的发展有信心。在适应环境的过程中,个体对自己与环境关系的判断具有关键的意义,它决定自我调节的决策取向,并直接影响适应行为。

主动适应是指与环境抗争,改造环境,使环境对个人、社会发展更为有益。纵观人类的进化发展史,就是一部人类主动适应的历史。最初人类为了躲避野兽的袭击,住在山洞、树上;后来学会使用石刀、火等工具,并开始开山修路,驯养野生动物,通过不断地改造环境才有了今天的我们。主动适应改造环境的事例不胜枚举,古有愚公移山,今有"北大荒"到"北大仓"的质变。当然对抗环境、改造环境所要付出的努力是巨大的,所面对的困难也是非常多的。

被动适应是指当我们的能力、条件不足以改变环境时,要主动改变自己去适应环境。

经验告诉我们,适应环境和改造环境往往是同时发生、相互促进的,我们在改变着环境,环境也在改变着我们。社会心理学中的"破窗效应"就很好地诠释了我们与环境之间这种相互影响相互促进的关系。破窗效应是讲一个房子如果窗户破了,没有人去修补,隔不久,其他的窗户也会莫名其妙地被人打破;一面墙,如果出现一些涂鸦没有被清洗掉,很快的,墙上就布满了乱七八糟、不堪入目的东西;一个很干净的地方,人们不好意思丢垃圾,但是一旦地上有垃圾出现之后,人就会毫不犹豫地抛垃圾,丝毫不觉羞愧。

因此,在提高适应能力的过程中,我们既要积极地改变自己,不断学习,跟上社会发展的脚步,同时当环境中出现不适宜的事物时也要积极做出改变,最终达到适应环境与改造环境的良性互动。

四、适应障碍

人从生到死,总会在不同的时期遭遇到一些环境变化和精神刺激。由于各年龄阶段的身心特点不同,所处的环境不同,对变化和刺激的应付能力不同,这就导致有些人无法很好地适应环境的变化,从而出现适应障碍。根据中国精神障碍分类与诊断标准(CCMD-3)的描述,适应障碍是指由某一明显的生活变化或应激性生活事件引起的,以情绪障碍为主,伴有适应不良行为(如退缩、不注意卫生、生活无规律等)或生理功能障碍(如睡眠不好、食欲不振等),以致明显影响社会功能的一种反应。易感者通常在生活事件发生后一个月以内起病,障碍程度多较轻,持续时间一般不超过6个月,随着应激性生活事件的消除或个体适应能力的改善而恢复正常。

由于各个年龄阶段的差异,个体所要面对的社会环境与任务也不同,因此导致适应障碍的原因与表现也不同。对于成年人来说,家庭婚姻问题、孩子教育问题、工作能力的高低与成就感的受挫,地位、环境的变化等常是引发适应障碍的原因。适应障碍表现出的情绪障碍,主要表现为焦虑和抑郁情绪,也包括不良行为如抽烟、酗酒等,心身疾病也非常普遍。此外,个体的性格特点、应付方式、生理状态、家庭、社会支持系统的强弱,也是影响适应障碍重要原因。一般来说性格内向、冷漠、胆小怕事、意志薄弱、戒心过重和难以沟通者,应付心理应激的能力低下,往往成为适应障碍的易感者。

适应障碍的表现是多种多样的,一般成人以情绪障碍多见,而青少年则以品行障碍多见。在儿童可表现退化现象,如尿床、幼稚言语或吸拇指等形式。症状出现通常在应激事件或生活改变后一月之内。病人一般有个性缺陷,心理障碍持续时间在半年以内。临床上常有以下几种表现形式:

(1)以情绪障碍为突出表现的适应性障碍:多见于抑郁者,表现为情绪低落、沮丧、失望、对一切失去兴趣,也有以紧张不安、心烦意乱、心悸、呼吸不畅等为主的症状表现。

(2)以品行障碍为突出表现的适应障碍:多见于青少年,表现为侵犯他人的权利或违反社会道德规范的行为,如逃学、斗殴、破坏公物、说谎、滥用药物、酗酒、吸毒、离家出走、过早开始性行为等。

(3)以躯体不适为突出表现的适应障碍:表现为疼痛(头、腰背或其他部位),胃肠道症状(恶心、呕吐、便秘、腹泻)或其他不适为突出表现,而检查又未发现躯体有特定的疾病,症状持续不超过半年。

(4)以工作、学习能力下降为突出表现的适应障碍:表现为原来工作学习能力良好,但出现工作能力下降,学习困难。

(5)以社会退缩为主的适应障碍:表现为以社会性退缩为主,如不愿参加社交活动,不愿上学或上班,常闭门在家,但不伴抑郁或焦虑。

适应障碍由于其原因明确,可通过及时的关心、真诚的关怀和心理上的支持,使个体能客观地正视当前的困境,并运用一定的方法协助他们积极地去面对和适应,这一障碍是较容易被突破的。

第二节 戒毒人员适应问题与调节

戒毒人员一个最为突出的问题就是居高不下的复吸率,而复吸的一个重要原因是回归社会后因适应不良而衍生出一系列的情绪、行为问题，因此帮助、引导戒毒人员适应环境变化的要求，提升自身的社会适应能力，有助于他们更好地适应社会，保持操守。

由于戒毒人员所内生理脱毒期为7~15天，且此阶段被不同程度的戒断反应所困扰，此阶段的戒毒人员核心任务是完成生理脱毒，因此对于这一阶段的适应及调节不做过多论述。

一、教育适应期的适应问题及调节

对于刚进入戒毒所进行戒毒康复的人员来说，因为家庭背景、性格类型以及生活经历和生活习惯的千差万别，当戒毒人员面对一个崭新的环境、若干的新要求、新标准和众多的其他戒毒人员时，其心理调适能力和行为矫正能力就显得尤其重要。能否通过自身调适、外力疏导以及实践活动等方式尽快适应并融入戒毒康复生活，对戒毒人员的生理康复及回归社会后保持操守都至关重要。

教育适应期是指戒毒人员进入戒毒场所初步完成生理脱毒向康复巩固过渡的阶段，大约持续1个月。戒毒人员进入戒毒场所后，生活起居、作息时间都有严格的规定，由之前的家庭生活、独居等情况转变为集体生活，这一系列的改变都需要戒毒人员积极适应，如若不然则容易引发适应问题。教育适应期戒毒人员面临的适应问题主要包括：身体机能适应、人际适应、情绪适应、环境适应、行为适应、角色适应等。

1. 身体机能适应

滥用传统毒品的戒毒人员在使用药物期间，由于药物的作用使躯体的一些症状，如慢性疼痛等表现得不明显。当停止使用药物后，机体的抗疼痛神经系统功能尚未恢复，疼痛症状表现明显，出现骨痛、四肢关节疼痛、胸痛、肌肉酸痛、头痛等症状。合成毒品容易引起人体的欣快和兴奋，其中包括欣快、警觉度上升、瞳孔放大、呼吸急促、心率增加、讲话滔滔不绝、沟通欲望增加、性欲提高及认知功能损害等。而停药后，这些兴奋的感觉都消失了，精神极易疲劳，昏昏沉沉，部分成瘾者可持续数周出现严重的抑郁。因此身体机能适应是戒毒的第一步，这时候戒毒人员的身体机能就需要在停止使用毒品后进行机能康复，恢复一部分正常的生理机能。戒毒场所通过药物治疗，如服用美沙酮进行替代，服用曲马朵、艾司唑仑等药物缓解一部分躯体症状；配合营养餐、安静的戒治环境等辅助戒毒人员的身体机能的适应与康复。

2. 人际适应

戒毒人员从社会生活进入到戒毒场所这样一个特殊的环境，要与其他戒毒人员以及场所内的民警相处，并尽快适应这种新的人际关系。对于初次戒毒的戒毒人员，对场所内的环境及人际相处模式都很陌生，要融入一个异于日常的、完全同一性别的特殊群体，沟通方式、言语、非言语信息都需要一个适应的时间。而对于多次戒毒的戒毒人员，虽然对场所内环境与人际关系比较熟悉，但容易将过去人际交往中的矛盾再次带入戒毒生活。

戒毒人员最初的人际关系适应可通过开展以人际关系适应为主题的团体心理辅导形式进行，在活动中让戒毒人员可以更好地了解自己和他人的人际交往模式，彼此之间建立更好的关系或使关系更加融洽。

3. 情绪适应

大部分戒毒人员由于稽延症状常常伴随失眠、焦虑、抑郁、疼痛等不适症状，而这些症状导致他们的情绪起伏大，尤其是合成毒品成瘾者。在入所期戒毒人员的主要任务就是生理脱毒，由于身体原因，可参与的场所教育矫治活动少，可调节情绪的外部刺激较少，这时候就需要戒毒人员适应这种变化，并借助各种方式调节自身的情绪，安全度过生理脱毒期。此阶段的情绪问题多由被强制隔离戒毒而引起，通过心理咨询帮助戒毒人员找出其存在的不合理的认知，通过合理宣泄、放松等方法并结合团体心理辅导帮助戒毒人员掌握情绪调节的方法，适应戒毒矫治生活。

4. 环境与行为适应

这里所说的环境适应只包含生活环境改变后面临的适应问题。戒毒人员从社会生活环境进入到强制隔离戒毒场所，并且开始作息规律的集体生活，对于这种封闭的环境、自由活动的受限等都需要一定的时间去加以适应。随着生活环境的改变，行为习惯也需要改变，包括日常的饮食起居、站坐行走等。对于很大一部分戒毒人员来说在进入场所戒毒之前，生活习惯可能是昼伏夜出，没有固定的作息习惯，但进入场所后要适应固定而规律的进食与睡眠等。对于场所环境和行为的适应，戒毒人员要调整心态，积极配合戒毒场所民警的管理与教育，服从戒毒场所的规章制度。

5. 角色适应

戒毒人员进入戒毒场所后，在社会生活中的身份角色被戒毒者这个角色所取代。他们在曾经的社会中从事不同的职业，扮演着不同职业角色；在家庭中扮演着丈夫、父亲、儿子的角色，并肩负着一定的责任与职责。而一旦进入戒毒场所后，这些责任、角色意识被淡化，他们的角色成了"违法者"、"脑病患者"、"受害者"，同时又是被管理者，因此在教育适应期就要适应这样的角色转变，以便更快地适应戒治生活。

此外初次进入戒毒场所的戒毒人员所面临的适应问题较多也较为复杂。多数伴有恐惧感，抑郁寡言，精神涣散，极易对生活失去信心，甚至将戒毒经历视作灭顶之灾。由于环境突然发生了改变和个人行为受到了限制，难以接受较为严格的治疗管理，易引起焦虑不安。而多次进出戒毒场所的戒毒人员，对于场所环境适应及与场所内民警和其他戒毒人员的人际关系处理上并不存在陌生感与新奇感，相对来说适应得较为顺畅。

二、康复巩固期的适应问题及调节

康复巩固期是指入所后由教育适应期结束后至回归指导期前这一时期。在这个阶段戒毒人员对于场所的环境基本熟悉，对场所内日常起居、教育学习等活动安排基本了解，与其他戒毒人员及民警相互之间陌生感也基本消除。总体来讲，心理状态基本保持稳定，但常伴随有迷茫感、空虚感，感觉日子遥遥无期，对自己的人生不知所措，有些抱有混日子的想法。这个阶段是戒毒人员情绪、认知、行为等各个方面发生转变的重要时期，同时也是需要在情绪、人际关系、教育戒治生活等方面进行积极适应的时期。

1. 情绪适应

这个阶段的戒毒人员经过生理脱毒、教育适应期后情绪基本稳定，但一些生活应激事件不可避免地引发他们的情绪变化。有一部分戒毒人员在场所内戒毒期间可能会经历家人生病甚至去世、离婚等刺激事件，这些情况极易造成戒毒人员剧烈的情绪变化。这个时候就需要心理咨询人员及民警密切关注他们的情绪变化，并帮助戒毒人员运用注意转移、自我暗示、深呼吸、自我放松、记日记等方法缓解情绪不适，以适度的情绪来应对所发生的生活事件。

2. 人际关系适应

这一阶段戒毒人员与戒毒场所内其他戒毒人员相互之间彼此熟悉，并形成了相对比较密切的人际圈，他们此时的人际关系适应相比于教育适应要复杂一些。虽然戒毒人员表面上看起来身边接触的人都变成了与自己相同的吸毒者，但是自身又将这个群体分了类，相互之间存在或多或少的矛盾，这也使得一部分人对戒毒场所的人际关系适应困难。因此一方面戒毒人员要懂得换位思考，当你想要别人为你做些什么时，应该想想自己是否为别人这样做过，同时要学会看到他人身上的优点并学会理解、赞美他人，而非一直抱着偏见与他人相处；另一方面，心理咨询人员可通过团体心理辅导、团体沙盘引导戒毒人员表达自己的想法，相互之间沟通交流，从而化解矛盾，排除人际交往中的障碍，度过更有意义的戒治生活。

3. 教育戒治生活的适应

进入康复巩固期后，戒毒人员开始接触教育矫治课程和生产习艺。目前大部分戒毒人员文化水平较低,对教育矫治课程不感兴趣,认为对自己并没有什么帮助作用;一部分人原本在社会生活中就游手好闲,没有从事过稳定工作,因此对于戒毒场所内的习艺生产难以适应。面对这样的情况,戒毒人员需要转变认知,教育矫治课程是接受再教育,学习法律、文化知识的机会;而生产习艺也是帮助身体康复的一个手段。有了这样的思想认识,对这些活动的对抗情绪就会消减,并会逐渐适应。

对处于康复巩固期的戒毒人员进行系统的团体心理辅导、开展综合多种疗法的心理咨询、体能康复训练、特色矫治项目等,对他们的身心健康维护、场所环境适应等都将起到积极作用。

三、回归指导期的适应问题及调节

戒毒人员在戒毒场所一年多的时间里,接受了各种内容的戒毒康复训练,并取得了一定的效果,初步具备了回归社会的条件。通常我们将完成了生理脱毒及康复巩固阶段之后的这一时期称为回归指导期,一般为出所前15天到1个月的这段时间。一方面,这一时期是戒毒人员重新融入社会,在心理和生理上做准备的过渡阶段;另一方面,也是他们为离开场所生活环境、生活习惯,重新面对新的生活方式做准备的阶段。因此这一阶段的戒毒人员在心理上表现为焦虑、茫然,对未来的不确定感,往往要从这几个方面进行调整和适应。

1. 情绪适应

这个阶段的戒毒人员开始思考重返社会的计划,但又担心自己在社会上抵制不住毒品的诱惑,常出现回归社会前的各种心理冲突,如欣喜与忧虑的冲突、自卑和自尊的冲突、重新做人与重操旧业的冲突等;场所内一些戒毒人员复吸的事例又让他们感到无希望,社会安全感缺失。此外对于是否能被家人及社会接纳,抱持怀疑态度,因此易造成情绪起伏不定。对于这种情况,可以通过高危情境应对、防复吸训练等方式引导他们坚定戒毒信念,消除不良心理,提高戒毒人员的应对能力。

2. 社会生活方面

一方面,这一阶段的戒毒人员在管理、处遇等方面相对其他阶段更为宽松,从之前比较紧张的生产习艺、教育矫治课程中调整为较为宽松的教育戒治环境,会有一些可供自己支配的时间。这个时候会有一部分戒毒人员对这种突然“多出来的时间”无法适应,感到无聊。另一方面,在戒毒场所内戒治将近两年时间,与外界生活脱节,使得他们内心有一种不安感。因此对于这种情况,戒毒人员要主动通过各种途径(报纸、杂志、广播、电视等媒体)一方面填补空余时间,另一方面了解外界社会变化的情况,在出所后更快地适应外界的生活。此外,戒毒场所可开设时事政策、模拟社会情境等课程,为戒毒人员介绍一些基本的社会生活适应方面的常识。

3. 角色适应

戒毒人员出所后,会回归到自己的家庭中去,重新担当起家庭一份子的责任与义务,从场所内的角色转变为家庭角色。回归家庭后既要处理好与家人的关系,还要争取家人的谅解。这就需要戒毒人员塑造积极的心态,理解家人的感情,克服怨恨情绪,用自己的实际行动来重新获得家人的信任。此外戒毒场所可通过家庭团体沙盘等心理咨询方式提供戒毒人员与家庭成员之间的沟通、互动,化解家庭成员之间的矛盾问题,搭建他们的社会支持平台。

戒毒工作的最终目标就是使戒毒人员保持操守,不复吸,从而减少其衍生出来的一系列社会问题。戒毒人员回归社会后的适应不仅是解除强制隔离、重获自由,更应该对个人、家庭、社会担负起相应的责任。引起吸毒或复吸的主要因素涵盖了个人心理、家庭因素以及社会因素这三个方面。尤其是在戒毒过程中及戒毒后,家庭与社会因素是维系戒毒人员操守率的关键因素,同时也是考察戒毒人员成功戒断的重要指标,即戒毒人员在生理和心理脱毒后,能否重新步入常态社会的正常运行轨道去适应家庭生活和社会生活,重新为社会群体所接受。这一方面要有社会和家庭的介入、帮助、支持和监督,另外需要戒毒人员重新主动融入家庭和社会环境。

四、一般的适应技巧

社会环境是不断变化的,要适应这种变化,就需要个体不断调整自己,并掌握一定的适应技巧,帮助自己更好地适应社会环境。

1. 发展成熟的人际关系

不论是在社会中,还是在戒毒场所,都存在着种种的人际关系。而人际关系对于个体又是十分重要的,这关系到我们身处一种环境中时是否能找到归属感,能否更好地适应这个环境。所谓成熟的人际关系是指:一是要容忍和欣赏别人与自己的不同,二是要有能力与别人发展融洽的关系。当我们在新的环境中建立了成熟的人际关系,那么适应这一环境也就变得容易多了。

2. 合理处理生活应激事件,有效管理情绪

适应不良对于成年人来说更多表现在情绪上,如焦虑、抑郁等。有效管理情绪对于我们每个人来说都是非常重要的,对于戒毒人员来说不仅要学会管理自身的情绪,还要处理来自人际关系、家庭、工作等方面的应激事件带来的种种积极的和消极的情绪,这就需要我们充分了解自己,认识自己的情绪,并以恰当的方式来处理自己的情绪。当遇到情绪问题时学会应用"六秒钟法则"、倾诉、疏导等方法来管理情绪。

3. 确立角色定位, 加强自我认识

确立自己的角色定位对于每个人来说都十分重要,它既影响自我评价、自尊心、自信心的建立,同时也影响他人对自己的满意及接纳程度。对自我的重新认识和评价需要勇气和智慧,要加强对戒毒人员的情感关怀和情感激励,了解他们遇到的心理困惑,鼓励他们积极面对各种适应问题,从心理上、思想上帮助戒毒人员加深对问题的认识,寻找问题的解决途径。戒毒人员大部分存在自卑心理,容易出现自我认知偏差和目标迷失问题。因此,需要引导他们对自己的角色有重新的定位,对自己有更加深刻的认识,从而实现更好的适应。

4. 重建个人目标

很多戒毒人员在经历过复吸之后就对自己戒毒完全失去了信心,常常挂在嘴上的一句话就是:"不是不想戒,是这东西实在太难戒了!"因而对戒毒甚至是生活都没有了计划和目标,开始了得过且过的生活。要引导戒毒人员在自我全面认识的基础上,做出科学的自我评价;并在此基础上重建目标体系,设立有助于戒毒康复的目标,引导戒毒人员根据自己的特点和现有的资源,主动培养自己的兴趣和兴奋点,激发自身潜力,在一个个小目标实现的过程中体验自我效能感及成就感,帮助他们找到自控感。

5. 培养积极的应对挫折的方式

首先,要正确认识和对待挫折和失败所带来的苦恼,挫折和失败是在所难免的。其次,面对挫折,认清问题,冷静分析。要敢于面对挫折,认清挫折的局部性和暂时性,并对挫折全面分析,找出失败的主客观原因,找到解决问题的策略和方法。通过吸食毒品来麻醉自己,并不能帮助我们解决问题,反而让问题越来越多,越来越复杂。最后,积极行动,寻求转机。面对困难和挫折,不仅需要有正确的态度,更重要的是积极行动,寻求解决方法。找到问题的原因之后,积极地创造条件加以改善,从现有的条件中找到更适应自己的发展和努力方向,与环境更好地协调起来。

第三节　人际关系的建立

1954年,美国做了一项实验,该实验以每天20美元的报酬(在当时是很高的金额)雇用了

一批学生作为被测者。实验内容是这样的：为了制造出极端的孤独状态，实验者将学生关在有防音装置的小房间里，让他们戴上半透明的保护镜以尽量减少视觉刺激。接着，又让他们戴上木棉手套，并在其袖口处套了一个长长的圆筒。为了限制各种触觉刺激，又在其头部垫上了一个气泡胶枕。除了进餐和排泄的时间以外，实验者要求学生24小时都躺在床上。可以说，这样就营造出了一个所有感觉都被剥夺了的状态。结果，尽管报酬很高，却几乎没有人能在这项孤独实验中忍耐三天以上。最初的8个小时好歹还能撑住，之后，学生就吹起了口哨或者自言自语，有点烦躁不安了。在这种状态下，即使实验结束后让他做一些简单的事情他也会频频出错，注意力也集中不起来。这个实验制造了一种不与他人发生接触的环境，导致被测试人表现出种种不适。在现实生活中也是如此，当我们不与他人接触时，会产生种种不适，这就是人际关系对人的重要作用。

一、人际关系概述

人不是活在真空中，在生活中都在不断与各种各样的人进行着交往。在交往的过程中就形成了人际关系，它表现在人们对他人的依赖和影响。与他人建立良好的人际关系有助于克服我们生活中的寂寞，而且人际关系所提供的社会支持对我们的身心健康有着不可替代的作用。对中国人来说，人际关系更是被放在一个重要的位置之上，而人际关系的好坏会对我们的生活造成很大的影响。良好的人际关系让人心情舒畅、心境平和，做事情的效率提高，成功的可能性也大大增加；而人际关系紧张，就会让人产生焦虑的情绪，感觉做事情处处不顺利，孤独感、无归属感等会如影随形。所以，建立良好的人际关系对我们非常重要。

（一）人际关系的概念

广义来讲人际关系其实就是人与人之间建立的关系，包括社会中所有人与人之间的关系，也就是我们常说的人脉。而具体的讲就是人与人之间在生活、生产的过程中产生的直接的心理上的关系和距离，它表现为一个人对其他人吸引或排斥的心理倾向及其相应的行为表现。常见的人际关系有：与家人之间的亲情关系、与朋友之间的友情关系、与恋人之间的爱情关系、工作中的同事关系等。

人际关系由认知成分、情感成分和行为成分等一系列心理成分构成。认知成分反映个体对人际关系状况的认知和理解。相互之间信息交流越多，了解越深刻，心理距离越接近。情感成分是对交往的评价态度的体验，分为亲密性情感、分离性情感，亲密性情感可以促进心理相容,分离性情感导致彼此疏远、排斥。行为成分是交往过程中的外在表现和结果,如言谈举止、角色定位、仪表风度等。行为成分越相似,越易形成良好的人际关系。

(二)人际关系的特点

1. 个体性

人际关系与个体的自身素质有很大的关系。生活中我们不难发现,热情开朗、诚信友善、有幽默感、乐于助人、兴趣广泛的人在交往中总是游刃有余,受到他人的喜爱,并且在遇到困难时会有更多的人愿意帮助他们;而那些自私自利、猜疑敌对、喜怒无常、心胸狭窄的人往往在人际交往中与他人格格不入,常使自己陷入孤立无援的境地。因此,个体所具有的一些特质会对人际关系的质量产生影响。

2. 情感性

情感性是人际关系的主要成分。人际关系的本质和基础是人与人之间的情感活动。人际间的情感有两类:一是彼此接近、相互吸引,一是相互排斥和疏离。

3. 直接性

人际关系是在人们面对面的交往过程中形成的,人们可以直接感受到它的存在。人际关系的产生就是通过这种直接的接触和交往。当然,随着互联网技术的日新月异,社交媒体的兴起,通过网络也会建立起各种各样的人际关系,虽然这样的关系并非面对面建立,但仍然是通过相互之间借助言语、图像等形式接触进而建立的。人际关系一旦建立,就会被我们直接体验到。

(三)人际关系的作用

随着年龄的增长,我们对人际关系的需求越来越复杂和多样。我们从小时候对父母的依赖到后来与同学、朋友、同事、伴侣、子女建立各种社会联结,形成各种社会关系,我们也从这些关系中获得了各种益处。

1. 依恋

这是亲密关系提供给我们的安全感和舒适感。作为孩子我们通常强烈地依恋父母,作为成人我们在与恋人、伴侣、亲密的朋友的关系中体验到这种亲密。

2. 社会融合

这是我们在与朋友、同事、队友等关系中体验到的一种归属感,感觉到我们是同一个集体,共享一些相同的情感,并且能自觉地融入到这个集体当中。

3. 价值确定

在他人的评价与肯定当中我们来对自己做出评价，很多时候我们也借助这种价值确定来提升自我价值感，这就是人际关系对于我们价值的确定。

4. 联盟感

当我们需要他人帮助时，就会搜索已有的人际关系当中哪些可以伸出援手，这时候人际关系就为我们提供了一种联盟般的支持。一般情况下，如果发生紧急情况，我们的联盟往往是家人。

5. 指引与向导

就像探险需要向导的指引一样，我们的生活当中也需要这样的帮助，而我们人际关系网中有很多人充当着这样的角色，如老师、医生、各专业领域的顾问等，当我们遇到困惑不解时可以向他们寻求意见和信息。

6. 被需要感

在生活中我们会寻求他人的帮助，但同时也会被他人需要，会去帮助他人。而当我们去照顾他人之时，会有一种被需要和自己很重要的感觉。也就是说在这种相互需要的关系中我们体验着自己对他人的价值。

7. 社会支持

人际关系中重要的一点是在这种种关系中获得了社会支持，而社会支持可以减少或者防止心理紧张所造成的心理伤害。一项关于社会支持对心理健康的影响的调查结果显示：在压力事件中，有亲密关系支持的妇女患抑郁症的比例为10%，而缺乏支持的患抑郁症的比例高达40%。空巢现象也证实了社会支持对于身心健康的重要作用。已有调查研究结果表明，在男性50~59岁阶段，有亲密关系的人中死亡率是9%，而较少亲密关系的人中死亡率是30%。这些证据也表明了人际关系会对我们寿命长短造成影响。

因此可以说，人际关系是我们生存当中的一种需要，通过这种种的关系我们获得了相互的关爱和帮助，满足了自身的需求，提高了生命的质量。

二、人际关系的发展模式

人与人之间要建立起联系，总是要经历从陌生到熟悉的过程，而在这个过程中我们的行为和心理都会有一些变化，这些变化都是有规律可循的，接下来我们就一起来了解一下人际关系发展和变化的这些规律和特点。

　　当我们遇到某个人,并想要与他长期交往,共建某种社会关系之时,我们之间的关系应该如何形成呢? 所有的人际关系都是由沟通开始的,而它的维持也必须依赖沟通,因此说沟通是人际关系的基础。随着关系的建立,我们之间沟通内容又将会发生什么样的改变呢?

　　经验告诉我们,一段关系(友情、爱情)的重要节点是关系的开始。在关系建立的初始阶段,往往是两个互不相识的人,通过某些媒介,如相互之间认识的人、网络、工作合作等注意到对方。此时相互之间的沟通通常是相当简短的,往往会相互简短地介绍并谈论一些无关紧要的话题。接下来,如果彼此在交往中发现相互之间存在着共同之处,没有特别显而易见的矛盾的话,人际关系会朝着试验阶段发展。在试验阶段,沟通双方往往通过谈论一些公共信息来加深彼此的了解,比如"你是哪里人"、"你也喜欢听这首歌"这样的问题。从这样的对话中我们就可以发现自己与他人的相似性。通过这样的表面接触后,我们可能找出了共同感兴趣的事情,可能这时候在内心来说会觉得这个人可以交个朋友,或者发现这个人跟我的观点想法不合,进而得出"我们不适合做朋友"这样的结论。从关系建立的初始阶段到试验阶段所需的时间因个体的性格特征不同而不同。对于那些含蓄害羞的个体来说,这种过渡时间会相对长。现有研究表明,随着网络的发展,通过网络空间从初始阶段进展到试验阶段所花费的时间甚至比面对面交流更短。这可能是由于通过网络通信的人看不到对方的非言语反应,因此不必担心脸红、结巴等问题,而且也不会因为对方提问太快或太多问题而产生逃避心理,进而帮助人们克服面对面时的压抑窘迫。如果在试验阶段感觉到彼此观点、态度相符,有很多共同感兴趣的事物,人们往往会进入人际关系的下一阶段——强化阶段。这一阶段,两人的沟通模式也会发生一些变化:从之前谈论的无关紧要的话题开始转向个人化信息的交流。在交流中更多地提及自己的家庭和朋友,直接表达自己的情感、好恶,跟共同的朋友参加社交活动等。而如果是恋爱关系的话,双方向对方表达情感的次数增多,花更多的时间在一起,为同伴做一些有趣的事,相互之间赠与一些带有情感色彩的纪念品,试着让自己看起来更有吸引力等。随着强化阶段彼此关系的增强,两个人共同出现的次数会增多,在友情中我们称之为形影不离,在爱情关系中我们称之为出双入对。这就进入了人际关系的又一个阶段——关系确立阶段。这一阶段我们会看到关系中双方很明显的变化。同伴之间发展出一种他们特有的、习惯的行为模式,比如相似的站姿、小动作,相同的口头语,社交媒体当中相同的表情包等。而这种心理距离的拉近也体现在身体的空间距离上,两个人在走、站、坐等过程中距离更加靠近;在恋爱关系中可能彼此之间通过拉手、搭肩等姿态告诉全世界他们关系的存在。在这一阶段两个个体在言语沟通过程中也更多地用"我们"来替代"我"。人际关系发展到这里,正式成立。但是,现实并不像童话故事那样:王子和公主从此幸福地生活在了一起。人际关系

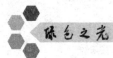

的发展也并非一帆风顺、一成不变,也会有关系恶化、停滞到结束这样的过程。并非所有关系都会一直存续,也并非所有关系都会结束。我们需要知道的是,关系并非总是一下子走到终点的,而是以一种来回反复的模式朝着最终瓦解进行的。整个过程如下图。

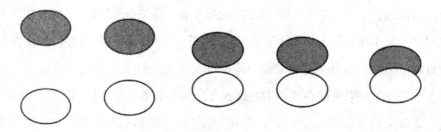

图4-1 人际关系形成发展变化图

从人际关系形成和发展这整个过程来看,有两个因素会对这一进程产生影响。一是公平,二是自我表露。人际交往的实质是一种社会交换的过程,人们之间的所有活动其实都是一种社会交换的过程,在这种交换关系之中我们都会评估自己和他人的贡献及收益的相对大小,也就是要考虑这种交换是否公平。试想在一段友谊中,双方毫不考虑对方,只是一味地追求自己需求的满足,那么这段友谊还会进行下去吗? 在人际交往中我们会默认一个原则:在人际关系中我们所得到的应该和我们双方所付出的成正比。否则,就会觉得不公平,甚至感情受到伤害。我们常常能听到这样的抱怨:我对你这么好,把最好的东西都给了你,而你却对我视而不见……在家庭关系中,这种公平感也在时刻体现,比如在我国传统家庭观念中"男主外、女主内"。因此,要维持人际关系,这种双方之间的公平感非常重要。

亲密、舒服的人际关系,使人们能真实地展现自己,并且可以从中知道自己被他人接受,这种体验让我们的焦虑感被彼此的信任感所取代,使我们更容易展现自己,而不需要担心失去这段友情或爱情,这种特点就是自我表露。我们都有这一体验,随着相互关系的深入和发展,我们会越来越多地表露自己,直到一个适当的水平。如果一个平时很内向的人愿意向你敞开心扉,分享他的很多秘密之时,那么这时你会觉得很开心,会觉得你们的关系又近了一步。在人际交往的实际过程中,我们不仅喜欢敞开心胸的人,而且也会像我们喜欢的人敞开心胸,而且在自我表露之后,我们会更加喜欢这些人。

人际关系的建立依赖于人际吸引,我们被彼此吸引,想要有更多的了解,依托不断的人际沟通,最终维持着这段关系。总之,人际关系的建立与发展遵循着这样的模式:以需要为基础,以情感为纽带,以交往为手段,以自我表露为标志。

人际关系的开始、维持是有目的且有意识的过程。也就是说在关系中的双方都是有目的的开始,维持这样的关系,像商业中的合作关系,都是为了在合作关系中获利;人们也会有意识地控制关系的进度。同时,能让双方都感到满足或得到好处的关系,或至少让其中一方期待能得到好处的,这样的关系才能持续。

人际关系是一个动态的过程,从它的开始、成长、稳定、停滞,到恶化、结束或者重生,在这个过程中我们都要有意识地去维护、经营,使得它朝着有益的方向发展。

三、影响人际关系的因素

为什么我们喜欢某些人而不喜欢另一些人?我们在选择朋友时有些什么标准?一个很普遍的回答就是我们喜欢能给我们带来好处、利益的人,能够帮助我们满足需要的人,再者就是我们会喜欢那些喜欢我们的人。这些都是会影响到人际关系的普遍性因素,还有一些因素是特定的因素,包括接近性、相似性以及个人特征。

1. 接近性

大部分人都听说过一句话:近水楼台先得月。其实在人际关系中也存在这样的空间距离上的影响。在人际关系的形成及人际交往的过程中,空间距离越小,双方越接近,就越容易成为朋友甚至知己。比如,在同一个班、同一个队的戒毒人员相比于不同班、不同队的戒毒人员来说更容易成为朋友。而且我们也更容易喜欢周围的人,就像俗话中讲的那样:远亲不如近邻。但是这种距离的接近性要有相互交往做基础,如果两个住在对门的邻居从来没有过接触,那也不会有任何建立人际关系的可能。这种接近性会导致相互的熟悉性,而熟悉性也会增加人们相互之间人际吸引的概率。一般来说对邻居和同事我们比较熟悉,这种熟悉感能够增强人际吸引。事实上,仅仅经常看到某个人就能够增强对他的好感。也正是这种接近性与熟悉性使得我们有更多的自我表露的机会,这也促使人际关系有更深入发展的可能。

2. 相似性

相似会导致人际吸引,这种相似包括个人特征方面,如年龄、性别、态度、兴趣爱好等;还包括社会特征方面的相似,如出生地、职业、社会地位、教育水平、家庭背景等。人们常说的"老乡见老乡,两眼泪汪汪",正是由于地域性的相似导致人们的相互吸引。为什么在人际关系中相似性是一个很重要的影响因素呢?物以类聚人以群分,与我们相似的人倾向于同意我们的想法,理解我们的观点,这样就会增强我们对自己的信心;反之,如果有人不断地批评我们的观点、品味,我们会感到非常不愉快,甚至导致彼此厌恶和回避。

3. 个人特质

在了解个人特征对人际关系的影响之前,请回答一个问题:在人际关系当中,你最重视对方的是什么?能力、外貌、性格还是其他什么?一个人的某些特征决定了他是否会受人喜欢。首先,人们最容易注意到的是他人的外貌,在其他条件相同的情况下,漂亮的人更容易受到他人的喜欢。提到外貌,很多人会想到一个词——以貌取人。当看到一个人的外貌特征后,就会在不知不觉中决定是否要与此人有更进一步的接触,或者就带有对此人善或恶、喜欢或者讨厌的评判。这就是外貌对人际关系的最直观的影响,关系到这段人际关系能否建立。很多时候,我们都会愿意与貌美的人交朋友,这不仅仅是因为看着漂亮的人心情愉悦,还因为我们认为外貌有吸引力的人身上也会有很多其他优秀的品质,与美丽的人在一起可以提升自己的社会形象。尽管我们也在不断重复强调以貌取人的一些弊端,但现代科学研究表明这一现象具有一定的科学性。因为在人类进化的过程中,生存是人的第一要务,所以当我们的祖先看到陌生人时,必须第一时间去通过陌生人的外貌来判断此人是否会对我们祖先的安全造成威胁,以便做出应对。其次,能力也是影响人际关系的一个重要特征。人们往往喜欢有能力的人,当然这个能力涉及的范围很广,比如智商、情商、社交技巧等。但我们可能注意到这样一种情况:聪明的人比较受人欢迎,但是过于完美的人反而会引起他人的不舒服而并不十分受欢迎。最后,影响人际关系的个人特征中很重要的一个因素就是性格。如果你遇到这样两个人:一个面带微笑,语气热情地与你交谈,而另外一个对你冷言冷语甚至不理会你,你会选择哪个人跟你做朋友?正常情况下,我们都更愿意与那个言语积极、面带微笑的人发生更多的交流,建立人际关系。而在进一步接触之后,我们发现这个言语积极的人他还是一个真诚、善良、可靠的人的话,那十之八九会选择和他成为朋友、伙伴。现实经验告诉我们,在人际交往的过程中,比较受欢迎的个性品质包括真诚、诚实、善解人意、忠诚、可信等。

四、人际关系的原则

每个人都不是一座孤岛,我们需要亲人、朋友、同学、同事,需要与其他人共同做事,并在这些过程中完善自己、成就自己。在人际交往中我们不仅要认识到它的重要性,同时要把握人际交往的一些原则和心理学效应,这会帮助我们高效地建立人际关系,而在人际关系出现问题时,也可以帮助我们改善。

(一)建立人际关系的原则

人与人之间的交往应遵循的基本原则有:①平等原则。法律面前人人平等,在人际关系中人与人之间的关系也应该是平等的。在我们的社会里，人们之间只有社会分工和职责范围的差别，而没有高低贵贱之分。不论职位高低、能力大小，还是职业差别、经济状况不同，人人享有平等的政治、法律权利和人格的尊严，都应得到同等的对待，因此人与人之间交往要平等相待，一视同仁，相互尊重，不亢不卑。要尊重别人的嗜好、习惯、风俗。只有尊重别人，别人才尊重自己。②真诚原则。真诚待人是人际交往得以延续和发展的保证，人与人之间以诚相待，才能相互理解、接纳、信任，才能团结。相处真诚、团结，是现代社会事业成功的客观要求。就人生而言，仅靠个人微薄的力量是难以到达成功、幸福境界的。交往中要真诚待人、胸怀坦荡、言行一致、尊重别人、谦虚谨慎、文明礼貌才能建立良好的人际关系。③友爱原则。中国儒家有"仁者爱人"之传统，人际交往中要主动团结别人。容人者，人容之。互相尊重、虚怀若谷、宽宏大度才能建立起良好的人际关系。友爱就是要爱家人、爱朋友、爱同事。真正的爱心表现在当别人需要时，帮人一把，奉献自己的力量。④互助原则。互相关心、互助互惠，是人际交往的客观需求。生活中，每个人都难免有困难，需要他人帮助；工作中，也需要在各自的职位上互相配合、互相支持、通力合作。相互帮助就是要乐于帮助别人，别人有困难需要帮助时一定要热情帮助，互助互惠。一个不愿意帮助别人的人，很难要求别人自愿帮助自己。

（二）人际关系中的心理学效应

在人际交往的过程中，除了客观环境、个人地位、距离等因素会影响人际交往的进行外，还有以下几种心理因素会影响人们在交往过程中相互理解，相互感知。

1. 首因效应

"首因"也可以说是第一印象，一般指人们初次交往接触时，各自对交往对象的直觉观察和归因判断。人际交往中，首因效应对人们交往印象的形成起着决定性作用。初次见面时，对方的表情、体态、仪表、服装、谈吐、礼节等形成了我们对对方的第一印象。现实生活中，首因效应作用下形成的第一印象常常左右着我们对他人的日后看法。因为第一印象一旦形成，就不容易改变。初次印象是长期交往的基础，是取信于人的出发点。因此，我们在人际交往中应该注意留给他人好的第一印象。要如何做呢？首先应该注重仪表，比如衣着要整洁、服饰搭配要和谐得体等；其次要注意自己的言谈举止，为此必须锻炼和提高言谈技能，掌握适当的社交礼仪。

2. 近因效应

首因效应一般在交往双方还彼此生疏的阶段特别重要，而随着了解的加深，近因效应就开始发挥它的作用了。近因效应是相对于首因效应而言的，是在交往过程中，我们对他人最近、最新的认识占了主导地位,掩盖了以往的评价,也称为"新颖效应"。比如,一个平凡的老邻居突然做了官,你就会一扫其平凡的印象,对其刮目相看;再比如,多年不见的老朋友,在自己的脑海中印象最深的,其实就是临别时的情景;一个朋友总让你生气,可是谈起生气的原因,大概只能说上两三条;你的一个好朋友最近做了一件对不起你的事情,你提起他来就只记得他的坏处,完全忘了当初的好处……这一切都是近因效应的影响。近因效应给了我们改变形象、弥补过错、重新来过的机会。例如,两个朋友因故"冷战"一段时间后,一方主动向对方表示好感或歉意,往往会出乎意料地博得对方的好感,化解恩怨。

3. 晕轮效应

所谓晕轮效应,是指我们在评价他人的时候,常常喜欢从某一点特征出发来得出或好或坏的全部印象,就像光环一样,从一个中心点逐渐向外扩散成为一个越来越大的圆圈,因此有时也称光环效应。晕轮效应对人际交往有很大的影响。多数情况下,晕轮效应常使人出现"以偏概全"、"爱屋及乌"的错觉,影响理性人际关系的确立。话说回来,晕轮效应可以增加个体的吸引力而助其获得某种成功,这或许是有利的一面。为了防止晕轮效应的不利影响,我们要善于倾听和接受他人的意见,尽量避免感情用事,全面评价他人,理性和人交往。如果想利用晕轮效应有利的一面,我们在与人交往时应采取先入为主的策略,全面展示自己的优点,掩饰缺点,遗留给他人尽量完美的印象。

4. 刻板效应

我们在评价他人时,往往喜欢把对方看成是某一类人中的一员,而很容易认为他具有这一类人所具有的共同特性,这就是刻板效应。比如,北方人常被认为性情豪爽、胆大正直;南方人常被认为聪明伶俐、随机应变;商人常被认为奸诈,所谓"无商不奸";教授常常被认为是白发苍苍、文质彬彬的老人……刻板效应在人际关系交往中既有积极作用,又有消极作用。积极作用在于它简化了认识过程,因为当我们知道某类人的特征时,就比较容易推断这类人中的个体特征,尽管有时候有所偏颇;消极作用是常使人以点带面、固执待人,使人产生认知上的错觉,比如种族偏见、民族偏见、性别偏见等就是刻板效应下的产物。

5. 定势

定势是指人们在认知活动中用"老眼光"——已有的知识经验来看待当前事务的一种心理倾向。或许你听过这样一个故事:有一个农夫丢失了一把斧头,怀疑是邻居的儿子偷的。于是他观察邻居的儿子的言行举止,没有一点不像偷斧头的贼。后来农夫在深山里找到了丢失的斧头,再看邻居的儿子,怎么也不像一个贼了。这个农夫就是受了定势的左右。在人际交往中,定势常使人们对他人的认知固定化。比如,与老年人交往,我们往往会认为他们思想僵化、墨守成规、过时落伍；与年轻人交往，又会认为他们"嘴上无毛，办事不牢"；与男性交往，往往会觉得他们粗手粗脚、大大咧咧；与女性交往，则会觉得她们柔柔弱弱、心细如针；与一向诚实的人交往，我们会觉得他始终不会说谎；碰到曾经圆滑过的人，我们定会倍加小心。知道了定势的负面影响，我们就应该注意克制，看待别人要"与时俱进"，要有"士别三日，当刮目相看"的精神。

第四节　戒毒人员的人际关系及其维护

一、戒毒人员人际关系及特点

戒毒人员虽然是一个特殊的群体，但是仍然具有与社会其他群体相近的人际关系，生活中依然经历着亲情、友情、爱情这样的人际关系。此外，由于戒毒人员处于强制隔离戒毒场所这一特殊的场景中，他们还要经历与警察相处。

（一）亲情

亲情是我们与生俱来的人际关系。出生的那一刻我们就与父母建立了这种割舍不断的感情。这种感情是不管对方怎样也要爱对方，无论贫穷或富有，无论健康或疾病，甚至无论善恶。亲情的定义就是有血缘关系的人之间存在的感情，有时也指亲密、感情深厚的人之间的情义，人们渴求为亲人付出一些或全部、所有的思想。父母和孩子之间的感情，兄弟姐妹之间的感情，这些都是亲情。它有两个特点：一是互相的，不能是单方面的；二是不具有排他性，不是专一的。

对于很大一部分吸毒人员来说，由于长期吸毒，对家庭无法负起应有的责任，再者由于整日沉溺于毒品，对于亲情较为淡漠，甚至有很多人在多次与家庭产生矛盾后渐渐与家人断绝关系。已有子女的戒毒人员对于子女的情谊比较重，尤其是子女比较小的时候。

虽然许多戒毒人员屡次吸毒，多次骗取亲人的信任，多次劝说也不悔改，导致亲人对他们悲观失望，甚至很多亲人都不肯再接纳戒毒人员，但是在戒毒人员的人际关系中亲情是占比最重的，有的人可能最终只剩亲情关系。在对戒毒人员进行帮教的过程中，亲情帮教也是成效最高的。很多能够成功戒毒的吸毒人员戒毒的动力也是来自于亲情：白发苍苍的老母亲的眼泪、咿呀学语的孩子的呼唤、配偶不离不弃的守候，这些都会激发戒毒人员的意志与坚持，最终让他们离开毒品的魔窟。

(二)爱情

爱情不仅仅是艺术创作的常见主题,也是围绕于人们生活中的重要主题。无怪乎歌词里这样唱道:"爱就是活下去的自然力量。"那么爱情到底是什么?

有人说爱情就是两个人在一起,相亲相爱,构建家庭,生儿育女,所谓一房两人三餐四季。也有人说爱情就是不见时想念、相见时欢喜这样的状态。《现代汉语词典》中是这样描述爱情的:男女相爱的感情。马克思对爱情的定义是:"爱情并非性本身,它是以性需求为基础,无偿的服务与友谊关系的结合体。颠扑不破的,是友谊。"看起来,大家对爱情的定义就像那句名言一样——有一千个读者就有一千个哈姆雷特——有一千个人就有一千种对爱情的定义和期待。

不论爱情为何,都是从相互吸引开始的。而这些如接近性、相似性、个人特质、他人是否喜欢自己等影响人际吸引的因素,必然会影响爱情关系的建立,与此同时这些因素也会影响到我们的长期、亲密的关系。约会的两个人很快会形成对对方的最初印象,这会决定他们是将约会继续下去还是从此陌路。因此,第一印象非常重要,但是长期的爱情不只是最初好感的延续和增强,还有许多其他因素会决定着这段爱情关系的走向。

心理学家罗伯特·斯滕伯格认为爱情是个三角形,这个三角形的三边(不等长)分别是激情、亲密和忠诚。

爱情三角形

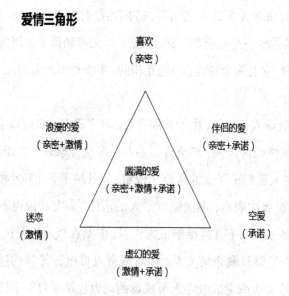

图4-2 斯滕伯格爱情三角形

亲密指的是关系中感到亲近、相互之间联系紧密,这包括对爱人的赞赏,照顾爱人的愿望。但是对爱人的爱、对孩子或是好朋友的爱, 其中包含的亲密成分的本质都是一样的。亲密在所有这些爱的关系里都是最常见的核心成分。激情指的是在爱情关系里带来强烈情绪体验的驱动力。在爱情关系中外表吸引和性吸引可能构成了激情的主要部分, 但如需要得到关爱和照顾、需要满足自尊等也是激情的重要部分。承诺或者责任包含两个成分: 在短期内指的是爱一个人的决定; 在长期关系中, 是指维持这种爱的承诺, 对对方的爱负责, 对自己爱的承诺, 这是爱情中最理性的部分。很多爱情关系的破裂也是因为承诺这一因素。这几种成分的不同组合会产生不同类型的爱情。如迷恋的爱是激情的体验, 没有亲密或承诺成分参与其中, 在青少年男女的暗恋中经常能看到这种爱; 浪漫的爱由激情和亲密组成, 但是没有承诺与责任, 这种爱情在现在的很多婚外情中可以看到; 圆满的爱也是人人所向往的那种完美的爱, 这种爱就包含了激情、亲密、承诺三种成分, 这种爱情往往见于成年人之间。

戒毒人员的爱情跟上述爱情也都一样, 有爱的想法、体验、行为。但是很多人的爱情却不能长久, 究其原因, 是这样的爱情中缺少了一个非常重要的成分: 承诺。很多人开始吸毒后被毒品控制, 每天都处在 "吸毒—找毒" 的循环中, 甚至有一部分人为了筹集毒资不惜违法犯罪。虽然在爱情中激情满满, 可是却很难为对方、为自己负责, 很难为双方的爱做出承诺。这也导致很多人的爱情无疾而终, 甚至有些人会因为失恋等原因导致复吸。

(三) 友情

友情, 就是朋友之间的情谊。人们常说友情像一壶年代久远的佳酿, 温润而绵长。这种感情不像爱情那样炽热, 不似亲情那样牵动人心, 但却同样温暖着人心, 让我们在欢喜、成功之时可以分享, 在迷茫、苦痛之时可以倾诉。

然而对于吸毒人员来说他们的友情中有一些特殊的成分, 那就是毒友之情。吸食毒品后, 由于毒品造成的人格改变, 社会大众对他们看法的改变, 与家庭、工作之间的矛盾等, 导致他们与非吸毒人员的交往越来越少, 最终可能导致人际圈里只剩毒友这一部分。大多数情况下, 这种人际交往范围的缩小对吸毒者来说既是主动所为又是被动接受的无奈之举。在他们的观念中, 吸毒是一种私密的、最好不为外人所知的行为, 起初吸毒之时希望越少人知道越好, 所以除了个别一两个与他们共同吸毒或者诱使他们走上吸毒之路的人之外, 他们开始有意回避曾经的朋友; 再者吸毒以后, 他们害怕在毒瘾发作之时被毒友之外的其他人发现, 而遭到其他人的歧视与回避, 这也加剧了他们回避与非吸毒者的正常交往。同时吸毒之后他们的认知会发生改变, 一个普遍的变化就是: 毒友之外的人很难理解他们的感受。毕竟毒品带给躯体的冲击一般人很难想象到, 而这些刺激感他们想要与人分享时其他人是很难理解和体会的, 因此他们会产生一种孤独感。而当与毒友谈起这些感受之时，却有相同之感，而且相互之间在生活的方方面面会遇到相似的际遇，因此找到了更多的心灵相通之感。长此以往，他们的关系就会越来越亲密，从而与其他非吸毒者的交往就越来越少。此外一部分吸毒人员为了筹集毒资变卖家产，不惜欺骗、伤害家人，长期如此使得他们妻离子散、家破人亡，最后也只剩下一些毒友为伴了。之所以说这是被动之举，是因为非吸毒者确实会在知道身边人吸毒后主动远离：一是担心自己长期与吸毒者接触也会吸毒；二是看到吸毒者对家人的态度和行为都会变得不友善，更何况对待朋友，所以会渐渐远离。而在这些自身和他人的双重影响下，吸毒者的正常人际关系就越来越糟糕，而这种糟糕迫使他们只想也只能与毒友交往。

（四）与警察的关系

对于戒毒人员来说，还存在一种重要的人际关系，就是与民警之间的关系。虽然从人格上来讲，戒毒警察与戒毒人员的关系是平等的，但是在戒治生活中存在监管与被监管的关系。戒毒警察需要从行为规范、生活起居、思想教育、心理疏导多个方面对戒毒人员开展工作，发展着人际关系，因此，对于戒毒人员来说，一方面要遵守法律法规及场所的规章制度，另一方面要处理与戒毒警察的关系，共同完成戒断毒品这一重要任务。

二、戒毒人员的人际关系现状

（一）孤独感

孤独感是指当我们的社会关系欠缺某种重要特征时，所体验到的主观不适的感觉。孤独感和独处并不相同，孤独感存在于人的内心深处，从表面上无法觉察，而独处则是客观状态上的远离众人。孤独感和独处不存在必然的联系，我们可以独处而开心，或者在人群中仍然感到孤独。但是当人们独自一人时，或多或少更容易感到孤独。

有的时候孤独感是因为生活的变化使我们离开朋友或亲密伙伴而带来的。通常引起孤独感的生活情境包括搬到新的城市居住，开始一份新的工作，不能与朋友或心爱的人见面等。戒毒人员从日常的社会生活进入到戒毒场所后，原来的生活情境发生了改变，开始了非常规律的集体生活，同时不能与家人、恋人见面，这给他们带来了极大的孤独感。此外，还有一些吸毒人员由于人格及行为方式发生改变，吸食毒品后的感受及情绪很难与其他人分享，这也带给他们很多的孤独感。戒毒人员所体验到的孤独感包括了情感孤独和社会孤独。情感孤独是由于缺乏亲密的依恋对象所引起，这个亲密的依恋对象对儿童来说可能是父母，而对于戒毒人员来说可能就是伴侣或者亲密的友人；而社会孤独就是由于缺乏社会活动参与或者难以融入社会而导致的。

(二)离婚

随着社会经济的发展、科学文化的进步、多元化思想的冲击，离婚渐渐成为一个社会热门话题，而高离婚率也是吸毒人员的一个突出现状。

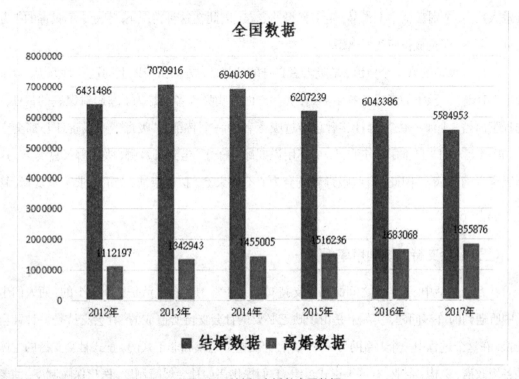

全国数据

图4-3 结婚、离婚数全国数据

2017年，相关机构对离婚原因进行了调查，夫妻双方中有一方存在不良嗜好（吸毒、赌博、嗜酒等）而导致离婚的居于离婚原因排行的第五位，是导致离婚、家庭不和的重要原因。

对于吸毒人员来说，离婚最主要原因可能就是对于家庭不能担负起应有的责任，给不了家人应有的安全感和温暖。一者从家庭经济角度来讲，一部分吸毒者染上这一恶习后，大部分精力都投入到吸毒当中去了，很少再过问家里大大小小的事情。对家庭经济上不仅不能给予任何助力，有的反而是用维持家庭基本开支的钱去吸毒，给家庭经济造成了一定困难。二者从夫妻感情上来讲，一旦吸毒以后，夫妻之间的交流必然减少，由于吸毒的问题夫妻之间的矛盾越来越多，在照顾老人小孩这些家庭基本事务上，吸毒者几乎是一个袖手旁观的角色，相应的他们的爱人就要承担起更多的事情和压力。三者从对子女的教育关怀上，不论是从言传还是身教的角度来讲，吸毒者都很少能对子女的教育产生积极的影响，反而由于家庭矛盾给孩子的成长带来很多消极的影响。此外吸毒者可能为了继续吸毒，对爱人的欺骗和隐瞒越来越多，导致夫妻之间的信任感逐渐丧失，家庭中不吸毒一方的失望感、无助感不断被强化，这也加速了婚姻关系的破裂。据一项调查结果显示，吸毒者子女这个特殊的群体面临着家庭破裂、亲戚疏远、社会歧视、升学困难等多种问题，他们往往敏感孤僻、封闭自卑、性格扭曲，很难融入社会，个别甚至染上毒品，走上父母的老路。因此在这种情况下，家庭中不吸毒的一方很可能为了孩子的成长而选择离婚。

吸毒者离婚的另一个原因，是吸毒者自身的选择。一方面由于以上的这种种原因，吸毒者出于对爱人、孩子的考虑选择了离婚，另一方面有些吸毒者也是为了逃避对家庭的责任，选择了离婚。上海一位禁毒社工曾总结过吸毒者的一个特征："吸毒者一般责任心都会变差，毒瘾上来时自己都顾不上自己，更不用说照顾孩子了。走到哪算哪，吸到哪天算哪天，这是吸毒者的通病。"因此，有些吸毒者就会为了不被家庭、孩子束缚，为了追求不被责骂、管束而离婚。

（三）社会支持系统利用率低

在社会生活中，人与人之间的相互支持对维系正常的社会生活是必不可少的，而人们生活中所遇到的许多问题，实际上是由于缺乏必要的社会支持所造成的。社会支持是一种社会交换，在这个过程中一个人帮助另一个人。社会支持分正式和非正式的。正式社会支持的主体是各级政府、机构、企业、社区等正式组织，它们提供诸如社会保障制度、医疗保障制度、助老敬老政策等支持形式；非正式社会支持的主体是家庭成员、邻里、朋友、同龄群体等，他们提供情感、行为和信息支持等。一个人是否拥有有效的社会支持系统，能否有效利用社会支持系统，这在一定程度上可以预测他的心理健康状况。国外一项调查研究的结果显示，有效利用社会支持可以降低个体的抑郁感。之所以如此是因为社会支持系统的存在可以提高我们的自尊心和自信心，降低自卑感和无助感，并且在人际交往过程中获得更多的积极情绪体验，来对抗消极情绪状态；再者，社会支持系统的存在使我们感受到有人会支援和帮助自己，来共同对付外在压力。对于吸毒者来说，他们会主动利用的更多的是非正式社会支持系统，如家人、朋友、毒友等；而对于正式的社会支持系统来说，他们逐渐认识到其可为他们提供支持与帮助，开始寻求政府机构的帮助，但总体利用率不高，效果不佳。

（四）人际冲突

吸毒者因吸毒而导致人格、行为、社会地位等的改变之后，他们的人际冲突也会频频发生。很多吸毒人员围绕着毒品这一问题跟家人、朋友发生着各类冲突。如为了筹集毒资向亲人、朋友四处借钱，借钱无果后很容易与他们发生不愉快。再者由于毒品可导致人格改变，吸毒者变得敏感、多疑、自私，这样的特征很容易与人发生争执，往往一些很小的事情都会使得他们争吵甚至大打出手，这也导致他们的人际冲突频繁。最后，多次强戒的吸毒者在回归社会后，面临一个重新被信任的问题。然而高复吸率的问题导致很多吸毒者很难获得家人、朋友的再次信任，而在这个过程中也会发生一些人际冲突，尤其是与家人。

三、人际关系对健康的影响

心理学家丁瓒说："人类的心理适应，最主要的就是对人际关系的适应，所以人类的心理病态，主要是由于人际关系的失调而来。"人际关系具有很多功能，如为我们提供支持与引导，满足我们的需要，而且人际关系也是我们从一个生物学上的人走向社会人的一个必要条件。与此同时，人际关系对我们事业成就也会产生深远的影响，我们可以清楚地观察到事业成功者一定具有良好的人际关系。可见，人际关系对于我们具有多重影响，而这些影响中很重要的一个影响就是对于健康的影响。这种影响包括身体和心理两个方面。

人际关系不良对身体健康的影响，我们可以通过调查数据有一个直观的认识。2010年的一项研究发现：缺乏良好的人际关系带来的影响与每天吸15支以上的香烟或饮酒超过6瓶带来的影响相当。中医理论当中也提及情志不畅伤肝，而情志不畅的主要原因还是来自人际关系不和谐。

人际关系对心理健康的影响表现得更为强烈，近年来因人际关系问题引发多起凶杀案。北京大兴区李磊灭门案、复旦学生林森浩因琐事向同宿舍舍友投毒致其死亡、云南大学学生马加爵因琐事将同宿舍四人杀害等，这些事件都是因为人际关系不良，导致行凶者内心压抑、扭曲，而采取了如此极端的方式，最终酿成悲剧。再者人际关系的丧失会对人的心理健康造成毁灭性损害，会给人带来强烈的孤独感，而在这种孤独之中，人的精神世界极容易崩溃。第二次世界大战中，我国东北的苦工刘连仁曾经孤身在日本的北海道密林里生活了10多年，后来当他被日本友人发现时，已经变得不会说话，不仅身体极度虚弱，智力也受到了极大的摧残。更有那许许多多"狼孩"、"野孩"的悲惨经历在提示着我们，人际关系的丧失会给心理健康造成重大的伤害。在日常生活中，我们也能体验到人际关系紧张带来的心理上的不适。与家人关系不好会让家的温度冰冷，与朋友关系不好会感到孤独无助，与同事关系不好会让工作进行不畅，这些都会让我们的心理产生紧张感，压力增大，进而影响到我们的健康。

人际关系对身体和心理健康的影响是双重的，互为因果的，因此经营好人际关系既可以促进健康，同时让我们的生活质量更高、幸福感更强。

四、建立积极的人际关系的技巧

何为良好的人际关系？尽管不同的人对人际交往的需求不同，但都会这样描述良好的人际关系：彼此吸引、喜欢共度时光、分享信息与情绪、不存在不可调和的矛盾……但是，在人与人之间的交往过程中，不可避免地会发生一些事情，影响甚至是破坏相互之间的关系，因此建立良好的人际关系是一个需要我们不断学习的过程。我们知道个人特质、空间和心理的接近性、相似性等因素会影响人际关系的建立，那么还有哪些技巧可以帮助我们与他人建立并维持和谐的人际关系呢？

1. 合理运用沟通

所有的人际关系都是由沟通开始的，而它的维持也必须依赖沟通，因此说沟通是人际关系的基础。沟通可以是言语沟通，也可以是非言语沟通，而非言语沟通往往决定人际关系的开始与否。人际关系一旦建立，是否能够持续发展，沟通扮演着重要角色。

2. 善用言语艺术

现在让我们来看这样一个场景，并思考这三位男士哪一个可以跟这位女士更好地沟通交流。

女：我讨厌你这样做！

男一：我讨厌你总是埋怨我！

男二：你说的对，你说的都对，我改我改！

男三：好，我理解你。我不怪你，但是我也想让你了解一下我的感受！

对比一下三位男士的话，往往我们更愿意与第三位继续交流。

语言交流是我们人际关系建立中重要的部分，与亲密关系的发展密切相关。语言交流中涉及两个重要部分：说和听。在这个说的过程中我们既将自己的基本信息告诉了听者，也把我们对于他人、所发生的事情的态度、看法、观点、感受透露给了听者。常言道：好言一句三冬暖，恶语伤人六月寒。生活经验也告诉我们：赞扬的、善意的、真诚的言语会让我们的表达更容易达到效果；当需要进行批评的时候，做到对事不对人，用委婉的语气、平和的情绪表达出想要表达的意思，这会使我们的人际关系更加和谐稳定。就像上面男女对话的这一场景，其实是三种表达方式表达了同一个意思，而接收信息者，也就是这位怒气冲冲的女士所接收到的却是三种截然不同的态度，这就会使事情朝着不同的方向发展——不欢而散；敷衍了事、继续再犯；深入沟通、关系更加密切。对于听者来说，很多人认为在交往和沟通中，听比说更加重要，因为积极的倾听使我们能准确地理解对方所表达的意思，并将关注和理解传达给对方，使他们能够感受到我们对他们的话是在意的。而所谓的积极倾听要求我们在听别人说话时做到如下这些方面：①保持目光接触，有眼神的交流，而非一直盯着；②不时给予对方回应，包括微笑、点头、简短的"嗯、对"等；③身体姿态开放、前倾，而非防卫态；④专心、全神贯注，而非心不在焉、东张西望；⑤让对方把话说完，而非随意打断，轻易下结论。如若在日常生活中我们能用这样的方式与身边的人交流，成为一个"想听、愿听、会听"的人，那必然对我们的人际关系有所助益。

3. 巧用非言语沟通

非言语沟通是相对于言语沟通而言的，是指通过身体动作、体态、语气语调、空间距离等方式交流信息、进行沟通的过程。非言语沟通是我们人际沟通中很重要的一部分，这也就是很多时候我们所说的"弦外之音"。一般来讲非言语信息包括面部表情、体态表情（身体姿势）、语音语调、动作、服饰、物体的摆放等。

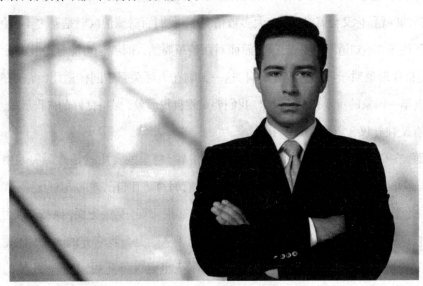

图4-4　非言语信息

就像图上这位男士，通过他的身体姿势、面部表情、眼神以及衣着来判断，他可能是一位不苟言笑、精明强干的商务人士，同时他也给人一种"请勿靠近"的感觉，所以如果与此人进行沟通时，我们在言语上会更加正式，在身体姿态等方面也更加严肃。这就是我们通过非言语信息在沟通开始时所作的判断，进而通过这一判断来进行接下去的沟通与交流。在人际关系建立及维持的过程中，哪些非言语的沟通方式可以让我们做得更好呢？首先是面部表情，保持微笑、眼含笑意，这些都会给人可以靠近的信号；在与人沟通交流中，常常流露出思索、探究等表情时，会使得诉说者有更多倾诉的欲望，彼此之间会有更多信息交流，也会促使人际关系更加稳固和深入。其次是身体姿势，这其中就包括了站姿、坐姿、动作等。像上图中的双手抱臂或者日常生活中的双手叉腰等都属于防卫性动作，传达出不希望别人靠近的意思；而身体略微前倾、微笑、招手等动作和姿势都传达了友好、可以交流等信息。再者是语音语调，同样的一句话用不同的语音语调表达出来，意思可能会截然相反。比如"你相信我"，如果用肯定、轻快的语气表达出来，会给人一种信任、踏实之感，而若用疑问、悲切的语气表达出来，会给人一种质疑、难过之感，语音语调的不同会让我们的关系朝着不同的方向发展。最后是时间、空间等环境因素。我们可以通过座位的安排、人与人谈话的距离、物品的摆放、是否遵守时间等信息来判断人际关系的亲疏，同样也可以运用这些因素来拉近人际关系。

4. 保持良好的自我形象

设想这样的一种情景：你正在公园里散步，这时候有一个蓬头垢面、衣衫褴褛的流浪汉向你走来，跟你打听到另一个地方的路，你会怎么回答他？而如果是一个干净整洁、西装革履的人问你同样的问题，你又会怎么做呢？大多数情况下，我们面对流浪汉时是避之不及的，很可能会皱着鼻子说着"不知道"并快步离开，而面对西装革履的人时我们可能会微笑并耐心地为他指路。这是自我形象对于日常生活的影响，这一影响在人际关系中同样适用，而良好的自我形象也是形成第一印象的重要依据。因此，我们要重视自我形象，保持良好的自我形象。

5. 注重交往礼仪

一方面，在日常交往中要将尊重放在最高的位置，尊重的实质就是人际关系中每个人都是平等的。但事实往往是尊重比自己强的人容易，有时尊重比自己差的人、自己不喜欢的人却有些难，因此学会尊重他人、尊重自己，对人际交往都很重要。另一方面，保持文明礼貌。我们从小受的教育都引导我们要注重礼貌，这既是尊重他人也是自我修养的一个体现，从自身出发我们也更喜欢有礼貌的人，即使是对待最亲密的人也要保持礼貌。得体、礼貌的行为举止是人际交往中的一块敲门砖，既会给别人留下好的印象，也会让我们在与人交往时障碍更少，更高效。因此，在与人交往的过程中应注重长幼尊卑，使用恰当的称呼，建立和维护和谐的人际关系。

第五章　常见的心理问题

古今中外，人们提到心理问题，往往总是会伴随着茫然和恐惧。在古代还没有心理问题这个概念时，人们不关注也不了解自己的心理健康，真的出现问题，在药石无用的情况下，转而去寻求佛祖上帝的保佑。现代的人们对心理健康有了一定的了解，但了解和误解相伴，心理问题往往就等同于精神疾病了，所以一段时间内，人们是谈心理问题色变。其实心理问题很普遍、很常见，与我们的生活息息相关，了解了这一章的内容你就可以坦然地和他人聊起心理健康的问题啦！

第一节　常见心理问题概述

人生活在世界上，要吃五谷杂粮，经受风吹雨淋，身体上自然会生病；每天经历人生百态，活在喜怒哀惧中，我们的心理自然也会生病。那么什么是心理问题呢？心理问题与"我"有什么关系呢？这一节将带你探寻自己的内心世界。

一、心理问题

如果有人问"所有人都会感冒吗"，大家几乎都会给出肯定的回答。那么如果有人问"所有人都会有心理问题吗"，对于这个答案很多人就不确定了，或许有些人还会自信地说"我就是一个没有心理问题的人"。真的是这样吗？其实心理问题和感冒是有些相似的。在身体健康上，每个人都会感冒，只不过有些人感冒的次数少一些，有些人多一些；有些人自愈了，有些人严重到不得不求医，而心理问题也是如此。

（一）心理问题的概念

心理问题也称为心理失衡，指一个人在情绪、观念、行为、兴趣、个性等方面出现一系列的失调，但在身体上并没有明显的病理性变化，心理问题会间接导致人的性格、世界观等的变化。

（二）心理问题的分类

根据角度的不同，心理问题有许多种不同的分类。比如按人的活动领域不同，可以把心理问题分为学习心理问题、劳动和职业心理问题、人际交往心理问题、家庭与婚恋心理问题等；按个体的年龄不同，可以把心理问题分为儿童心理问题、青年心理问题、成年心理问题、老年心理问题等；按照心理问题的诊断标准，可以把心理问题分为一般心理问题、严重心理问题、神经症、人格障碍、性心理障碍、精神障碍和心身疾病等。最后一种分类是心理咨询中常用的分类方式，下面将详细进行介绍。

1. 一般心理问题

也称心理失调或心理失衡，通常不存在心理状态的病理性变化，具有明显的偶发性和暂时性，常为一定的情景所诱发，在脱离诱发情景的条件下，心理活动则完全正常。

2. 严重心理问题

这是由相对强烈的现实因素激发，初始情绪反应强烈，持续时间较长，内容充分泛化的心理不健康状态。严重心理问题与一般心理问题在特征及症状表现方面都比较相似，只不过严重心理问题症状持续的时间更长，症状表现更为强烈。而且两者间最大的区别在于症状表现的泛化，即引起不良心理和行为反应的刺激事件不再是最初的事件，同最初刺激事件相类似、相关联的事件（已经泛化），甚至同最初刺激事件不类似、无关联的事件（完全泛化），也能引起心理和行为反应的异常表现。

3. 神经症

又称神经官能症，是一组心理障碍的总称。这类心理障碍常因挫折和冲突长期得不到解决而引起，与不良的社会心理因素有关。主要表现为长期性的、弥散性的情绪障碍，以致对生活带来一定的负面影响；虽自觉躯体不适，但临床检查未能发现身体疾病等。常见的有焦虑症、恐惧症、神经衰弱、疑病症、强迫症、躯体形式障碍等。

4. 人格障碍

指人格特征明显偏离正常，使人形成了一贯的反映个人生活风格和人际关系的异常行为模式。常见的人格障碍有强迫型人格障碍、偏执型人格障碍、分裂型人格障碍、自恋型人格障碍、回避型人格障碍和反社会型人格障碍等。

5. 性心理障碍

即个体在性观念、性对象和性行为等方面的异常。常见的性心理障碍有性功能障碍，如阳痿；性对象歪曲，如恋童癖、恋物癖；性行为异常，如露阴癖、窥阴癖；悖德和反社会性性行为,如强奸、乱伦。

6.精神障碍

亦称精神病,是一组重度精神障碍的统称。患有某种精神障碍的个体,其认知、情感、意志和行为会表现出与正常人全然不同的改变。常见的精神障碍有精神分裂症、阿尔茨海默症等。

7.心身疾病

即心理生理疾病,是对一组具有心理病因的躯体疾病的统称。常见的心身疾病可发生在人体的各个系统,如发生在心血管系统的原发性高血压、发生在消化系统的厌食症等。

(三)正确看待心理问题

伴随着社会的快速发展,心理问题的种类和受累人群都在不断增加。如何正确看待心理问题?首先需要调整的是人们的认知。

和躯体疾病一样,谁都有可能罹患心理问题。复杂多变的社会环境中,不可能不遇到挫折和失败,不可能事事顺利,不可能没有困难,不可能没有生离死别。当遇到这些意外情况时,不可能每个人每一次都能良好适应,不产生心理冲突。所以在一定条件下,每个人都可能会有某种程度的失常表现,也都有可能会产生心理问题。因此任何人都不必为自己"幸免"心理问题而庆幸,也不必因为"人人都有可能心理失常"而产生恐惧。

要相信心理问题是可以预防的。心理问题主要是由后天社会生活当中一些不良习惯造成的,由先天遗传造成的心理问题较为稀少。因此,我们应当注意掌握和应用心理健康的理论和方法,重视心理健康的发展,重视健全人格的形成,及时纠正不良的行为,保持愉快的心情,处理好人际关系,积极地进行学习、工作和生活。增进心理健康,就能预防心理问题的发生。

要坚信心理问题是能够治好的。尽管造成心理问题的原因十分复杂,治疗往往也比较缓慢。但是,一旦患有心理问题,不要过分地惧怕、恐惧,只要善于了解自己,控制自己,增强信心,懂得一些有关常识,在专业人员的指导下,掌握并运用一些有效的心理治疗方法,那么心理问题就一定能够不药而愈。

二、正常心理与异常心理

这个世界有阴有阳,有男有女,有光明有黑暗,有健康有疾病,所以一切事物都有正和反两个方面,人的心理活动也不例外。

（一）什么是异常心理

"变态"这个词在生活中是一个贬义的词汇,它往往指的是一个人行为上的脱轨和思想上的扭曲,但心理学中有一门学科叫做变态心理学,这里的"变态"是一个中性词,相对的是个体常态的心理活动,所以这门学科研究的就是我们所说的异常心理。心理异常是指在所属的文化环境中,未预期的、与个人痛苦或严重功能损伤相关的行为、感情或认知方面的机能失调。从本质上说,"心理异常"仅仅是"正常"的感情、行为和认知过程的"极端表现",是人遇到"不正常"的环境和受到"不正常"的影响后出现的"正常反应",与"心理正常"并不存在本质上的差异。

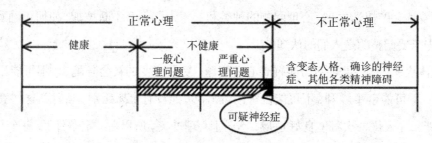

图5-1 正常心理与异常心理的划分

上文我们提到了心理问题的分类,但并不是所有的心理问题都属于异常心理,如上图所示,一般心理问题及严重心理问题都属于正常心理的范畴,它们只是正常心理中的不健康心理状态,只有确诊的神经症、人格障碍及精神障碍等才属于异常心理的范畴。

（二）病与非病三原则

心理学家根据心理活动的发展规律和特点,提出了判定心理正常与异常的三条标准。

1. 心理反应的合理性原则

心理是客观现实的反映,任何正常的心理活动和行为表现,必须在形式和内容上都是合理的、必然的,与客观环境保持一致性。不管是谁也不管是在怎样的社会历史条件和文化背景中,如果一个人说他看到或听到了什么,而客观世界中当时并不存在引起他这种感觉的刺激物,那么可以肯定这个人的心理活动是不正常的,他产生了幻觉。另外,一个人的思维内容脱离现实,或思维逻辑背离客观事物的规定性时便形成妄想。这些都是观察和评价人的心理与行为的关键,称作同一性（或统一性）标准。例如,人在受到侮辱时会产生反感甚至愤怒的反应,这是正常的。但如果与客观环境保持一致性即同一性的反应模式遭到了破坏,例如无缘无故地发怒, 或者受到一些微不足道的刺激就不顾场合地大发脾气, 这种反应就不合情理, 说明已经出现了心理异常。又如, 人在过度疲劳或紧张时, 有时也会产生幻觉, 这种反应也是合理的, 但经常无故产生幻觉, 并且任何时候都深信不疑, 这种反应就不合理。

2. 心理过程的协调性原则

正常人的心理过程, 无论是某个心理过程的各种心理现象之间, 如认知过程的感知觉、记忆、思维等心理现象之间, 还是各个心理过程之间, 如认知过程、情感过程、意志过程之间, 都必定具有协调一致性, 这种协调一致性保证了个体在反映客观世界过程中的高度精确性和有效性。例如在认知过程中, 一个人的记忆良好、思维正常, 其感知觉能力也应该是比较敏锐的; 在情感过程中, 因遇到一件喜事而产生愉快的情绪体验, 并用欢快的语调来表达等, 都说明这个人的心理是健康的。但如果这种协调一致性遭到了破坏, 例如感知觉能力正常而记忆力衰退、思维迟缓, 或者用低沉无力的语调, 甚至伴有痛苦的表情来表达内心愉快的情绪体验, 则被视为心理异常。

3. 个性特征的稳定性原则

个性心理特征是不会轻易改变的, 总会时时处处明显地表现出来。例如性格乐观外向的人, 平时总会给人一种热情爽朗的感觉。当然, 如果外界环境发生重大的变化, 处境发生了逆转, 个性特征也有可能发生改变, 原来乐观外向的人也会变得沉默寡言。但如果外界环境没有什么大的变化, 而个性特征却出现了让人难以理解的改变, 且持续了相当一段时间而难以恢复, 就应怀疑这个人的心理活动是否出现异常。比如一个平时热情爽朗的人, 突然变得冷淡沉默, 而且在他的生活环境中找不到足以促使他发生这种变化的原因, 或者即使有原因, 但这种原因不足以使其发生这么大的改变, 就要考虑其是否出现了异常的心理活动。

(三) 异常心理的判断标准

1. 主观经验标准

主观经验标准是最简便也最直接的心理异常判别标准。主观经验指两方面: 其一是从被判别者的主观体验而言, 如被判别者自己感到有不明原因的焦虑、抑郁、紧张、恐惧等, 且又难以控制和摆脱, 则被视为心理异常。其二是从判别者而言的, 即判别者根据以往的经验, 结合被判别者的心理状态和行为表现来判别心理异常与否。

2. 统计分析标准

由于心理异常是相对于心理正常而言的, 通过对普通人群的心理特征进行测量后获得的统计数据可以判别人的心理是否异常。大部分测量的结果常常显示正态分布, 即居中的大多数人属于心理正常,而远离中间的两端被视为异常,因此可以依据被判别者的心理特征是否偏离平均值以及偏离的程度来确定心理异常与否。统计分析标准由于提供了心理特征的数量资料,因而比较客观,便于比较,操作也简便易行。

3. 病因症状标准

任何心理异常都有致病原因和症状表现,而这些致病原因和症状表现在心理正常者身上一般是不存在的,因而发现被判别者有这些致病原因和症状表现,就可判别为心理异常。这种标准是将心理异常当做躯体疾病一样看待,认为心理异常者的脑部必定有病理变化而导致脑功能失调,造成心理异常。病因症状标准由于强调可观察的心理症状,且又可以通过物理、化学与生理心理测定来加以判别,因而比较客观可靠。

4. 社会适应标准

社会适应是指一个人对社会环境的应对与顺应,主要表现在自理、沟通、交往等方面。正常人能按照社会生活的需要主动地适应社会环境,即行为符合社会的准则,能根据社会要求和道德规范行事。如果不能按照社会认可的方式行事,其行为有悖于社会要求以致使人难以理解和接受,则会被判别为心理异常。

以上这些心理异常的判别标准都各有依据,但每种标准也都有局限性,所以要判断一个人是否心理异常,需要综合运用各个标准,通过医学上的检查,个体对自己的描述和观察,对个体的心理状态和行为表现进行细致科学的分析,才能发现问题并有针对性地解决问题。

三、一般心理问题

你是否有过这样的经历:卫生间里电灯长明水长流,关一下开关和水龙头本是举手之劳,可你从旁走过就是视而不见;陌生人做错事情你会笑一笑表示谅解,反而熟人做错事情你会暴跳如雷、大发脾气;明明自己有吃有穿,万事不愁,但就是觉得空虚寂寞冷。如果你曾经历过这样的事情,并把它看做是你的"小脾气"和"小烦恼",那么其实你正在受到一般心理问题的困扰。

(一)一般心理问题的概念

一般心理问题是轻微的心理异常,常被简称为"心理问题",它是由现实因素激发、持续时间较短、情绪反应能在理智控制之下,不严重破坏社会功能,情绪反应尚未泛化的心理不健康状况。你的"小烦恼"、"小脾气"等,都可能是一般心理问题。

（二）一般心理问题的特点

1. 具有特定的情景性

一般心理问题常由特定的情景诱发，与特定的情景密切相关。以紧张这种反应来说，第一次玩过山车、第一次当着100个人讲话、第一次去见结婚对象的父母等都会出现程度不同的紧张反应，这是很正常的，在各种"第一次"或具有相当刺激性的情景中都会出现。但当我们坐了100次过山车、天天在许多人面前发表观点、经常和结婚对象的父母聚会，那种紧张的反应会逐渐减少甚至消失。而一般心理问题异常反应则不然，它往往是对某种特定的情景有异乎寻常的强烈心理反应，以致往往不为常人所理解和认同。例如一个平时学习很优秀的孩子，每到考试都会极度紧张，甚至出现恶心、呕吐、眩晕等使人难以理解的剧烈反应，这种在考试时过度紧张的反应不会随着多次参加考试有所缓解，这就是对考试场景的过度紧张。

2. 具有偶发性和暂时性

绝大多数一般心理问题并不经常或持续出现，而是偶然发生的、暂时的。这一方面是指具有某种一般心理问题的人，在大多数非特定情景的时间里，并不表现出心理问题，即使身处于特定场景中，有时也不会表现出心理问题；另一方面是指一般心理问题常显得"说来就来，说去就去"，有时在你还没有意识到自己已经出现心理问题时就自行缓解或自行痊愈。

3. 不存在心理状态的病理性变化

具有一般心理问题的人，其心理活动和心理状态在通常情况下给人的感觉都是正常的，即使在特定情景下出现了一般心理问题的某些症状，通常也不被认为是心理异常的表现，其原因就是一般心理问题不存在诸如幻觉、妄想、否认自己心理问题等病理性精神症状。

（三）常见的一般心理问题

这里简要介绍六种我们在日常生活可能都曾经遇到过的一般心理问题。

1. 忧郁

忧愁郁闷的消极心境，表现为郁郁寡欢、闷闷不乐、自怨自艾、沉默萎靡，常给人一种心事重重的感觉。作为一种具有弥散性的消极心态，尽管忧郁的发生通常都有明显的客观原因，比如受到不公正待遇、遭遇离婚等生活重大挫折，但同时也会受到主观心理条件的制约，往往性格孤僻、悲观的人容易在一定情景中导致忧郁。忧郁一旦发生，特定情景的阴影就会伴随相当长的一段时间，让你不时回想忧郁的场景并体验忧郁的情绪，导致忧郁一时难以缓解。

当意识到自己出现忧郁情绪且无法自主调节时，应主动去寻求他人帮助，否则很容易将多方面的忧郁累积，最后发展为更加严重的心理障碍。

2. 冷漠

冷漠是指对他人冷淡漠然的消极心态。主要表现为对人怀有戒心甚至敌对情绪，既不与他人交流思想感情，又对他人的不幸冷眼旁观、无动于衷，显得毫无同情心。当一个人处于不和谐群体或完全陌生的群体中时容易出现冷漠的心态。在这些场合下进行人际交往，因为不熟悉和自我保护，往往会显得对人对事漠不关心、冷眼视之，仿佛一切与己无关。不过在关怀自己的亲朋好友和家庭成员之中，冷漠心态荡然无存，个体表现出开朗、热情、富有同情心和爱心。

3. 暴躁

这是指在一定场合受到不利于己的刺激就暴跳如雷的情绪状态。冷漠心态往往是对于别人或不熟悉的人，而暴躁情绪则指向"自己人"。暴躁通常在相处极为随意的熟人或亲朋好友中才暴露无遗，因无所顾忌，一不顺心就激动愤怒，而在生人或生疏的环境中，当事情于己不利时，为了保持良好形象，维持自己的气度和自尊，反而会忍耐控制。

4. 孤独

这是指孤单寂寞的消极心态，常表现为莫名的寂寞、烦恼、抑郁，有"茕茕子立，形影相吊"之感。当处在陌生、封闭、孤立和不和谐的环境中，孤独感会油然而生；当生活模式突然改变时（如退休），会因失落和不习惯而感到异常孤独；在公共场所，当胆怯等消极情绪袭来时，会因缺乏交往的勇气而把自己封闭起来，随之产生孤独感。为了排遣孤独，有时人会自我毁灭式地大量吸烟、酗酒，使自己处于麻醉状态，更甚者会做出行为出格或冒险的举动。

5. 空虚

这是指百无聊赖、闲散寂寞的消极心态，也就是人们常说的"没劲儿"。当物质条件优越，习惯并满足于享受，而且人生没有其他追求的时候，人们会觉得没劲儿；当心比天高，既不屑追求人们通常向往的目标，又无法追求自己也感到难以达到的目标，人们会提不起劲儿。因为不思追求和无所追求，精神就无从着落，心灵就虚无空荡。于是为了摆脱这种心理上的空虚，就有可能因寻求刺激而去抽烟、喝酒、打架斗殴，甚至走上犯罪的道路。

6. 偏执

一种极端执拗、刚愎的认知偏差状态。常在以下一些情景中表现出来：有了些许成绩就自以为能力非凡而理应与成功相伴；听到不同意见就争辩反驳，一副即使不得理也不饶人的架势；有人胜过自己就忌恨和攻击，显得目中无人、唯我独尊；遇到挫折不勒马回缰，始终自以为是，一条路走到黑。总之，只相信自己而不信任别人，显得异常执拗任性、刚愎自用。偏执如果不及时控制和矫正，就极有可能演变为偏执型人格障碍。

看了上面这些你是否已经"对号入座"了呢。在不同的时间、不同的场景，每个人都可能会有一般心理问题。不要小看一般心理问题，负面情绪和心态的累积，最终会让一般心理问题变成真正的心理疾病，到那时就不是自我调节可以解决的了。所以当你有了"小烦恼"、"小脾气"时，不妨试着主动矫正错误的认知、自我约束；主动与他人沟通交流，建立有积极意义的关系；锻炼自我意志，增强忍耐力、控制力。无法自我调节时，记得去看心理医生。不要让小小的灰尘集成雾霾，蒙住你美丽的心灵。

第二节　戒毒人员常见心理障碍

一、神经衰弱

老王觉得自己最近的状态很不好，白天常常没精神，晚上却迟迟不能入睡，即使睡着了，要不一点风吹草动就能惊醒，要不就是整晚反反复复的梦境让自己更累。因为睡不好，身体上也觉得很疲劳，天天腰酸背痛，头昏脑涨的，记忆力也变差了，很多近期发生的事情或重要的事情都记不住，如果强迫自己去记忆还会头疼。老王也去医院看过神经科，但打针吃药并没有多大的效果，搞的他越来越烦躁和焦虑。直到再一次去医院，医生告诉他他可能患有神经衰弱，应当去看心理医生时，他还觉得很疑惑——"我怎么就成心理问题了"。

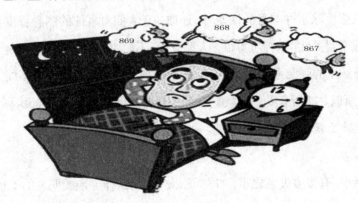

图5-2　神经衰弱常伴有失眠症状

（一）神经衰弱的一般表现

神经衰弱在一般人的印象里往往与睡不好、脾气不好有关，得这个病和身体虚弱有关，就诊一般是在神经科或脑科，医生对它的治疗也往往是调节神经、改善睡眠。那它和心理障碍有什么关系呢？

其实认为神经衰弱仅仅是身体虚弱、睡不好和脾气不好是一种误解。神经衰弱是神经官能症的一种，指的是在长期处于紧张和压力下，一种以脑和躯体功能衰弱为主的神经症，以精神易兴奋却又易疲劳为特征，表现为紧张、烦恼、易激惹等情感症状及肌肉紧张性疼痛和睡眠障碍等生理功能紊乱症状。

长期强烈紧张状态的神经活动，一旦超越耐受极限，就可能产生神经衰弱。紧张和压力会造成大脑高级神经中枢和自主神经的功能失调，所以神经衰弱的危害最先表现出来的是头痛、头晕、失眠以及记忆力减退等大脑功能紊乱的症状。随着病情的发展，神经衰弱的危害逐渐扩散到循环、消化、内分泌、代谢及生殖等多个系统功能失调。很多神经衰弱患者由于自觉症状繁多，精神负担极重，不少人四处求医，仍得不到理想的疗效，因而担心得了什么大病没有被查出来，思想苦恼，到处检查求治，浪费了许多时间和金钱。另外，神经衰弱患者长期自认为病魔缠身，以致情绪紧张、焦虑、烦恼、睡眠不足、食欲不振、免疫功能下降等，还可并发其他疾病，不仅严重地影响工作和前途，也给家庭增加了负担，甚至影响家庭的和睦。

（二）神经衰弱的影响因素

为什么说神经衰弱是心理障碍的一种呢？这与导致神经衰弱发病的原因有关，那么哪些因素会导致神经衰弱呢？

1. 性格因素

精神刺激的强度除事件本身的性质外，还取决于人们对事件的熟悉程度与看法，以及对刺激的感受性或者耐受性。精神压力很多人都有过，不愉快的事件每个人都经历过，但由于每个人对该事件所产生的刺激强度感受不一，采取的行为方法也可能完全不同，收到的反馈情况也不尽相同，所以并非所有受到严峻刺激的人都会出现精神症状，这说明个体的人格特点或者易感素质在神经衰弱的发病过程中起一定作用。

2. 社会因素

在社会生活中，有很多失意之事，如失恋、夫妻关系不合、亲戚朋友的不理解、意外打击等，对这些失意之事如果不能正确对待，均可成为神经衰弱的致病原因。

3. 家庭因素

一个人的性格、三观往往与他所生长的环境和童年时的经历有很大的关系。如果幼年时缺乏家人关爱、缺乏安全感，家庭关系松散、危机四伏、缺少亲情，甚至在家庭关系破裂的单亲家庭中成长起来,那么这样的孩子长大后往往容易感到紧张和压力,因此易患神经衰弱和其他心理疾病。

4. 身体因素

超负荷的体力或脑力劳动引起大脑皮层兴奋和抑制功能紊乱,可产生神经衰弱。为预防神经衰弱的发生,应该注重劳逸结合。

5. 年龄因素

纵观一个人的一生,在不同的年龄会经历不同的事情。在少年时我们会担心学习成绩的好坏、能否考上大学;在成年后我们要努力工作,负担起家庭的责任;在老年时我们会担心自己的健康状况。所以当涉及升学、恋爱、升迁、人际关系等生活环境或人生处于重大转折时,因为感受到压力和紧张,比较容易患上神经衰弱。

6. 遗传因素

从遗传角度看,家庭成员中有心理疾病患者易患心理疾病。这里谈到的遗传,并不是说神经衰弱是一种遗传性疾病,而是说易感素质,即对事对人的感受、待人处事的方法可以遗传,至于是否发病,还受很多后天因素的影响。

7. 情感因素

导致神经衰弱的原因,比较公认的还有七情,即喜、怒、忧、思、悲、恐、惊。对于不良情感诱发疾病,古书上有不少记载,任何一种不良的心理状态都会引起身体疾患。

神经衰弱在戒毒人员中比较普遍。生理脱毒期时,有些戒毒人员会产生类神经衰弱的症状,表现为易兴奋且易疲劳、肌肉疼痛及睡眠障碍等,但这可能是因为稽延性戒断症状所造成的。往往在身心康复期,当遇到较大的生活事件,如与伴侣离异、亲人去世、孩子结婚等,戒毒人员会因受到刺激和感到压力造成神经衰弱。在临近解除强戒的时间内,也是戒毒人员高发神经衰弱的时期,因为面临即将出所后的生活和人际关系,从而感到压力。

神经衰弱是一种比较常见的心理疾病,若是不能及时得到治疗,很有可能会引起其他的心理疾病。对于神经衰弱,除了辅助的药物治疗外,心理治疗被认为有更好的效果。心理治疗一方面可帮助神经衰弱患者自我排解,放松身心,努力发现和解决矛盾;另一方面可认识自我,缓解冲突,消除自卑心理,打破自我设障。

在日常生活中只要多关注自己的心理状态,放松心情,多到户外运动,呼吸新鲜空气,保持一个良好的心态,就能让神经衰弱远离我们。

视窗

"鬼压床"现象

在经过一天疲累的工作后,终于可以躺在舒适的床上与美梦重逢了,疲劳的身体裹在暖和的被子里,困意渐袭,马上就是一天中最惬意的时刻。突然心中感到一阵憋闷,四肢无法动弹!口不能言,头不能转,胸口仿佛被什么不明物体紧紧压住,呼吸似乎都要在此刻停止!无论自己如何挣扎,都很难苏醒过来,焦虑、恐惧全部在此刻如潮水般涌上心头,背上开始涔涔地向外冒冷汗。难道,这就是传说中的"鬼压床"吗?

实际上"鬼压床"并非真的是鬼怪在作祟,它只是一种睡眠障碍而已。心身医学将其称为"睡眠瘫痪症"或"梦魇症",它常发生在刚入睡或者是将醒未醒的时候,这个时候人们刚好进入熟睡——做梦的睡眠周期。美国相关研究报告称,全美有40%~50%的人在一生中至少经历过一次睡眠瘫痪症,中国也有相当多的人表示曾有过这样的睡眠体验。那么究竟是什么导致了"鬼压床"这种现象呢?

首先,是由神经中枢的清醒不同步造成的,实际上就是因为某些因素使我们的神经中枢一直保持兴奋,所以才会出现这样一种清醒状态。心理学的相关研究证明,在压力过大、过度焦虑、紧张、极度疲惫、失眠、睡眠不足或有时差问题的情况下,我们会提前进入快速眼动周期,身体已经因为过度劳累而主动休眠,可是大脑还无法摆脱那种"备战"的状态,仍然保持清醒,所以睡眠瘫痪症就出现了。

其次,睡姿和睡眠环境也有很大影响。例如,压在身上的被子过于厚重,将头蒙在被子里,趴着睡在硬床上,把被子紧紧裹在身上等睡姿很有可能诱发"鬼压床"。因为这些睡姿很容易引起呼吸和血液循环不顺畅,这些生理因素恰好符合"鬼压床"和做噩梦时的生理反应。

最后,房间空气不流通,房内杂物堆积过多,睡眠环境过于逼仄压抑,也可能引发睡眠瘫痪症。甚至有的杂物乍一看还真的像一个披头散发的妖魔鬼怪,就是清醒的时候也可能会被吓个不轻呢!

"鬼压床"不是病,却会给人们带来一种极为强烈的恐惧,乃至濒死的体验,常常会使人认为有什么超自然的力量在作祟,需要更高一等的超自然力量保佑才能渡过难关。实际上对付"鬼压床",放松是最好的疗法,可通过调节呼吸、自我按摩等方式缓解睡前的兴奋情绪,牛奶、核桃等可以安神的食品也有利于获得一个良好的睡眠。

二、焦虑障碍

自古以来，我们的祖先就生活在一个充满各种生命危险的世界里：天敌、饥荒、有毒植物、敌对的邻国、高寒之地、疾病、水灾。为了应对这些危险，就必须对许多事情保持警惕、心存戒备，而这就是焦虑的起源。从这一点来说，焦虑实际上是一种自我保护，它让我们远离危险，生命得以延续。

(一) 什么是焦虑障碍

焦虑是人与生俱来的一部分，虽然至今对于焦虑没有精确的定义，但一般认为焦虑是由紧张、不安、焦急、忧虑、担心、恐惧等感受交织而成的复杂的情绪状态。在日常生活中，每个人都会感到焦虑，大多数情况下，这种情绪反应是恰当的，不会造成身体和心理的损害，甚至有利于我们的生存。例如，在荒野里遇见一只老虎时，人们会感到焦虑，体验到紧张和害怕，这种反应是有益的，它能激发和调动个体能量以应付外来的突发事件对生命的威胁，从而增加生存和延续的机会。如果我们在玩具店里看到放在货架上的布老虎时还会产生类似的反应，那这种反应是过分的、有害的。当这种焦虑严重、持续且破坏正常生活时，就可能是焦虑障碍的前兆。

焦虑障碍是以焦虑为主要表现的一种神经症，具体表现为持续性或发作性惊恐状态，但此状态并非由实际威胁所引起，或其惊恐程度与现实事件不相符。真正的焦虑障碍，其症状不只是会让人为挣钱多少烦躁，或是看到蜘蛛大发神经那么简单，这是一种切实存在和持久的痛苦，会给生活带来很多影响。焦虑障碍者通常觉得他们无法有效地工作、社交、生活；他们可能存在各种心理不适，躲避某些人、场所或活动，一些人与社会隔绝或是居家不出；他们通常有睡眠问题；生活中遇见的任何事物或任何人，都可能造成他们的焦虑和惊恐情绪。除了情绪问题，焦虑障碍还有害身体健康。研究认为，它与心脏疾病、高血压、肠胃不适、呼吸系统疾病、糖尿病、哮喘、关节炎、皮肤病以及许多其他疾病都有关。

(二) 焦虑障碍的类型

焦虑是一种极其复杂的情绪状态，目前从定义上尚难以将一般的焦虑情绪和焦虑障碍区分开来，所以一般是根据具体的临床表现去描述焦虑障碍的。常见的焦虑障碍有两种，分别是广泛性焦虑障碍和惊恐障碍。

1. 广泛性焦虑障碍

阿达似乎一天到晚都在发愁。离婚已经4年了，因为单亲的缘故，他担心女儿安安会成为一个叛逆的小孩；他担心安安在学校过得不好，并不是因为安安一向表现不好，只是因为她数学学得不好，偶尔会因为被其他小朋友嘲笑而哭着回家；他担心他的工作，担心任务出错后被炒鱿鱼，再找不到别的工作，无力还贷款的房子会被收回，他和安安将无家可归；每次生病他也很担心，担心自己无法支付治疗费用。他每天有没完没了的担心，似乎生活中没有一件事是安全或有保障的。但当他审视自己的生活时，他发现没有任何不好的事情真正发生。安安是一个健康的、积极向上的孩子，在学校有很多朋友；老板一直对他信任有加，因为出色完成了工作任务，他刚获得了一次加薪；生活中，许多人给他介绍优秀的女性，希望他可以找到新的缘分。正如朋友们一直对他说的，他的生活很美好，那些焦虑只是他以婚姻失败为理由惩罚自己。这些劝慰让他觉得心烦，但又觉得有些道理，可是他却怎样也无法摆脱这些焦虑。

阿达实际上正在承受着"广泛性焦虑障碍"的困扰。广泛性焦虑障碍是由于患者对多种生活环境的担忧或对各种现实危险性的错误认识造成的，它还与生活环境及面对生活压力的应激方式有关，大约7%的人会在一生的某个时候患上这种疾病。广泛性焦虑障碍者担心很多事，几乎所有的事，而不仅仅是一两个特定的问题。他们还常常表现出一定的身体症状：消化不良、疲劳、疼痛和痛苦、肌肉紧张、经常性头晕和迷失方向等。除了身体上和精神上的折磨，广泛性焦虑还会造成患者社会功能的受损，由于他们的注意焦点总是在引起焦虑的事物和想法上，因此不能充分专注于工作和生活。

2. 惊恐障碍

小文患上了名为惊恐障碍的心理疾病。事情发生在他某天在跑步时，那天天气很热，因为剧烈运动，他汗如雨下，但还是坚持跑步。当停下来时，他觉得有点气短，像是快要窒息。他加快呼吸，可情况并没有好转，反而因为这样的动作而感到眩晕。他坐在地上，感觉到心脏在狂跳，他怀疑自己会不会因为突发心脏病而死去。可来到医院等候检查时，他的心跳开始恢复正常，各项检查结果也表明他身体健康。从那天开始，他经常性地感觉到呼吸不畅，每当这种时候，他都担心自己会晕过去，因此渐渐的他不再跑步、不做运动，甚至连走路也会让他症状发作。又过了一段时间他发现，只要任何一点有压力的活动比如坐电梯、开车等都会让他爆发，于是他索性连家门也不出了。

惊恐障碍可以被定义为一个人对自己感觉的一种恐惧，是对自己身体内部变化的恐惧。一般认为，生活应激事件和遗传易感性的相互作用是惊恐障碍产生的根本原因，有证据表明，在儿童和成人期经历创伤性事件或负性生活事件与惊恐障碍的形成有关。惊恐发作通常与害怕某些现实场景有关，所以惊恐发作时往往伴有特定恐惧症。特定恐惧症的典型诱因包括剧烈运动、独自外出、开车过桥或隧道、拥挤的人群、高处、深水、火车、飞机、开阔地带或是电梯等具有潜在危险压力的场景。

在解除强戒前，由于担心回归社会后再次复吸，担心家庭亲人的不理解和不接纳，担心社会的偏见和歧视，戒毒人员的一般焦虑情绪易演变为焦虑障碍。药物配合心理治疗是焦虑障碍治疗中常用的手段。而治疗焦虑障碍常见的心理疗法有放松法、冲击疗法和系统脱敏法。放松法是通过让患者学习和掌握呼吸调节、放松全身肌肉的方法来消除杂念、放松情绪。冲击疗法，又称暴露疗法，是让患者直接处于产生焦虑情绪的情境之中，用"以毒攻毒"的方式进行治疗。系统脱敏法是在患者面前重复出现能引起微弱焦虑的刺激源，让患者适应该程度后逐步增加刺激强度，直到患者焦虑情绪完全消失为止。

三、强迫障碍

小苏害怕碰自己房间的门把手，他认为门把手可能已经被细菌污染了，直接用手触碰会把细菌带到其他家具上去，因此他会把衣服袖子拉长套在手上，再去转动把手。无论触碰了什么他认为不洁净的东西，他都会径直走向洗手池，反复冲洗，细细清洁他的每个指缝。有时这个过程只需要几分钟，可有时，在他觉得洗的不干净时，他会洗上整整半个小时。然后呢，他又会害怕关水龙头的时候会接触到细菌。除了他的房间，公共汽车、公园、电影院、别人的住所——所有这些都是他焦虑的根源。对小苏来说，被污染的风险几乎随时存在，所以小苏是疯了吗？

（一）什么是强迫障碍

普通人每天可以生出很多种想法，其中很多既不理性且没有用。比如耳虫现象——那些不由自主地反复在脑海里出现的某首歌曲或音乐作品的某个片段；有时还有负面的念头——"我不行的"、"我不干了"；很多人会有侵入性想法——有时想从高处跳下，或是有意撞车，觉得自己可能犯过新闻里听到的罪行等；有时还会想到"要是我被蜘蛛咬了会如何"、"要是我被外星人抓走了怎么办"等这样让人脑洞大开的问题。其实这些想法很常见，大多数人都能把它们抛之脑后，但也有人不能。如果人们不能让奇怪的想法销声匿迹，它们就有可能导致痛苦和精神疾病，这些奇怪想法产生的恶果就是——强迫障碍。

很多人都听说过强迫症，也就是强迫障碍，但是对其的认知却多有混淆。一般人认为强迫障碍是一种行为怪癖,其症状在旁人看来,通常是过分地担心、关注。但其实强迫障碍是一种严重的疾病,会让患者深受其害。强迫障碍是以不能为主观意志所克制的,反复出现的观念、意向和行动为特征的一种神经症,其典型的表现就是强迫观念和强迫行为,即个体在遇到不期望见到、令人不愉快的事物时,反复出现并想竭力摆脱的干扰想法或画面(强迫观念),同时为摆脱这些想法会做出诸如反复检查,固定仪式等行为(强迫行为)。

(二)强迫障碍的一般表现

1. 强迫观念

强迫观念是强迫障碍的核心症状,指反复进入患者意识领域的思想、表象或意向。这些思想、表象或意向对患者来说是没有现实意义的、不需要的或多余的;患者能意识到这些都是他自己的心理活动,想极力摆脱,但又无能为力,因而感到十分苦恼和焦虑。强迫观念常见以下几种:

(1)强迫思维:一些字句、话语、观念或信念反复进入患者意识领域,干扰其正常思维过程,但又无法摆脱,包含强迫性穷思竭虑、强迫怀疑、强迫联想和强迫性回忆。强迫性穷思竭虑表现为患者对日常生活中的一些事情或自然现象寻根究底、反复思考,明知缺乏现实意义,但不能自我控制;强迫怀疑指患者对自己言行的正确性反复产生怀疑,明知毫无必要,却不能摆脱;强迫联想是患者脑子里出现一个观念或看到一句话,便不由自主地联想起另一个观念或语句;强迫性回忆指患者对过去的经历、往事等反复回忆,虽知毫无意义,但总是反复萦绕于脑中,无法摆脱。

(2)强迫表象:脑中反复呈现逼真、形象的内容,出现的表象通常是令患者难堪或厌恶的,多见的是生殖器或性行为的形象。少数患者的表象外向投射,形成假性幻觉。

(3)强迫性恐惧:恐惧的对象并非是特殊环境和物体,而是对自己情绪的恐惧,如害怕自己失去控制,会发疯,会做出什么违反社会规范,甚至是伤天害理的事。与强迫意向区别的是,患者并没有马上要行动的内在驱使。

(4)强迫意向:又称强迫冲动,这是一种强有力的内在驱使,一种即将要行动起来的冲动感,但患者从来不会有真正的行动。患者明知这样做是非理性的、荒谬的甚至是不可能的,努力控制住不去做,但其内心的冲动无法摆脱。这类冲动往往是伤害性的,如砸碎玻璃、跳下火车站台;或是非常不合时宜的,如在大庭广众之下脱衣服等。尽管这些想法不会付诸实施,却一直让人倍感折磨。

2. 强迫行为

又名强迫动作,是指反复出现的、刻板的仪式化动作,患者感觉到这样做不合理,别人也不会这样做,但却不能不做。强迫行为常见下面几种形式:

(1)强迫洗涤:常见有强迫洗手、洗衣等。如有些人外出时若接触到其他物品,回家后就要反复多次洗手;上了厕所后,要反复地多次洗手,甚至睡前关门窗或脱袜子后也要反复多次洗手。

(2)强迫检查:大都继发于强迫性怀疑之后。如有的人强迫性怀疑电视机是否关好,每次走出家门后,必会再走回家中检查电视机电源,这样不计其数地反复走出走进,为此影响了正常的工作和生活。

(3)强迫询问:强迫障碍者常常不相信自己,为了消除疑虑或穷思竭虑带来的焦虑,他们常反复要求他人不厌其详地给予解释或保证。有的人也会表现为在自己的头脑里自问自答,反复进行以增强自信。

(4)强迫计数:表现为反复计数台阶级数、大楼层数或路边树木树等,这种计数意在消除某种担心或避免焦虑的出现。如有的人会在每天上班的路上数街上电线杆的数量,如中间发现漏计,还会回头重新计数。

(5)强迫整理:表现为按某种固定的样式或顺序摆放某些物体,过分要求整齐。如厨房的调料罐、卫生间的洗漱用品等必须按照固定的顺序整齐放置或摆放在固定的位置,要是感觉不整齐,就要多次整理。

(6)强迫仪式行为:一种复杂的、有固定格式的行为组合,如锁门时必须将钥匙在锁孔内来回旋转五圈或关灯时开关必须按压八次等,这样做是为了缓解患者的焦虑和不安。在强迫障碍初期,这种强迫仪式行为往往比较简单,随着病情的发展,原先的动作不足以缓解焦虑等情绪,于是增添了新的内容,仪式程序更为复杂,而且患者必须按照仪式的程序操作,稍有差错便要从头做起。

细数了强迫障碍中典型的强迫观念和强迫行为后,我们不禁要问强迫障碍是从何而来呢?有研究表明强迫障碍有明显的基因遗传倾向:同卵双生比异卵双生同时患强迫障碍的概率大4倍。神经生物学认为强迫障碍是一种脑部疾病,实质上是神经系统出现问题,导致大脑工作状态不正常。精神分析理论认为强迫障碍与自我压抑的本能冲动有关,当人的本能和理性发生冲突却不能压抑时,本能欲望以强迫行为的形式得到满足。有的心理学家认为强迫障碍者大多有个性方面的缺陷,如循规蹈矩、依赖顺从或脾气暴躁等,当这种性格特征的人在生活中遭受心理社会因素的刺激和压力,就容易引起强迫症状。不过强迫障碍具体是怎样产生的,科学研究至今尚不能完全解释明白。

比较遗憾的是，目前常用的三类治疗强迫障碍的措施——药物治疗、心理治疗和临床神经外科脑手术治疗并不能完全将强迫障碍治愈。多项研究认为，药物治疗的疗效为40%~60%，仍有近一半患者疗效不佳；心理治疗中的行为治疗疗效也是50%左右；而外科脑手术中较难处理的课题是手术后的患者其人格状况会发生某种变化。所以大多数患有强迫障碍的人，很可能终生都无法彻底摆脱强迫观念和强迫行为，但这并不意味着强迫障碍者无法获得自由。

对强迫障碍的心理治疗，比较有效且常用到的是森田疗法。这种疗法是基于人本性的一种心理治疗方法，主张让患者反复体验"顺其自然"，接受症状，带着症状去生活。强迫障碍最大的特征是难以控制自己，机械、反复地重复着某一举动或观念，其根源便是自我怀疑、"不相信自己"。那么对强迫障碍治疗的关键就在于"接纳"——敞开胸怀，接受那些强迫观念和行为，不把其视作怪异。当患者领悟到这些，不再把主要精力放在对强迫观念的体验上，让现实生活充满活力，使人格更趋健全，就能从根本上达到治病防病的目的。

四、抑郁障碍

2016年9月16日，年仅28的男星乔任梁在自家的浴室中死亡，他的亲朋痛不欲生，他的粉丝夜不能寐，大家都不相信一个年轻的生命就这么消逝了。第二日，乔任梁的经济公司发表声明称乔任梁因患上了严重的抑郁障碍，备受折磨，此前也曾多次出现轻生的迹象，但在接受治疗后依然无法走出抑郁心境，最终选择了结束自己的生命。抑郁障碍也就是我们所熟知的抑郁症。

（一）什么是抑郁障碍

对于大部分人来说，抑郁障碍就像"只有大人物才会得的疾病"，好像跟自己没什么关系，只是这几年随着"抑郁症"这个词出现的频率越来越多，才渐渐引起了大众的关注。但英国首相丘吉尔曾经说过："心中的抑郁像是一条如影随形的黑狗，一有机会就会咬住人不放。"从这句话可以看出抑郁障碍其实离我们的生活非常近，当然丘吉尔也曾是一名抑郁障碍患者。

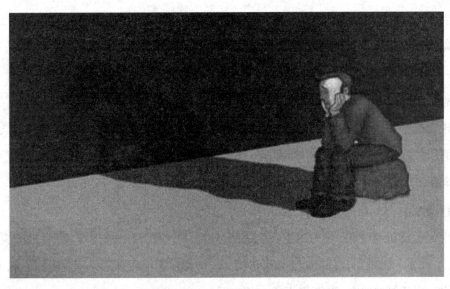

图5-3 心中的抑郁像一只黑狗

人类的所有心理障碍中发生频率最高的就是抑郁障碍。约有20%的女性和10%的男性在其一生的某个时期都会体验到一段时间的抑郁。在任何一个既定时间里,人群中会有5%~10%的女性和3%的男性深感抑郁。在很多人的印象中抑郁障碍好像与情绪不好、想不开、小心眼等词汇联结在一起,而这正是人们对抑郁障碍的误解。抑郁障碍并不是单纯的"心情不好",它是一种非常严重的精神类综合征,是众多情绪感受失常的并发状态;它包含的不仅仅是绝望、沮丧、悲伤,还有丧失兴趣、疲倦、焦虑、厌食或暴食、失眠或嗜睡等因素。有一段比喻很好地描述了抑郁障碍的发作状态:"就好像是阳光明媚的夏日突然来了一场可怕的狂风暴雨,一切都变得那么灰暗,一切都是那么狂乱、那么沉闷。然而最可怕的是,你把以前所有阳光灿烂的日子都给忘记了,天气预报里面也只有无穷无尽的风暴消息。"抑郁障碍会使人丧失希望,让一切看上去都比实际情形要糟糕。

迄今为止,对于人们为何会患上抑郁障碍的原因还并不清楚,但可以肯定的是,生理、心理与社会环境诸多方面因素参与了抑郁障碍的发病过程。生理因素主要涉及遗传、神经系统、内分泌等方面;心理学因素中有些人具有易患抑郁障碍的抑郁气质;社会环境因素中,遭遇应激性的生活事件是导致抑郁发作的重要触发条件。

(二)抑郁发作的特征性表现

抑郁发作的特征可以概括为"三低",即情绪低落、思维迟缓和行动减少。

1.情绪低落

在抑郁障碍患病初期表现为情感体验能力的减退,无精打采,感觉生活没意思,高兴不起来,特别是兴趣与愉悦感丧失,对一切事物都不感兴趣,给人以"情感淡漠"的印象。重度的抑郁障碍则会带来严重的自卑、自责和自罪感,患者往往自感羞于见人,离群独处,整日郁郁寡欢,痛苦煎熬,度日如年,不能自拔。

2.思维迟缓

表现为脑子不好使,记忆力减退,思考问题困难等。患者自觉思维迟钝,联想迟缓,缺乏主动言语,言语功能及写作功能有所抑制。有些患者还会有自罪妄想,如认为自己犯了弥天大罪死有余辜;还有的患者在躯体不适的基础上会产生疑病妄想。

3.行动减少

表现为运动机制受限,精力减退、不爱活动、走路缓慢、言语减少等。患者呆滞少动、应答迟钝、工作学习困难,日常活动很少,反应缓慢,常赖在床上或独居一隅,懒于梳洗,严重时连最基本的生活要求如吃、喝等都不顾。

除了以上典型的"三低"症状外,还有一些生物性症状,如睡眠障碍,或是躯体症状,如食欲不振、内分泌失调等也可作为诊断抑郁障碍发作的重要特征表现。

(三)抑郁障碍与自杀

抑郁障碍为大众所熟知是因为逐渐增多的因抑郁障碍而自杀的新闻报道。每一个抑郁障碍者都有或强或若的死亡欲望,死亡对于他们来说是唯一的出路,更是一种解脱。抑郁障碍者会出现自杀行为的首要理由是因为抑郁障碍属于情感性疾病,患者在智能方面并无障碍,但其情绪变化却相当显著。在较短的时期内有较大的情绪起伏,会让患者体验到更深刻的痛苦,以致产生生不如死的绝望感,从而选择自杀。抑郁障碍者自杀频率较高的第二个理由是大多数患者具有大致共同的病前性格:认真,有强烈的责任感,缺乏兴趣和以他人为本位的特征,这些性格特征同时也是倾向自杀的性格。第三个理由是抑郁障碍的症状本身,抑郁障碍者普遍的绝望感往往伴随着直接导致自杀的幻觉和谵妄性观念。常伴有罪恶妄想、疑病妄想和被害妄想等,诸如此类的观念都与自杀密切有关。

一般来说,性格比较内向、习惯压抑自我的戒毒人员是抑郁障碍的易感人群,当遭遇到重大的生活事件,如离异、亲人去世时,就要时刻关注他们的情绪变化,及时进行心理干预,以防患上抑郁障碍。要从抑郁障碍中恢复并重新控制自己的生活也不是没有办法,然而抑郁障碍具有很高的复发率,超过50%通过药物治疗的患者如果停药,在4个月内就会复发。不过现在有研究证实,心理社会疗法与药物疗法的结合对于治疗抑郁障碍是十分有效的。药物疗法的效用比心理社会疗法更快,而心理社会疗法可以提高患者的长期社会功能并防止患者复发。常见的心理社会疗法有认知疗法和人际关系疗法。许多抑郁障碍者会习惯性地用一些消极的句子来描述自己，这些"毁灭性的"自动思维会维持抑郁症状，而认知疗法可以帮助人们确认这些自动思维并帮助患者消除逻辑上的消极思维和错误。和认知疗法集中于患者思考方式不同的是，人际关系疗法将焦点集中在患者当前的社交关系上，尤其是人际问题，它鼓励患者进行情绪宣泄，帮助患者通过角色扮演和提高交流技术来克服出现的社交缺陷，并帮助患者寻求新的社会支持。

抑郁障碍就像一个信号，提醒我们去关注自己的内心世界。当你察觉到这个信号时，勇敢地去面对它，对抗它，给自己信心，相信抑郁障碍一定会被我们征服。

视窗

非典型的抑郁障碍

41岁的韩先生是一家民营企业的副总，无论在同事还是家人眼里，韩先生每天都是乐呵呵的，走到哪儿都会充满阳光与笑声，可就是这样一个开朗的人，却在家中服用安眠药自杀了。值得庆幸的是，由于被家人及时发现送去医院，避免了悲剧的发生。韩先生的妻子至今都无法相信丈夫为何会选择自杀，因为丈夫是公司高层领导，工作能力强、社会交际广，是家人眼中的"超级偶像"，就在韩先生自杀前，他还和平时一样有说有笑。可是韩先生内心感到非常压抑，他不想上班，但想到自己身居要职，责任重大，只能硬撑着去上班；虽然一点不想见人，却不得不碍于面子去应酬；看到家人总想发脾气，却只能强颜欢笑。经过专家的诊断，韩先生患上了一种名为微笑型抑郁障碍的非典型抑郁障碍。

随着生活节奏越来越快，生活方式愈加多样，人们感受到压力的渠道越来越多，压力也越来越大，但很多人却无法辨别感受到的压力，拒绝承认自己有压力。久而久之，压力导致的压抑状态很容易让人患上抑郁障碍。微笑型抑郁障碍虽然还没被心理学界关注到和承认，但它以及很多非典型的抑郁障碍确实存在并给人的心理健康带来巨大危害。

1. 微笑型抑郁障碍

这类患者由于"工作的需要"、"面子的需要"、"礼节的需要"、"尊严和责任的需要"，白天大多数时间都面带微笑，但这种"微笑"并不是发自内心深处的真实感受，而是一种负担，久而久之成为情绪的抑郁。"习惯性微笑表情"并不能消除工作、生活等各方面带来的压力、烦恼、忧愁，只会让他们把忧郁和痛苦越积越深，虽然觉得内心十分痛苦，也有"活得太累"之类的感叹，但在家人、同事或上司面前，经常表现得有说有笑，以掩盖自己的郁闷心情。这类抑郁障碍旁人难以察觉，甚至患者自己也不觉得是患上了心理疾病，所以一旦发现往往已经造成严重的后果。

2. 隐匿型抑郁障碍

顾名思义就是这类抑郁障碍的症状好像"隐藏"起来了。患者常常表现为躯体不适，抑郁情绪则不明显，或者说躯体不适掩盖了抑郁障碍的情绪表现。这样称呼，并不是说患者故意把抑郁症状隐藏起来，而是患者本人也不知道自己得了抑郁障碍，总以为是自己躯体疾病很重，或将情绪低落归咎于躯体疾病。由于患者常对自我情绪体验缺乏描述能力，不能用恰当的语言表达自己的感受和要求，甚至因躯体症状十分明显而忽略对于情绪症状的关注，往往会掩盖自己得了抑郁障碍的事实，从而误诊、误治，造成治疗时机的延误。

第三节　戒毒人员的常见人格障碍

世界上有一类人，表面上他们与绝大多数人无异：拥有一份工作、一个家庭，甚至在某些领域还取得了别人无法企及的成就。但是在人际关系中，特别是亲密关系中，他们是持续的麻烦制造者。这类人，就是人格障碍者。

一、什么是人格障碍

在前面的内容中我们已经了解了人格是什么，人格对我们每个人意味着什么，那么人格障碍又是什么呢？

（一）人格障碍的定义

"人格障碍"一词是精神病学的发展及精神病学研究逐渐细化的产物。1806年，法国皮奈尔首先报道了一位男性被一位女性言语所触怒而将其投入井中的案例，将其命名为"不伴妄想的躁狂症"，是用来描述那些邪恶、容易暴怒并使用暴力但没有妄想的人。1835年，英国心理学家普里查德提出"悖德狂"的概念，意指"智能很少或完全不受到损害，情感、性情或习惯方面失调，心灵中的道德观念和正义原则高度歪曲和败坏，自我控制能力丧失或有严重障碍的一种精神扰乱的类型"。从以上内容可知，19世纪人们对于人格障碍的理解主要停留在道德层面，往往局限于某种显著偏离社会公认的道德准则的行为模式。直到1909年，德国的克雷佩林提出"病态人格"这一术语，后来德国的施耐德完整了"病态人格"的概念，以"害人害己"来概括人格障碍，把那些给自己造成痛苦的人也包括了进去。

人格障碍即人格异常,指人格特征明显偏离正常,使人形成了一贯的反映个人性格、生活风格和人际关系的异常行为模式。这种模式偏离特定的文化背景和一般的认知方式(尤其在待人接物方面),明显影响其社会功能与职业功能,造成对社会环境的适应不良,部分患者为此感到痛苦。个体虽无智能障碍,但适应不良的行为模式难以矫正,这种行为通常开始于童年期或青少年期,并长期持续发展至成年或死亡,只有少数患者在成年后可有一定程度的改善。

有人曾比喻心情不好是心理上的小感冒,照此来推断的话,人格障碍就是心理问题上的癌症。从人格的定义可以看出,人格的根基是如此根深蒂固,不随外部世界的改变而改变,那么人格障碍也是,它的形成绝非一朝一夕,和其他心理问题不同的是,人格障碍是从一个人的儿童时期或者青春期便开始了,然后贯穿他们整个成长过程,直至成年还依然持续存在。而且人格障碍者的某些症状和精神病的症状很相似,有些精神病在大多数情况下是短暂发病的,通过适当的治疗是可以治愈的,可是人格障碍却是漫长的持续一生的性格特征,治好的机会也少得多,所以人格障碍在某种程度上很难被成功治愈。

(二)人格障碍的危害

很多人格障碍者是关系中的掠夺者,他们无情地剥夺你、控制你、贬低你,看不到你的情感与需求。与他们在一起,你痛苦不堪、备受折磨,甚至每天都经历情感的狂风巨浪。因此美国临床心理学家伯恩斯坦将人格障碍者称为"情感吸血鬼"。他说:"他们吸的不是你的血,而是你的情感力量。"人格障碍的发病率为10%~13%,所以每个人的身边可能都有一个或几个人格障碍的患者,但他们自己往往很少察觉。这是因为首先人格障碍者自己本身可能不会感到任何痛苦,要说痛苦,那也是他们带给身边人的痛苦;其次,人格障碍对个体生活的影响是缓慢和潜移默化的,可谓温水煮青蛙,不像其他心理疾病来得那么迅猛。

人格障碍对个体的影响是方方面面的。

1. 欲求与压力的矛盾

许多人格障碍者具有较高的欲求,他们想要得到很多,希望享受生活中的一切美好,被别人认可和尊重,希望别人温柔地对待自己,但是却不能承受压力,不能忍受别人对自己的忽视、误解、批评和反对。由于其非常脆弱,而现实生活中的忽视、误解、批评和反对往往是常态,所以患者的欲求常常不能被满足。其工作、学习、生活往往并不顺利,他们也常常将这些不顺利归结于环境和其他人。

2. 情绪障碍

人格障碍者都是不快乐的,他们的情绪往往有几种类型:一是焦虑,表现为坐立不安,容易着急,尤其是在遇到生活改变或者困难的时候,没有能力应对挫折。二是情绪低落,心情不好、不高兴、冷漠。与抑郁障碍者的情绪低落不同,他们认为产生不快乐的原因不是因为自己不好,而是因为外部环境和其他人不好。三是情绪不稳定,稍有不满意就大发脾气,有时甚至伴随着冲动的行为,如摔东西,但激烈的情绪很快就能缓解。表现为过度的敏感,反应过度强烈。

3. 行为孤僻或越轨

人格障碍者行为上通常有几种表现:一是行为孤僻,患者常常独处,不与人交往。二是不守规矩、反叛、任性,心中没有权威,对人不尊重。三是行为冲动,不计后果。有时人生的重大决定可以在瞬间做出,如经常看到这些患者在情绪冲动的情况下要求转学、辞职、离婚,有的甚至做出极端的犯罪行为。四是自杀和自伤行为。人格障碍者常常反复出现自杀和自伤行为,这种行为与抑郁障碍不同的是,人格障碍的自杀和自伤是一种姿态性的,也就是说是做给别人看的,或者说是一种威胁人的手段。一些人格障碍者靠自杀和自伤行为来威胁周围人,达到自己的目的。

4. 适应能力差

由于人格障碍者的人格特质,使得他们对环境和人际关系的适应能力极差,有人曾经形容这些人是"格格不入"。而且遇到困难很容易放弃,如放弃学业、放弃职业、放弃婚姻等。

5. 人际关系差

所有的人格障碍者都没有良好的人际关系,这是由于他们常常以自我为中心,没有爱的能力,或者是由于他们内心强烈的不安全感,导致了对人的极度不信任,所以不能与人建立起亲密的关系。在现实生活中这些人常常表现为不能维持恋爱和婚姻关系,反复解除恋爱关系,反复离婚,或者婚姻出现问题。通常这些人也没有关系亲密的朋友。

虽然人格障碍难以治愈,但它并不是"不治之症"。在人格障碍的治疗上现在已取得了一些进步,找到了有效改变的方法,那就是对人格障碍的处理很大程度要根据他们的不同特点,帮助其寻求减少冲突的生活道路。帮助人格障碍者避免带来困难的处境,使之更有机会开发人格中的优点;避免物质滥用或酗酒或卷入不满意的关系,从而进一步增加问题;鼓励发展业余兴趣,接受继续教育或参加户外活动。通过生活中一些偶然转机来循序渐进地帮助人格障碍者得到改变。

二、常见的人格障碍

在常用于诊断心理问题和精神障碍的《中国精神障碍分类与诊断标准》(第3版)中,人格障碍被分成这样9种：偏执型人格障碍、分裂样人格障碍、反社会型人格障碍、冲动型人格障碍（攻击型人格障碍）、表演型（癔症型）人格障碍、强迫型人格障碍、焦虑型人格障碍、依赖型人格障碍及其他待分类的人格障碍。

（一）人格障碍的一般表现特点

人格障碍者的问题程度各有不同，轻者完全过着正常生活，只有与其紧密接近的人（亲属或朋友）才会领教他的怪癖，觉得他无事生非，难以相处；严重者事事都违抗社会习俗且积极表现于外，使其甚难适应正常的社会生活。不同种类的人格障碍有不同的表现，根据常用的诊断各类人格障碍的标准，心理学家概括出人格障碍的一般表现特点如下：

（1）人格严重偏离正常，社会适应不良，人际关系处理不良。

（2）态度和行为等心理机能明显不协调。生活无目标，行为易受偶然动机和本能欲望的支配。

（3）情感淡漠甚至冷酷无情，情绪极不稳定，控制冲动能力差，对自己的不道德行为无罪恶感，把一切错误都归咎于他人或社会。

（4）知觉和思维方式不合常理，好猜疑和仇视他人，不能从经验中吸取教训。

（5）内心体验背离生活常情，外在行为违背社会准则。可能常危及他人或殃及社会，或者给自己带来苦恼。

（6）上述表现多在儿童期或青少年期开始出现，可能伴有各种行为障碍，如说谎、逃学、不守纪律、对抗师长、孤僻等，持续到成年逐渐显著。

（二）常见的人格障碍

中国的学者将人格障碍分为了9类，而国外常用的人格障碍诊断标准依据不同人格障碍的特征和表现将其分为A、B、C三组共10类。这里沿用国外对人格障碍症状组的分类，每组介绍一种比较典型的人格障碍。

1. A组人格障碍

A组人格障碍包括偏执型人格障碍、分裂样人格障碍和分裂型人格障碍三种。A组人格障碍者被称作古怪型，其古怪之处在于与人相处的方式。有的对交往毫无兴趣，有的与人交往时感觉极不自在，有的则对他人疑神疑鬼，是那种使人感到不自在、与众不同的类型。这里主要介绍偏执型人格障碍。

偏执型人格障碍的定义性特征是敏感性。我们都会对一些特定的情境和特定的人感到怀疑,而且常常是有充分理由的,可是偏执型人格几乎对所有的情境和所有的人都感到怀疑,而且通常并没有充分的理由。偏执型人格障碍表现为对他人极度不信任,视他人为威胁,总是毫无根据地认为他人在利用和欺骗自己,认为自己总是被伤害,他们总是怀疑他人的动机。这类人通常不向他人透露个人隐私,害怕他人借此利用自己;他们对他人的反应是"不要多管闲事";他们常常曲解周围的社会事件,比如他们会把他人随意的评论理解为一种恶意或带有威胁的评论;他们总是寻求他人评论和行为背后的含义及动机。具有偏执型人格障碍的人经常因为一点小事就对人心怀怨恨。病态的猜疑是偏执型人格障碍的常见表现,例如一个病态猜疑的男性,哪怕他并没有任何证据,也会怀疑妻子或情侣对自己不忠,他会为了验证自己的猜测而不厌其烦地寻找证据,并限制伴侣的行动或反复盘问其行踪,他不会轻易相信伴侣的解释或忠诚的表白。偏执型人格障碍者会伤害那些威胁到他们信念的人,他们爱争论和敌对的天性会激起他人的好斗反应,这种好斗反应反过来又会验证偏执者最初的猜测——他人都与自己作对,极度猜疑和思想上的不理性使他们难以与人相处。偏执型人格一般于早年开始,此类偏离正常的人格一旦形成以后即具有恒定和不易改变性。偏执型人格障碍者一般是自我和谐的,他们对自己的偏执行为持否定态度,不会主动或被动寻求医生帮助。

2. B组人格障碍

B组人格障碍包括反社会人格障碍、边缘型人格障碍、表演型人格障碍和自恋型人格障碍四种。B组人格障碍者被称作戏剧型,也统称为情绪性人格障碍,其最主要的特点是这类人格障碍者通常难以控制情绪,与他人相处时存在特定困难。他们通常惹人注目,很情绪化,而且很难遵从社会规范,反复无常,在别人看来是非常以自我为中心的。这里主要介绍表演型人格障碍。

表演型人格障碍,又称寻求注意型人格障碍或癔症型人格障碍,是一种以过分感情用事或夸张言行和情绪表现来吸引他人注意为主要特点的人格障碍。具有表演型人格障碍的人在行为举止上常带有挑逗性,并且他们十分关注自己的外表,常以自我表演、过分的做作和夸张的行为引人注意,暗示性和依赖性特别强,自我放任,不为他人考虑,表现出高度自我中心。表演型人格障碍者情绪外露、表情丰富、喜怒哀乐皆形于色,矫揉造作、易发脾气、喜欢别人同情和怜悯,情绪多变且易受暗示,极端情绪化,易激动、思维肤浅,不习惯运用逻辑思维,言语举止和行为显得天真幼稚。一般来说,表演型人格障碍不会注意细节或事实,他们不情愿或不会对问题和处境做出理智的判断分析。

3. C组人格障碍

C组人格障碍包括回避型人格障碍、强迫型人格障碍和依恋型人格障碍三种。C组人格障碍者被称作焦虑型，他们的人格特质由回避焦虑的行为模式构成，因此C组人格障碍的共同特点是高水平的担忧和焦虑。这里主要介绍强迫型人格障碍。

强迫型人格障碍最主要特征就是要求严格和完美，容易把冲突理智化，具有强烈的自制心理和自控行为。强迫型人格障碍者在平时有不安全感，对自我过分克制，过分注意自己的行为是否正确，举止是否适当，因此表现得特别死板，缺乏灵活性。他们责任感特别强，往往用十全十美的高标准要求自己，追求完美，同时又墨守成规。在处事方面，过于谨小慎微，常常由于过分认真而重视细节、忽视全局。他们的情感表现为多焦虑、紧张、悔恨，少轻松、愉快、满意。不能平易近人，难以热情待人，缺乏幽默感，容易对人对己都感到不满而易引发矛盾。强迫型人格障碍者的症状具有现实性，通常只是影响社交和人际关系，对工作影响可能较少，有时反而对生活或者工作有一定的正面帮助，如做银行柜台工作人员，要求完美和注意细节，对工作倒有帮助。因此，强迫型人格障碍者通常认为自己的行为是合理的，对自己的强迫性人格一般很少抱怨。大量研究认为强迫障碍与强迫型人格障碍间存在着某种特定联系，强迫型人格障碍者在压力下会表现出类似强迫障碍的症状，但在压力缓解后这些症状又会基本消失，少数会发展成强迫障碍。强迫型人格障碍的形成一般在幼年时期与家庭教育和生活经历直接有关。父母管教过分严厉、苛刻，会造成子女做事过分拘谨和小心翼翼，并慢慢形成经常性紧张、焦虑的情绪反应。一些家庭成员的生活习惯，也可能对孩子产生影响，如医生家庭由于过分爱清洁，对孩子的卫生特别注意，容易使孩子形成"洁癖"，产生强迫性洗手等行为。

三、人格障碍的病因和发病机制

前面我们了解了一些典型的人格障碍，下面来探讨一下人们为什么会得人格障碍以及人格障碍在什么情况下会发作。

（一）人格障碍的病因

关于人格障碍形成的原因至今尚不清楚，目前一般认为生物、心理、社会环境方面的因素都会对人格的形成产生影响，因此认为人格障碍是基于某种不健全的先天素质，或是后天不良社会环境因素的影响下形成，两种情况兼而有之。

1. 生物学因素

研究表明，人格特质无论健康还是不健康都具有一定的遗传性，孪生子研究发现正常人格特质的遗传度为40%~60%，而异常人格的总体遗传度也大致如此。人格障碍者的亲属中人格障碍的发生率较高，绝大多数实验表明，同卵孪生子比异卵孪生子在人格障碍和犯罪等方面的一致率更高。有关寄养子的研究报道显示，人格障碍者的子女从小寄养出去，成年后与正常对照组相比，仍有较高的人格障碍发生率，这也提示遗传因素的作用。同时人格障碍者虽然在神经系统解剖和生理上没有发现病变，但一般认为他们在神经系统的先天素质方面有不健全的地方。脑电图检查发现半数人格障碍受检者常有慢波出现，与儿童脑电图近似，故有学者认为人格障碍是大脑发育成熟延迟的表现。在针对人格障碍者缺乏焦虑和内疚这一状况所做的试验中显示，通过测量心跳、皮肤电反应和呼吸等数据，发现人格障碍者对静态和紧张刺激的自主反应程度比正常人低，从而进一步证明了人格障碍者倾向于缺乏焦虑，因而不能从经验中吸取教训。

2. 早期经历因素

童年生活经历对个体人格的形成具有重要的作用。大量研究证实，人格障碍者童年期遭受虐待和忽视的经历非常普遍，童年期虐待经历是导致人格障碍的一个重要病因。在父母教养行为方面，通过问卷对边缘型人格障碍者的调查发现，母亲的不当管教行为与边缘型人格障碍关系密切。具体地说，母亲缺少关爱、过度保护以及纵容放任对边缘型人格障碍具有显著的预测力。国内研究也发现，父母严厉惩罚、过度干涉、拒绝否认等教养行为与较高的人格障碍症状水平相关。在早期依恋关系方面，许多研究者认为混乱的、不安全的早期亲子依恋模式也是导致人格障碍的一个重要病因。

3. 不合理认知因素

为寻找更直接更具特异性的因素来解释人格障碍的产生及其特殊临床表现，心理学家贝克提出了人格障碍认知模型，该模型假定每一种人格障碍亚型都有一套特异性的功能失调信念。功能失调信念是人格障碍的特征，同时也是使得症状得以维持的原因，而错误的或功能失调的认知图式是人格障碍的内在原因。根据贝克的理论，不少研究证明特定的功能失调信念与特定的人格障碍类型相联系，这说明各种人格障碍类型各有其特异性的信念体系。如边缘型人格障碍组的认知图式主要表现为依赖/无能、缺陷/羞耻以及害怕被抛弃，而强迫型人格障碍组以严厉标准型图式为主，回避型人格障碍组则与情绪抑制图式有关。

4. 环境因素

不良的生活环境、结交具有品行障碍的"朋友"及经常混迹于大多数成员具有恶习的社交圈子，对人格障碍的形成往往起到重要作用。受大量淫秽、凶杀等内容的小说及影视文化的影响，年轻人往往法律观念淡薄，加之认识批判能力低、行为自制能力差、情绪波动性大，容易通过观察、模仿或受教唆等习得不良行为,甚至出现越轨行为。此外,社会上存在的不正之风、拜金主义等不合理的社会现象、扭曲的价值观念对人格障碍形成的消极作用不可忽视。

(二)人格障碍的发病机制

根据人格障碍在情感、认知和行为等方面的特殊性表现,在对其发病机制进行分析时,可以结合下面几点思考。

1. 内疚

所谓内疚,一般指的是我们干了违背自己良心的事情之后,所产生的自我责备感。内疚是完善自我道德的哨兵,让我们时时审视自己。适度的内疚感所产生的痛苦能激发人改进自身,但如果一个人的内疚感超过限度,就会影响心理的健康发展。当然,一个人如果对任何事都不产生内疚感,也被视作异常。在人格障碍中,强迫型人格障碍和反社会人格障碍者的内疚感都是不健康的。前者给自己内心制定的道德标准太高,而事实上又常常难以达到,故常常产生内疚;后者则相反,他们对任何事都缺乏内疚感,因此无恶不作,无后悔之心。

2. 自我评价

自我评价是自我意识的核心成分,无论何种人格障碍,都有一个共同的值得注意的问题,即人格障碍者不是自我评价太高,就是自我评价太低,而这两种情况都是不健康的。表演型、自恋型及偏执型人格障碍者过于重视自我,在生活中总想当主角,觉得自己是个非凡的人物,别人都只配当配角;强迫型人格障碍者总以"正人君子"自居,总认为自己富有正义感,但实际上却很脆弱,经不住打击,以上是自我评价过高的情况。而依赖型和回避型人格障碍者往往会出现自我评价过低的状况,一般表现为自信心差、干什么事都缺乏主动性、做事前常顾虑重重。

3. 归因

在心理学上,我们会对自己的得失、荣辱、成败给予解释,也就是给事情的发生找原因,这就是归因。归因常分为指向自己或内部的内归因和指向他人或外部的外归因。偏执型人格障碍者常把自己干的错事都归咎于他人或外界因素,却从看不到自己身上的原因。他们不承认自己能力低下,而只说是别人从中作梗或天时地利不和;强迫型人格障碍者则常常给自己定下过高标准,却往往又达不到,因此他们便会转向自我谴责:"我怎么这么没用!我怎么这么没出息!"

4. 克制

对于大多数人来说,我们能意识到自己在压抑着何种东西,克制并不需要费太多力气,正常人的压抑不会影响心理活动效率（如思维、记忆等），也不会妨碍社会功能，但人格障碍者往往具有病态的克制。强迫型人格障碍者就是如此，过分对思维、情绪等的压抑造成他们的心理功能受挫，注意力不能集中，生理功能产生紊乱，出现失眠、头痛、头晕等症状，长期病态克制还会使人丧失自我评判的能力，使问题更加复杂化。

四、戒毒人员常见的人格障碍

在和许多戒毒人员交谈时，总是会涉及这样的一个问题：你是因为什么才开始吸食毒品呢？大家的答案各种各样，但概括起来无非以下几点：好奇、逆反、逃避、社会环境的影响等，不过无论出于何种动机吸毒，他们都有一个被人忽视的共同点，即都有某种人格缺陷。比如轻信、盲从、逆反心理、高度敏感；当遇到挫折和失败，便会产生沮丧、失意和忧伤等不良情绪，无法以良好的心理方法来缓解自己的焦虑和紧张；特别容易感受毒品导致的欣快或宁静的感觉，并利用这种感觉来麻醉自己，帮助自己暂时摆脱应激状态下产生的失衡心理。这种人格缺陷，是构成他们吸毒的心理原因。然而吸毒之后，毒品的更大危害在于它摧残人的精神，侵蚀人的灵魂，导致其有缺陷的人格进一步恶变，加重吸毒人员人格障碍的程度。人格障碍不止会影响吸毒人员吸食毒品的渴求，在戒毒阶段也会影响戒毒人员的戒毒意志和复吸意愿。通过心理测验和面试交谈，心理学家发现以下两种人格障碍在戒毒人员中呈现较高的比例。

（一）反社会型人格障碍

在好莱坞电影《蝙蝠侠前传》中有个让人印象深刻的反派角色——小丑。在电影中他引诱戴着小丑面具的匪徒打劫银行，让他们为分钱自相残杀；他打劫多个黑帮银行，堂而皇之闯进黑帮老大的聚会，以杀死蝙蝠侠为号令带着他们和招募来的精神分裂症患者随心所欲杀人；他把蝙蝠侠置于朋友与爱人二选一的境地，导致蝙蝠侠失去最心爱的人；他对金钱丝毫不感兴趣，曾将堆积如山的钱付之一炬。他只为犯罪理想而奋斗，他的目的只有一个：推翻现有世界的秩序，证明自己的逻辑正确。小丑在犯罪的过程中获得无穷乐趣，所以不会被收买，不会被恐吓，不讲道理也不会接受谈判，他就是想看这个世界燃烧。这个角色就是一个典型的具有反社会型人格障碍的人。

1. 反社会型人格障碍的含义

反社会型人格障碍又称无情型人格障碍或社会性病态，很早就有许多医学家对此进行了广泛的研究, 因为此类人格障碍往往与犯罪有着密切联系, 是对社会影响最为严重的类型。反社会型人格障碍是一种人格偏离社会化, 内心体验与外在行为违背社会常情和社会规范, 不能正常地进行社会交往和适应社会生活, 具有一定社会危害性的人格障碍。反社会的人通常漠视他人, 也不关心他人的权利、感受和幸福。具有这种人格障碍的成人在儿童期就有各种行为问题, 这些早期行为问题常表现为侵犯他人权利(诸如小偷小摸), 违反该年龄应遵循的社会规范(如幼年抽烟)。一旦儿童期的行为问题形成了稳定的模式, 就极有可能发展成反社会型人格障碍。反社会的成年人延续着始于童年期的行为问题, 但程度比童年期更为严重。

"反社会"意味着缺乏对他人的关爱, 无视法律, 反复表现出骚扰他人、打架、破坏公物、盗窃等违法行为。"冷血"是对他们与他人互动的最好描述。为了获得奖赏和快乐(如金钱、权利、社会资源等), 反社会型人格障碍者会操控或欺骗他人。

2. 戒毒人员反社会人格障碍的特征

戒毒人员的反社会人格突出表现是缺乏道德情感、没有内疚感、没有廉耻心, 干了坏事心里一点也不觉得难过; 没有怜悯同情心, 对别人的痛苦漠不关心。其行为特点也很另类, 所有行为受原始欲望及毒品的支配, 脾气暴躁、挫折容忍度低、心理阴暗, 总是责怪他人或环境, 不真诚、不坦率、没有责任心和义务感, 常有违反社会规范的行为。

受毒瘾控制的人有三种常见的反社会人格, 分别是消极反社会人格、冲动性的反社会人格及破坏性的反社会人格。消极反社会人格主要指对社会性的约束和要求进行消极抵抗, 对一切规章制度有强烈的抗拒心理, 履行职责义务时故意拖延、怠工等, 即使对他有利, 也无动于衷; 冲动性的反社会人格, 其特点是不可预测与完全不顾后果的暴怒和攻击, 心理变化反复无常; 破坏性的反社会人格是最可怕的, 由于受毒瘾的折磨, 有些吸毒人员会置社会道德、法律于不顾, 做出许多伤天害理的事情来, 包括坑、蒙、拐、骗、淫、盗、抢、杀等。

(二)边缘型人格障碍

我们身边可能有这样的人, 他看起来很优秀, 很正常, 在没有走近他时, 他迷人、性感、极具吸引力、很容易和人建立关系。可如果走近他的生活, 就会体验他的极端、猜忌、纠缠、失控、歇斯底里……和他保持亲密关系会让你一会儿如天堂般甜蜜美好, 转瞬如地狱般无尽煎熬。而令你不解的是, 他本人也同样经历着极大的痛苦, 却仍全然无法改变, 他是一名边缘型人格障碍者。

1. 边缘型人格障碍含义

边缘型人格障碍是一种复杂又严重的人格障碍, 主要以情绪、人际关系、自我形象、行为的不稳定,并伴随多种冲动行为为特征。对于边缘型人格障碍一直存在争议,在我国关于精神障碍与心理问题的诊断标准中,并没有边缘型人格障碍这一概念,但边缘型人格障碍者确实生活在我们身边。

如果解释边缘型人格障碍中的"边缘"一词,它的意思是介于病与非病之间,所以通俗来讲,边缘型人格障碍者是看起来像是没病,然而实质上却又有病的一群人。边缘型人格障碍者对于一般朋友往往非常礼貌周到,他们工作出色,有才华,聪明且口齿伶俐,有些人看起来还很幽默大方,但他们对自己和自己所爱的人却具有攻击性,由于自我认同不协调,他们心中总是有极度的、异常的被抛弃的恐惧,甚至常幻想自己被抛弃的场景。简单来说,边缘型人格障碍者时而觉得自己像明星一般优秀得光芒万丈,时而又觉得自己差得像狗屎一般一文不值。因为这种反复的、差异过大的自我认同,导致边缘型人格障碍者时而自信、时而自卑,时而自尊自爱、时而自暴自弃,让身边的人,尤其是他们的爱人产生很大的不适。

2.戒毒人员边缘型人格障碍的特征

戒毒人员的边缘人格突出表现为在乎自己给别人的印象、自己和别人的关系以及自己的表现。由于相信自己在童年被剥夺了充分的关爱,在年少时与双亲至少一方的创伤性分离或丧失(如父母离婚),因此他们对分离和被抛弃有远超于常人的恐惧,所以无休止地去寻求关爱。当感到他人的关心时,会表现得犹如孤独的弃儿,当害怕失去别人的关心时,其心境会发生戏剧性改变,往往表现出不适当的、强烈的愤怒,与此同时还伴有对世界、对自身以及对他人看法的彻底转变——从黑到白或从爱到恨。当感觉被抛弃时,表现为自我隔离或极度冲动,有时为了试图唤起他人强烈的、发自内心的关爱,有些人还会把攻击性转向自身。基于强烈的不安全感和被抛弃的恐惧,他们很难与人维持稳定或亲密的关系。

不稳定的、快速变化的心境状态也是一个显著的特征,表现在一方面会体验到一种空虚和没有安全感;另一方面又体验到一种与上述情感对立的兴奋感和全能感,所以他们的情绪很容易在愤怒、悲哀、羞耻感、惊慌、恐惧和兴奋感之间摇摆不定,尤其在遭遇到应激性事件时,极易出现短暂发作性的情绪不稳、紧张、焦虑、易激惹、惊恐、绝望和愤怒。由于不稳定的心境状态,他们的行为控制能力往往也很差,在日常生活中可能表现为冲动、缺乏目的性与计划性,做事虎头蛇尾,情感爆发时出现暴力攻击、自伤等行为,但在行为过后往往又感到非常后悔。

第四节　戒毒人员常见精神障碍与成瘾

小江不管去哪里总要戴一顶有些重量的帽子,帽子的重量来自于里面的一层铝箔。有些人会奇怪为什么小江要戴着这么重的帽子而且从不摘下它呢，小江的回答是"这样火星人就无法破译我的想法了"。良子在某天一觉醒来后，人明明还在呼吸，他却坚信自己已经死了，他告诉别人他的大脑已经死了也可能不见了，所以既然他死了，他觉得自己也不必再吃任何东西了。一名86岁的女士每天都要拿着一幅画坐在长椅上，她说她在等爸爸回家，要把这幅画拿给她的爸爸看，而她的爸爸早在20年前就已经去世了。这些人在普通人看来肯定是不正常的，甚至觉得他们有点傻，那么这些人是不是精神病呢？

一、精神障碍的概念和常见表现

我们日常和朋友开玩笑时，有时会以调侃的口气说"你真是个神经病"或"你有精神病吧"，可是看了上面的这几个例子是不是觉得这些人才是真正的精神病。其实我们常说的精神病就是精神障碍，只不过精神障碍包含精神病，而精神病是有严重精神障碍的疾病。

（一）何为精神障碍

精神障碍指的是大脑机能活动发生紊乱，导致认知、情感、行为和意志等精神活动出现不同程度障碍的总称。患有精神障碍的人在认识、情感、意志、动作行为等心理活动中均可出现持久的明显的异常；不能正常学习、工作、生活；动作行为难以被一般人理解；在病态心理的支配下，有自杀或攻击、伤害他人的动作行为。从以上定义出发，我们前面所说的心理障碍和人格障碍，还有更为严重的精神病都属于精神障碍。而这一节所说的精神障碍，主要指的是精神病性的精神障碍和以物质滥用为主的精神障碍。

（二）精神障碍的常见表现

1. 认知过程障碍

包括感觉障碍、知觉障碍、思维障碍、记忆障碍及智能障碍。有些病人对一般刺激感到异常强烈，难以忍受，如感觉风吹的声音特别震耳；有些则是对外界刺激的感受性降低，即使强烈的疼痛刺激却只产生轻微的痛感；还有些会对外界刺激产生与常人不同或相反性质的异常感觉，比如对凉的刺激反而产生热感；也有些病人认为躯体内部有不适感，却不能明确指出体内不适的部位及性质，这些都是感觉障碍。常见的知觉障碍表现为错觉和幻觉，如把马路看成小河，或是出现幻听、幻视、幻触等虚幻的知觉。在思维障碍的表现上，有些人表现出思维形式障碍，比如思维的内容缺乏内在的逻辑性，虽然在单独语句上，语法结构表现正确，但在整段话中, 句与句之间却无任何联系, 内容支离破碎、杂乱无章, 使人无法理解; 有些人表现出思维内容障碍(即妄想), 如认为别人所说的话、报纸上的文章都与他有关, 坚信有人在迫害他及他的家人, 坚信自己患了严重的躯体疾病而到处求医等。记忆障碍常表现为记忆的增强及减退, 错过或虚构自身的经历等。智能障碍则表现为智力低下和痴呆。

2. 情感障碍

常表现为高涨和兴奋的情感活动异常, 抑郁、恐惧和焦虑, 情感淡漠与衰退, 情感和情绪错乱。有时在没有相关刺激的情况下, 病人会突然捶胸顿足、号啕大哭; 有些病人会有病理性激情(突然的、强烈而短暂的情感发作), 发作时常伴有一定程度的意识障碍, 易产生冲动性行为, 甚至可能残暴行凶, 而这些都不是病人能自行控制的。随着精神障碍的发展, 病人对各种外界事物逐渐丧失相应的态度和内心情感体验, 对外界任何刺激均缺乏相应的情感反应, 对于能引起正常人极大悲伤或高度愉快的事件, 常表现得视若无睹、无动于衷。此外, 可见到情感反应在本质上的倒错, 表现为流着眼泪唱愉快的歌曲, 笑着叙述自己的痛苦和不幸, 或对某一事物产生对立的矛盾情感。

3. 意志行为障碍

即在情感淡漠的同时, 病人日常活动减少, 缺乏主动性, 行为被动、退缩, 意志活动低下。在精神障碍的中后期, 病人常表现出意志减弱或意志缺乏, 意志活动减少且意志力量减退。他们对外界环境失去兴趣, 对一切行动都失去了动力, 因此整日呆坐不动或卧床不起, 严重时连日常生活都不能自理。除了意志缺乏, 病人还会出现运动与行为障碍, 行为活动和言语活动普遍减少甚至完全抑制。随着意志活动愈来愈低, 精神病人日益孤僻, 脱离现实。

(三)傻子VS神经病VS精神病

孙师傅每天都要开车去市立精神病院送菜。这天上午孙师傅又将货车驶进精神病院内, 将新鲜的蔬菜送到食堂厨房。卸完了菜, 回到自己的车前, 他发现车的一个前胎已经瘪了, 想必是在刚才路过的施工工地旁被什么扎了。他只得拿出工具, 将备用轮胎换上。正当他准备将新轮胎换上时, 轮胎上四个螺丝居然都被碰到了下水道里, 孙师傅实在不知如何是好了。这时候一个声音对他说: "你从其他三个轮子各卸下来一个螺丝, 不就能把这个轮胎固定上了吗?" 孙师傅如梦初醒, 忙向给他支招的声音道谢, 却发现那个人竟然穿着蓝白条的病服——原来是精神病院里的病人。孙师傅好奇地问: "你不是精神病吗?" 那人嘴角一扬: "你以为精神病都是傻子啊。" 在普通人的印象中精神病人往往神情恍惚、衣衫褴褛、疯疯癫癫、痴痴傻傻, 但其实精神病并不是傻子, 而我们开玩笑常说的"神经病"也和精神病有很大区别。

　　所谓傻子，严谨点说就是智力低下，简单的一道"8+3"的算术题，如果一个人数了自己的全部手指又加上自己的脚趾终于得出了结果，或者有可能还是错的结果，我们就会说这个人是傻子。而大家印象中智力低下的精神病人，往往是因为精神病在认知、情感等症状方面会出现问题，也有一部分是精神病药物的副作用造成的反应迟钝。一些精神病可能有智力低下的表现，但并不是都会如此，许多精神病人智力正常甚至超常，因此精神病用俗话更确切地说是"疯子"。

　　所谓神经病，在我们日常口语表达时往往将其和精神病混为一谈，但其实这是两个不同的概念。神经病顾名思义就是神经系统的疾病，神经系统是由大脑和脊髓构成的中枢神经系统与脑神经和脊神经构成的外周神经系统两部分组成。医学上神经病的症状往往表现为两类，即刺激症状（疼痛、麻木）和破坏症状（无力、瘫痪），通过脑电图、肌电图、脑脊液检查或神经系统影像学检查等可以发现神经系统的明显病变，这些都是看得到、摸得着的东西。而精神病则是以情绪障碍和思维障碍等症状为主，医学检查上可能并不会出现明显的生理病变，当然有些精神病就是以某些神经出现病变为基础的。

　　傻子、神经病和精神病，前者相比后面两者定义更随意、更宽泛，有时某人也会被说"傻的可爱"，这明显是中性的而非贬义。他们三者的联系就是有些傻子和精神病的病因或多或少与神经受损有关，所以生活中我们要正确区分三者：对于傻子我们要有充分的爱心和耐心，尽我们所能给予帮助；神经症患者需要到神经内科或神经外科就诊，进行周密的医学检查；而精神病人则需要精神心理科医生的帮助和疏导，不要讳疾忌医。

二、戒毒人员常见精神障碍

　　精神障碍习惯上分为器质性精神障碍、功能性精神障碍和心因性精神障碍三大类。器质性精神障碍是指由于脑部感染及变性、血管病、外伤、肿瘤等病变引起的精神障碍，又称脑器质性精神病，大众熟知的阿尔茨海默症即老年痴呆症就属于器质性精神障碍。与之相对的是功能性精神障碍，它是指未能发现脑部有明显形态学改变或肯定的生理生化改变的精神病性精神障碍。而心因性精神障碍指的是当突然遇到严重的、强烈的生活事件刺激以后，如亲人突然亡故、严重自然灾害等，个体承受不了超强刺激而表现出的一系列与精神刺激因素有关的精神症状。毒品作用于中枢神经，会给人的性格、认知和情绪带来重大变化，戒毒人员最常见的精神障碍就是功能性精神障碍中的精神分裂症。

（一）什么是精神分裂症

直到1809年，精神分裂症才被定义。最开始它被命名为早发性痴呆，以发作年龄早、后果严重，包括幻觉、妄想等症状为特征。后来美国的一位脑病理学家认为精神分裂的本质是个体的适应不良，源自于不适当的早期学习和习惯性歪曲，而且该病症在生理基础上与普通人无异，因此精神分裂症是彻头彻尾的心理疾病。

精神分裂症是一种精神活动与现实环境相脱离，认知过程、情感过程、意志过程与个性特征等各方面互不协调、相互分裂的精神障碍。精神分裂症是精神障碍中患病率最高的一种，而且也是精神障碍中最严重、最复杂的一种。说它最严重是因为精神分裂症往往会对病人本人及其家庭成员的生活产生强烈影响，这种障碍可以瓦解一个人的知觉、思维、言语和行为过程，几乎涉及了日常活动的所有方面；说它复杂是因为精神分裂症并不是真正意义上的单一障碍，症状表现常包含认知障碍、情感障碍和意志障碍的多种特征，在不同病人之间症状存在很大差异，因此目前并没有完全有效的治疗方法。

（二）精神分裂症的一般表现

获得奥斯卡最佳影片的《美丽心灵》讲述了一个天才数学家的故事，如果这是一个单纯的励志故事可能就没有那么多人直到现在还对这部影片津津乐道了。这个电影改编自诺贝尔奖得主约翰·纳什的真实故事，他是一名精神分裂症病人。在纳什30岁左右，他的行为开始有些古怪，他坚信所有戴红领带的人都是一个政治阴谋团体的成员，并且要加害自己。在一次公开的演讲上，纳什表现得词不达意，自说自话，完全沉浸在自己的内心世界里。在接受治疗期间，他一直坚信自己是对的，只是大家不理解他的思维方式罢了。后来通过治疗，他认识到了自己的问题，意识并克制住了自己脑中的妄想和幻觉，不然连现实和想象都分不清的他，怎么能得到诺贝尔奖呢？虽然精神分裂症在不同病人身上，症状存在很大差异，但还是有一些共同点，即思维障碍、情感障碍、意志行为障碍、妄想、幻觉等。

1. 思维障碍

对于精神分裂症来说，常见的思维障碍主要表现在思维形式和思维体验上。病人的口头和书面语言虽然单句表现语法正确，但语句之间、概念之间、上下文之间缺乏内在意义的联系，也缺乏中心内容，回答问题不切题，对事情的叙述不中肯，使人不容易理解，严重时言语支离破碎，一个句子中的词与词之间也缺乏有机联系。有的病人会出现象征性思维（把普通的词语、动作或物品赋予某种特殊意义）和语词新作等。还有的病人认为自己大脑中某些想法不属于自己,是别人放入的;感到自己的想法被广播出来,似乎人人都知道;大量想法不受自我支配,强制性涌进脑内等。

2. 情感障碍

表现出情感淡漠、不协调和情感迟钝。病人开始表现为对亲人缺乏关心、爱护,后来对周围事物也表现出情感迟钝,生活学习兴趣减少,对莫大痛苦的事能表现出惊人的平淡。有时还有出现情感倒错,如听到高兴的事泪流满面,听到悲伤的事反而哈哈大笑。

3. 意志行为障碍

病人意志活动逐渐减退,开始对学习工作不求上进、得过且过,之后连个人卫生也不注意,不洗澡、不梳头,生活懒散,不与别人交往,终日无所事事,呆坐或卧床。行为障碍则表现为不协调的运动性兴奋或运动抑制。前者兴奋、躁动,甚至伤人,后者可以表现为木僵(不言不语、不吃不喝、僵直如木)、蜡样屈曲(肢体听凭摆布,如蜡样任人塑造)等。

4. 妄想

妄想是精神分裂症最显著的症状之一。对于旁人来说,病人妄想的内容非常古怪,往往是与现实脱离的,常见的妄想有夸大妄想、被控制感、被害妄想、关系妄想和躯体妄想。夸大妄想是由那些对个体而言非常重要的信念构成的,如认为自己是耶稣、认为自己是国家领导人等。被控制感则表现为认为自己的想法或行为被外界所控制,即他们认为自己的怒气、攻击性的想法和行为或其他方面的邪恶念头都归因于外界自然力,如有些人相信其他星球上的人类正给他指示。被害妄想是确信他人、团体或政府对自己有恶意企图,并且正"采取行动来抓我",例如纳什就曾有过被戴红领带的政治阴谋团体加害的妄想。牵连观念是指某些人或物对个体具有特殊的意义,例如认为电视新闻播音员所讲的都是关于自己的事情,或者街上的陌生人都盯着自己看,当此类观念系统化后,就叫做关系妄想。躯体妄想是确信体内的某些器官已经彻底坏掉了,就如本节最开始所举事例,有的人认为自己已经死去,自己的器官开始腐烂。有些妄想看起来很离谱,但对于病人来说,即使有明确的反面证据,他们仍然会坚信自己是对的。

5. 幻觉

幻觉是指虚幻的感知觉,病人感知到的刺激往往并不真实存在。在精神分裂症中,比较常见的幻觉是听觉方面的,如对其行为做出评价的声音,或是听见两个或多个议论自己的声音。健康人有时也会假想自己在与人交谈,但他们对这种内部谈话有更大的控制力,而病人在出现幻听时并不相信这个声音来自于自己,也不相信自己有能力开始或结束这场对话。这种无法区分内部和外部、真实和想象、可控和被迫的状况就是精神分裂症的核心体验。

(三)戒毒人员的精神分裂症表现

长期反复吸毒,对中枢神经系统是一种恶性刺激,不可避免地会产生直接毒性作用,导致神经细胞或组织不可逆的病理性改变。戒毒人员常见的精神分裂症状就是妄想,其内容多荒诞不经、离奇恐怖,并常有被迫害及罪恶感,在这种思维的支配下,他们常常会出现伤人或自杀的行为,其中关系妄想和被害妄想是比较常见的。有些戒毒人员觉得自己的伴侣与其他人有不正当的男女关系,为此会对伴侣进行偷窥或者尾随,即使结果并没有发现不正当的男女关系,他们还是认为自己的想法是对的;有些戒毒人员会觉得总有人要害他,因此杀害自己亲人和朋友的例子媒体也时有报道。另一个比较常见的症状就是出现幻觉,除了幻听,有时还有幻视,即听到他人听不到的声音,或看到他人看不到的景象。

三、成瘾物质与行为

什么是成瘾呢?让人沉迷其中不能自拔应该是比较显著的特征了。什么会让人成瘾呢?这个问题如果问戒毒人员,毒品肯定是无法避免的答案。那么如果问你"有人会对碳酸饮料上瘾吗",你的回答是肯定的还是否定的呢?许多人认为成瘾者只是指那些使用毒品(如海洛因、冰毒等)或是抽烟、饮酒过量的人,但我们会发现生活中让我们成瘾的东西不止这几种。

(一)成瘾的定义

老张每天晚上不吃点甜食就睡不着觉,尽管医生警告过他,他的血脂和血糖已经远远超出了健康的标准;小丽每个月领到工资的第一件事就是把它花光,她会买一堆对她来说没有什么用处的东西,然后让那些东西堆在角落里,而且她不止在商场花钱,即使街边的小卖店也可以掏空她的钱包;还有很多人前仆后继地奔向赌博这个大坑,即使很少人从赌博中一夜暴富,即使很多人都明白赚钱的永远是庄家,但他们就是控制不住自己。

通过以上的例子我们可以发现成瘾实际上是难以抑制地依赖于能够伤害或是阻碍生活主要领域(如工作、学习、家庭、社会交往和亲密关系)正常运转所需能力的物质或活动。通常来说,这些物质被用来调节一个人的情绪状态,如果不用的话就会让人感到难以忍受。

按照成瘾物质的不同,成瘾又可以分为软成瘾和硬成瘾。软成瘾通常是指日常生活中就会有的一般行为(如看电视、玩手机、吃零食),但是行为程度超过了日常所需并且带有强迫性冲动,一般不会对身体造成严重的伤害。相对而言,硬成瘾一般是指法律所禁止的,成瘾性更高, 对身心危害更严重的毒品成瘾(如海洛因、苯丙胺类药物等)。

(二)成瘾机制

在对戒毒人员进行入所教育时, 我们会强调他们对自己身份的认知, 即吸毒人员是违法者、受害者和病人, 前两个身份很好理解, 可为什么说吸毒人员是病人呢? 美国成瘾医学协会(ASAM)在2011年4月12日修改了关于成瘾的定义, 他们认为不管是对酒精、毒品, 还是对赌博和性的成瘾, 都不仅仅是一种行为问题, 而是一种原发性的慢性大脑疾病, 是大脑在处理奖励机制、动机、记忆以及相关反馈通路的整个过程中出了问题, 然后反映在行为上就是通过使用一些物质或者做一些行为来病态地追求奖励和慰藉, 这就是成瘾的大脑机制。那么什么是大脑的奖励系统? 毒品又是怎样影响它的呢?

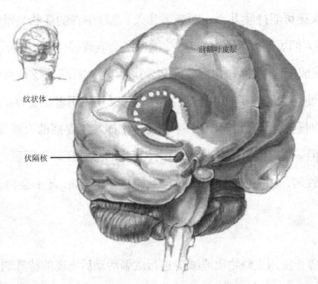

前额叶皮层

纹状体

伏隔核

图5-4 大脑奖励系统

在大脑决定"是否要使用毒品"这个过程中, 有两个非常重要的大脑区域: 一个是前额叶皮层, 另一个是腹侧纹状体。前额叶皮层在"决策"过程中起着重要作用, 而腹侧纹状体负责"激励": 当人们做出有益选择的时候, 就会释放多巴胺激励我们, 并对行为进行强化。因此腹侧纹状体又被称为大脑的激励中心, 是大脑奖励系统的重要组成部分。这两个区域的状态影响着我们的每一个日常行为, 而毒品会改变大脑中多巴胺的释放方式, 尤其是这两个区域中的前扣带回、眼窝前额皮质以及伏隔核这些下属区域。这些区域的一些神经细胞在毒品的刺激下, 分泌大量的多巴胺, 使人处于高度兴奋的状态中, 而神经细胞非常容易适应这样的高水平激活状态, 当停止摄入毒品后, 神经细胞难以适应新的低水平激活状态, 进而使得大脑自动生成对毒品的渴求。

（三）成瘾的表现

1. 中毒

大部分的成瘾物质被过量摄入后都能导致人体中毒，例如药物、毒品、尼古丁、酒精、咖啡因等。中毒时，个体明显的症状是感知觉会发生变化，会看到或听到奇怪的东西；注意力下降，容易分神；丧失判断能力，不能清醒地思考；不能像平日那样控制自己的身体，行动迟缓、笨拙、反应不灵活；嗜睡，或者毫无睡意；人际交往模式也会发生变化，比如比往常更加合群，或更加消极、更加好斗或冲动。

人在摄入成瘾物质后很快就会发生中毒，并且摄入得越多，中毒就越深。当成瘾物质在人体血液或组织中的含量下降之后，中毒症状也会开始减轻，但是当体内已经探查不到成瘾物质后，中毒的症状还可能持续几个小时或者几天。急性中毒的症状与慢性中毒的症状也是不一样的。例如，当人们短期可卡因中毒时，他们也许会表现得外向、友善、勇敢，而服用几天或者几周，渐渐发展成慢性中毒后，他们或许会变得社交冷淡，不那么合群了。

中毒的症状依使用物质的类别、剂量、摄入时间以及使用者耐受性的不同而不同。所谓耐受性指的是人体对药物反应性降低的一种状态，比如常年疼痛的人需要服用止疼片，初始1~2片就可以止疼，但一段时间后可能服用5~6片，疼痛的感觉还是很明显。当一个人对某种物质具有很高的耐受性时，血液中这种物质的含量可能会非常高，却不会再感觉到任何这种物质的作用。

2. 戒断症状

戒断症状是指停止使用成瘾物质或减少进行成瘾活动后出现的特殊的心理生理症状群，其机理是由于长期用药或延续某一种行为，突然停止这些活动所引起的适应性反跳。拿戒烟来说，吸烟者在停止尼古丁的摄入后，会变得焦躁不安、失眠、食欲增强、吐黑灰色痰、血压升高以及心律不齐等，这些都会给戒烟者造成极大的痛苦。

3. 滥用

滥用是一种适应不良方式的成瘾物质使用模式，个体由于反复使用成瘾物质可导致明显的不良后果，如不能完成重要的工作、学业，损害了躯体、心理健康，导致法律上的问题等。物质滥用不是用摄入物质的量来衡量的，而是用对成瘾者生活的影响程度来衡量的。如果对物质的使用使成瘾者的工作、人际关系都受到了破坏，而且时常置人于危险的境地（如酒后驾车），或者使成瘾者做出一些违法犯罪的事情，这时它便可以定义为是一种物质滥用了。

4. 依赖

　　成瘾最根本的原因就是对成瘾物质或活动的依赖。依赖是一组认知、行为和生理症状群，个体尽管明白使用成瘾物质或进行成瘾活动会带来明显的问题（如购物癖会造成经济上的损失、暴食会造成身体功能损害），但还在继续使用这些物质或进行这些活动。依赖一旦形成，便会使人无休止地臣服于它。传统上将依赖分为躯体依赖和心理依赖。躯体依赖也称生理依赖，是一种反复进行成瘾活动或使用成瘾物质所造成的一种病理性适应状态，表现为耐受性增加和戒断症状；心理依赖又称精神依赖，它使成瘾者产生一种愉快满足或欣快的感觉，驱使成瘾者为寻求这种感觉而反复使用成瘾物质或进行成瘾活动，表现出一种渴求状态。

四、吸毒后精神异常与精神障碍的区别

　　2013年9月，广东省湛江市某村的村民陈万寿因吸毒产生幻觉后，持菜刀闯入邻居陈某的住宅，挟持并杀害其年仅3岁的幼子，后来陈万寿被公安人员制伏，以故意杀人罪被判处死刑。毒品致幻往往是吸毒人员伤人伤己的主要原因。造成精神障碍的典型症状表现为幻觉，吸毒也容易产生幻觉，有时还有思维及情绪障碍，因此从某些症状表现来说有时吸毒后的表现和某些精神障碍症状非常相似。

（一）吸毒为何会致幻

　　无论是传统毒品还是合成毒品，对中枢神经或多或少都有兴奋、抑制或者致幻的作用。吸食毒品会使吸毒人员出现兴奋、狂躁、抑郁，甚至被害妄想、幻视幻听等症状，进而导致其自伤自残或实施暴力犯罪。而和传统毒品相比，合成毒品有更明显的致幻作用，对吸毒人员中枢神经的刺激和损伤也更为严重。很多吸毒人员觉得吸食合成毒品并不像吸食传统毒品那样，在躯体上有很明显的戒断症状，因此觉得吸食合成毒品并不会成瘾。但吸食合成毒品出现的幻觉、妄想等精神症状其实比躯体戒断症状更有危害性，其中被害妄想和嫉妒妄想是最常见的，而有些妄想是从幻觉开始的。从临床戒毒治疗来看，吸食毒品后产生的幻觉常与自身环境相联系，如文化水平低者看到神仙鬼怪，家庭矛盾多者怀疑伴侣出轨，安全感缺乏者有被害妄想。幻听则表现为重复性的声音，如开门声、他人的指责、滴水声等。

　　为何毒品会导致幻觉？从医学角度讲，毒品尤其是化学合成的新型毒品，会侵犯人的神经系统，破坏人的神经元，对大脑细胞造成"不可逆"的严重伤害。被毒品侵蚀后的大脑，犹如被掏空枯死的树。控制人喜怒哀乐、思想行为、感受、感觉的大脑"司令部"的神经元一旦

被毒品腐蚀殆尽，久而久之吸毒人员将成为一个躯壳，或者说就算有残存的意识，也只是让人成为我们常见的"精神病人"。

（二）吸毒后的精神异常与精神障碍的区别

从疾病的本质来讲，精神分裂症、精神病以及精神障碍与吸毒造成的戒断症状所表现的精神异常是有着严格区别的。

精神疾病的种类是多种多样的，一般精神疾病是由于人体自身受外界环境刺激的影响才导致精神病症状，除了用药物缓解治疗外，精神病人很难自己意识到自己的精神问题所在，他们认为自己是正常的，生活在自己的世界里，即便在正常人看来他们就是精神病。精神疾病临床上的症状也是不一样的，常见的有病人意志活动减弱，精神病人总是表现为长时间独自待在一个地方、意志被动、遇到事情退缩不前、社会适应能力差与社会功能下降，行为举止比较怪异，性格内向不与人来往等。

而由于吸毒造成的精神异常则是一种类精神障碍，它与精神疾病是大不相同的。吸毒人员的精神障碍问题与吸毒行为密切相关，吸食毒品后易发作类精神障碍，当吸毒反应减弱或消失后，个体会逐渐清醒，症状消失。吸毒造成的类精神障碍表现也与临床意义上所讲的精神病不同。吸毒造成的戒断症状所引发的类精神障碍可以表现为情绪激动、难以自控、疯疯癫癫、精神异常，也可以表现为焦虑抑郁、沉默寡言、不喜与人交流、没有耐心、易怒、喜发脾气等，本质上这是毒品刺激大脑神经机制，进而引起脑功能紊乱而产生的幻象。吸毒人员在精神症状发作前、发作时都是有自我意识的，当症状得到缓解可以意识到自己当时是处于一个什么样的状态。

除了症状上有所区别外，精神障碍一般和性格有关，一般在诊断是否为精神病时，个人的成长经历和症状持续的时间也是重要的诊断标准，而吸毒导致的精神异常症状在中断毒品的一段时间后，认知、感觉和思维能力等都会出现一定程度的恢复。

第六章　戒毒人员心理咨询与矫治

近年来，我国在对强制隔离戒毒人员的戒治管理上面临巨大的挑战和压力，戒毒人员因长期吸食毒品导致大脑和神经系统受到损害，而大脑作为产生心理活动和各种心理现象的重要器官，一经损伤，将对人的心理健康造成很大的影响。戒毒人员普遍存在自我评价低、情绪不稳定、缺乏意志力、自律性差、随意性大等特点，而在戒毒场所内人员集中、相对封闭的环境下，更易激发戒毒人员的心理问题。因此，在强制隔离戒毒所内心理咨询与矫治工作逐渐受到关注和重视。本章节将从心理咨询、心理评估、矫治方法、危机干预几个角度阐释场所内心理工作的内容和意义。

第一节　什么是心理咨询

戒毒人员白某，早年是国企的中层领导，在事业蒸蒸日上的时候却与妻子的矛盾越来越深，遂与妻子离婚，独自抚养女儿长大。为此，他终日郁郁寡欢而开始吸毒。前几天女儿在出国留学前与其会见，会见时女儿泣不成声，认为自己没有父亲，也没有母亲，没有感受到他们对自己的爱，自己好像是独自一人漂泊在世界上，很想就这样结束生命，但又没有这个勇气。女儿的一番话，让白某感到担忧、内疚、自责、难过。在接下来的一段时间里，白某每天处于恍惚状态，很少吃饭也很少睡觉，不愿意与他人进行交流。

根据白某的表现，可知白某是由现实问题引起的情绪困扰，属于心理咨询的范畴。那么，心理咨询是什么？心理咨询能起到什么作用呢？

一、心理咨询与心理矫治

当前，从全国各戒毒场所的教育矫治工作来看，心理咨询和心理矫治工作发挥着越来越重要的作用，各戒毒场所都设有专职心理咨询师，大队设有心理辅导员，力求以更科学的方式解决戒毒人员的心理问题。那么什么是心理咨询？什么是心理矫治？这两者又有什么区别和联系呢？

（一）什么是心理咨询

在场所内，部分戒毒人员心理不健康，他们需要心理咨询帮助，但是对于什么是心理咨询、什么时候该做心理咨询，很多戒毒人员和民警都存在拿捏不准的情况。以下内容将对心理咨询的内涵和误区予以说明。

1. 心理咨询的概念

心理学家钱铭怡教授对心理咨询的定义是：咨询是通过人际关系，运用心理学方法，帮助来访者自强自立的过程。心理咨询是给来访者以心理上的指导和帮助的过程。通过心理咨询，能够帮助来访者解决心理上的疑难问题和苦恼，改善人际关系，提高应对事物的能力，从而使其主动调节与适应周围环境，促进其身心健康发展。在心理咨询中我们将前来咨询的人统称为来访者。来访者大多数是正常人，他们存在着一些可能影响心身健康而当事人又难以自行解决的心理问题，迫切需要通过咨询予以解决。

咨询的内容包括：如何正确认识自己，如何总结生活经验，如何认识并适应环境，如何明确生活目标，如何了解自己的发展等。此外，心理咨询还可以通过晤谈及测量，结合来访者的生活、学习、工作、人际关系、人格特征以及个人经历，帮助来访者发现自身的问题及根源，帮助他们调动自我能动性来正确应对。

2. 心理咨询中常见的误区

（1）心理咨询就是思想教育。心理咨询不同于思想教育。首先，目的不同。心理咨询旨在帮助来访者缓解消极情绪、分析问题所在、提高适应能力、促进心理健康，而思想教育则要说服对方遵守行为规范、道德标准。其次，方式不同。心理咨询的主要形式是心理疏导，而思想教育则是劝告、说服、教育。最后，评价标准不同。心理咨询评价标准是心理健康水平是否有所提高，而思想教育的检验标准则是价值观是否转变，个人和社会能否和谐发展。事实上，心理咨询与思想教育是相辅相成、相互补充的。前者使人有良好的心理素质和社会适应力，后者使人的思想境界得以提高，两者共同促进人的全面发展。

（2）心理咨询师能看透我的想法。个别人把心理学等同于心理神秘学说，如算命先生、占卜等，有人故意让心理咨询师去猜测自己的心理活动，并以此来衡量心理咨询师的水平高低。心理咨询师经过学习和训练可以运用良好的观察能力、逻辑分析能力推断出个体的心理活动，但这些都来自于客观、真实、全面的资料，而非神秘力量。因此，心理咨询师并不能凭空看透来访者的想法。

（3）心理咨询可以一次解决问题。许多初次进行心理咨询的人都会幻想心理咨询能够一次性把自己长期的压抑和痛苦一扫而光,然而心理咨询师并不是神仙,更没有超能力,一般不可能一次性解决问题。除非是非常简单的问题,一次心理咨询就可以达到理想的效果。许多问题是"冰冻三尺非一日之寒",有些问题可能涉及方方面面,例如现实刺激、人格等因素,一般心理咨询也不可能一次解决。此外,心理咨询是帮助来访者自己帮助自己的过程,包括认识自己、接受现实从而超越自我,这需要一个过程,一个讨论、分析、操作、反馈、修正、再实践的过程。

(二)什么是心理矫治

在场所内,提到心理咨询就会想到心理矫治,那么什么是心理矫治呢?

1. 心理矫治的概念

心理矫治,西方国家更倾向于定义为凡是能够对罪犯、戒毒人员产生积极的影响,使其能够发生积极变化的活动,均可称为心理矫治活动。我国更倾向将其定义为矫正机构的矫治咨询师运用心理科学的原理、方法和技术,帮助矫治对象消除犯罪心理及其他心理、行为问题,维护心理健康,重塑健全人格,提高矫正质量的一种矫治措施。

所谓戒毒心理矫治就是利用心理学的技术和方法,在专业人员的指导帮助下,并配合各种社会有益资源(如家庭),使戒毒人员正确认识自己,认识到毒品对自身、家庭以及社会造成的危害,纠正错误认知,调动自身积极性,增强主动戒毒的动机,真心诚意地不再吸食毒品,成为一个合格的社会成员。

从概念可以看出,戒毒心理矫治包含在心理矫治中。由于本书主要针对的是戒毒人员,以下将戒毒心理矫治简称为心理矫治。

2. 心理矫治的本质

心理矫治的本质可以从以下几方面阐述:

(1)什么人? 矫治者——受过心理学和医学专业训练的心理咨询师或治疗师和医生;治疗对象——毒品的心理依赖者,又称戒毒人员。

(2)在什么条件下? 矫治须在建立良好的咨访关系条件下进行,对戒毒人员的心理矫治往往在这点上容易被忽视,因为长期以来戒毒人员常被看成是"罪犯",治疗者与治疗对象之间长期被看做是"管理与被管理"的关系,这就大大影响了矫治的效果。所以在心理矫治中,每一个接受治疗的戒毒人员都应该被看做是来访者,与治疗者之间的关系应该是来访者与帮助者的关系。

(3)运用什么方法? 包括以多种心理学理论为基础的方法和技术。

（4）解决戒毒人员什么问题？认识问题：使戒毒人员正确认识自己的吸毒行为及其成因，充分认识吸毒的危害；动机问题：利用各种戒毒的有利条件，发挥自身的主观能动作用，坚定戒毒成功的努力方向，积极接受包括心理治疗在内的各种治疗；行为问题：改变原有的恶习和心理偏差，从生理上和心理上摆脱毒瘾。

（5）达到什么目标？心理矫治的最终目标是消除戒毒人员的人格偏差，纠正其不正确的意识与行为，促进戒毒人员的心理健康，使戒毒人员保持终身不再吸毒，最终使自己成为一个正常的社会成员，即帮助戒毒人员自强自立。

（三）心理咨询与心理矫治的关系

从上述内容可以看出，心理咨询与心理矫治在概念上有一定的交叉，也有其各自的特点。

1. 心理咨询与心理矫治的联系

从概念上可以看出，心理矫治是心理咨询在戒毒工作中的延伸和发展。因此，关于心理咨询的理论和相关技巧、知识可以运用到矫治过程中，如咨询中强调的建立良好关系氛围、纠正错误观念、认识心理冲突等，这在心理矫治过程中无疑也是至关重要的。

2. 心理咨询与心理矫治的区别

与心理咨询相比，心理矫治的针对性更强。他们的区别如下图所示：

表6-1 心理咨询与心理矫治的区别

	心理咨询	心理矫治
适用群体	心理不健康的正常人，存在心理冲突与心理困扰	戒毒人员，尤其是戒毒意愿较强，但无法摆脱心瘾的人
目标	大多数为解决发展性问题。缓解和消除心理困扰、不良情绪	帮助戒毒人员自强自立。试图缓解自卑、脆弱、行动力差等问题，使戒毒人员成为社会的正常成员
评价标准	心理健康水平	心理健康水平、戒断率

心理咨询与心理矫治在实际工作中相辅相成。心理咨询是心理矫治的前提和基础，心理矫治是心理咨询的发展和延伸。

二、心理咨询的原则与作用

每个选择进行心理咨询的戒毒人员都要面临两大问题：心理咨询可靠吗？能解决好自己的问题吗？或许接下来的内容能够让你得到答案。

（一）心理咨询的基本原则

心理咨询的原则旨在尊重和保护咨询师和来访者双方的权利，并保证咨询的顺利进行。

1. 保密

保密性原则是指心理咨询师有责任对来访者的谈话内容予以保密，来访者的名誉和隐私权应受到道义上的维护和法律上的保证。在咨询过程中不可避免地要涉及来访者的隐私，如果这些深层的自我揭露得不到应有的保护和尊重，就很可能会导致咨询关系破裂。良好咨询关系的建立有一部分就归因于来访者相信咨询师不会泄露在咨询中分享的信息。保密原则是咨询双方建立和维系信赖关系的基础。心理咨询的保密范围包括为来访者的谈话内容保守秘密，不公开来访者的姓名以及尊重来访者的合理要求等内容。保密原则也有其限制，下列情况为保密原则的例外：①心理咨询师发现来访者有伤害自身或伤害他人的危险时；②来访者有致命的传染性疾病且可能危及他人时；③法律规定需要披露时。

2. 积极关注

积极关注是指在心理咨询过程中对来访者的言语和行为的积极、光明、正性的方面予以关注，从而使来访者拥有正向价值观，拥有改变自己的内在动力。戒毒人员往往被家庭厌弃，或婚姻破裂，或就业无望。由于这些事件造成戒毒人员明显的负性情绪，使他们对自己人生不抱有任何希望，缺乏重新生活的勇气，表现为情绪低落、逃避现实、对自己评价过低、感觉无能等。这些负性情绪对于戒毒无疑是非常不利的，它可能使戒毒人员丧失戒毒的动力而一再依赖毒品，毒品会成为他们生活的目标。因此，在咨询过程中发掘并指出戒毒人员的正向价值观有助于消除自卑感、强化戒毒意愿、增强其戒毒信心和戒毒动力。

3. 价值中立原则

价值中立原则是指心理咨询师从来访者的角度出发了解来访者的问题，对来访者的困惑和处境表示理解，同时不予评价，不掺杂个人的情绪和观点。也就是说，无论来访者说什么，咨询师都不会以道德的标准去评判，并相信来访者做的一切都有其理由。咨询师会充分尊重来访者，以积极、关注的态度陪伴来访者。或许来访者面临的问题在平常人看来是不可理解的怪癖，甚至令人反感和厌恶，但咨询师不会因此而歧视、批判，相反咨询师还是会尊重来访者，并给予理解和接纳。只有这样，咨询师才能对来访者的情况进行客观分析，对其问题有正确的了解，并可能提出适宜的处理办法。此外，中立性态度可以保证咨询师不会把个人情绪带入咨询之中，这对建立良好的咨询关系具有积极的作用。

（二）心理咨询的作用

心理咨询能够为来访者提供一个全新的视角来看待其人生经验和体验。心理咨询所提供的物理和心理环境，可以帮助他们认识自己，理清各种关系，以便更好地发挥内在潜力，实现自我价值。

1.宣泄情绪，减轻痛苦

诉说本身就是宣泄情绪的过程，心理咨询就是要提供一个安全、可信任的氛围，鼓励来访者讲述自己的困扰，释放压力，宣泄情绪。例如空椅子技术，空椅子技术就是把一张空椅子放在来访者的面前，假定某人坐在这张椅子上。来访者把自己内心想对他说却没机会或没来得及说的话表达出来，从而使内心趋于平和。场所心理咨询可在戒毒人员的亲人或朋友的离开或去世、他人曾伤害或误解戒毒人员时使用。空椅子技术提供了一条合理的情感宣泄渠道，让积压多时的不良情绪得到释放，减轻心理上的痛苦。

2.认知自我，获得领悟

在咨询关系中，来访者可以通过咨询师的反馈与引导认识到自己的状态，看到内心的想法、人际关系中的角色和状态。在生活中，我们为了避免自己受到伤害，会使用自我防御机制，在避免痛苦的同时，也隐藏了自己的真实想法和情感，而这些会对今后问题的解决、情绪的表达都产生不利的影响。心理咨询就是为来访者提供一个内省的机会，看看我到底怎么了？为什么我会感到这么痛苦？我能够做哪些努力？我为什么当前不能有这些行为？如果这样做会怎么样？

3.面对现实，正视现实

生活的真谛是必须面对现实，而我们很多的苦恼往往源于不能面对和接受现实。面对现实需要勇气，而逃避现实并不困难。我们只要用全部的时间回味过去、计划未来，现实问题就可以被排挤出局。为此，心理咨询的重要任务之一就是帮助来访者回到现实中来，学会勇敢、真诚地面对现实。

4.体验接纳与关注，矫正人际关系

心理咨询过程能够使来访者体验到一种安全、健康、陪伴的关系。在咨询关系中，来访者是安全的，他可以感受到无条件的接纳、积极的倾听和真诚的关爱。这种支持性的关系，能够帮助来访者愈合伤口，减少为逃避不良情绪体验而产生的消极行为，并建立正常的人际关系。在咨询关系中来访者能够产生足够的自我价值感，从而能够满足自己的需要。有时候心理咨询能够给来访者提供一种矫正性的关系体验（就像重新获得父母的呵护一样），在这种关系体验中,来访者在咨询师的关爱下,其来自早年生活中与重要他人(如父母)互动而产生的受伤害和不健康的体验得以缓解。

三、咨询关系的建立

目前,国内外的众多研究成果已经证明了心理咨询的有效性,以这些研究结果为基础,研究者们转而关心究竟是什么因素使咨询产生效果。这一领域的研究结果千差万别,但是有一个观点已经成为了大多数研究者的共识,即咨询师与来访者之间所结成的咨询关系在心理咨询和来访者的改变过程中有着无可替代的重要作用。因此,建立良好的咨询关系不仅是开展心理咨询活动的前提,还是取得咨询效果的必要条件。

(一)心理咨询中的界限问题

咨询关系广义上来讲也是一种人际关系,有人际关系的存在就要有界限的存在,建立界限是人际关系建立和发展的基础。设置界限本身不是目的,而是为了能更清晰地说明咨询工作应该做什么,能做什么。理清咨询关系之间的界限,才能更好地发挥专业优势,让心理咨询工作发挥出最大的效果。

1. 界限的概念

"界限"指不同事物的分界,界限就是标示出一个极限、范围或边缘。心理咨询中的界限是咨询师与来访者双方都必须要遵守的一定准则、一个范围,这是保证咨询效果的必要条件。

2. 设限的目的

一方面,设限能够使咨询师和来访者双方更为清晰地认知和接受咨询关系。咨询关系只存在于咨询中,在非规定的时间除非必要情况下,不应沟通和交流。这样既是对双方的一种保护,也有利于来访者提高发现问题、解决问题的能力。

另一方面,设限有利于让来访者体验到界限的重要性,以此运用到自己的日常交往中。有些来访者的问题与困扰就是源于界限问题。一个缺乏界限的人,将会失去自我,出现生活混乱,过度掌控或顺从,感到无力、沮丧。因此,界限常常也是在心理咨询中与来访者讨论的重要议题。

3. 界限的内容

在心理咨询过程中,包含以下几种界限:

(1)咨询师的职责界限。心理咨询师的职责受心理咨询任务的限制。心理咨询的任务只

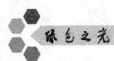

是解决心理困扰本身,并不包括引发心理问题的具体事件。也就是说,不介入、不帮助解决生活中的具体问题。例如,心理咨询可以解决戒毒人员因人际冲突产生的心理困扰,但不能介入和解决冲突和矛盾。

(2)时间上的界限。心理咨询必须遵守一定的时间限制。咨询时间一般定为每次50~60分钟,两次咨询之间的时间间隔为一周。对每次咨询的时间予以限定,有助于将问题集中处理。一个时段讨论一个问题,可以帮助来访者更加深刻地考虑问题。两次咨询留有间隔,可使来访者有机会充分体验咨询的感受,并在生活实践中,落实咨询中获得的新理念。同时,有规律的咨询设定,有助于打破某些来访者固有的思维和行为模式,形成新的视角。如依赖性较强的来访者,很可能一旦在场所中遇到问题就会求助于咨询师或要求立即进行咨询,此时咨询师表示理解来访者急迫的心情并强调咨询设置,而来访者一旦学会暂时容忍不良情绪,便会发现自身的资源与能力,获得成长。

(3)咨询目标界限。心理咨询的目标只能是来访者的心理问题。如戒毒人员既有躯体疾病,又有心理问题,那心理咨询的目标应锁定在心理问题上,或者锁定在引起躯体疾病的心理问题上,或者锁定在躯体疾病导致的心理问题上。如果来访者同时有几个方面的心理问题,应设置一个总体目标,下设若干局部目标,在同一时间段里,只能锁定一个心理问题作为局部的咨询目标。

(4)咨询关系的界限。咨询关系仅存在于咨询过程中,咨询结束,咨询关系也就终止。场所内的咨询关系在心理咨询结束后无法避免接触与交流,但咨询师在戒毒人员出所后应避免以“朋友”关系的名义继续进行往来。

(二)咨询关系的形成与发展

所谓良好的咨询关系应该是咨询师与来访者之间相互接纳、相互信任、相互理解、相互卷入的关系。一方面,咨询师要能够理解和接纳来访者的情绪和情感,使来访者能够感受到他是被理解和接纳的。另一方面,来访者要理解自己的主体地位并信任咨询师。相信咨询师能够将咨询过程和内容进行保密,积极主动地参与到咨询过程中。只有在咨询师与来访者之间形成这样一种理想的咨询关系,才可能通过咨询师和来访者的共同努力达到咨询目标。

1. 咨询关系的建立

咨询关系的建立受咨询师和来访者双方的影响。来访者的咨询动机、合作态度、期望程度、自我觉察水平、行为方式以及对咨询师的反应等会影响咨询关系的建立,而咨询师的态度也将对咨询关系的建立产生影响。

2. 良好咨询关系的必要条件

关于如何建立良好的咨询关系，不同的学者有不同的理论，以下是他们所认可的建立良好咨询关系的共同要素。

（1）共情。共情是人本主义创始人罗杰斯提出的，是指人与人交流中表现出的对他人设身处地理解的能力。咨询过程中的共情要求咨询师站在来访者的角度，看看他为什么会产生这样的情绪，并用自己的语言将情绪描述出来。如一位戒毒人员因与他人发生冲突前来咨询时，咨询师可以说："你与他人发生冲突，是因为他说的话让你感到很愤怒。"这会让戒毒人员感受到被理解，被接受，这有利于来访者的自我表达、自我探索，从而达到咨询双方更深入交流的目的。

（2）真诚。在咨询过程中，咨询师以"真正的我"出现，没有防御式伪装，不把自己藏在专业角色后面，不带假面具，不是在扮演角色或例行公事，而是表里一致、真实可信地置身于与来访者的关系之中。咨询师真诚的态度可以为来访者提供一个安全自由的氛围，能让他知道可以袒露自己的软弱、失败、过错、隐私等而无需顾忌，使来访者切实感到自己被接纳被信任被爱护；咨询师的真诚坦白为来访者提供了一个良好的榜样，来访者可以因此而受到鼓励，以真实的自我和咨询师交流，坦然地表露自己的喜怒哀乐，宣泄情感，也可能因而发现和认识真正的自己，并在咨询师的帮助下，促进其相应改变，而这种改变会减少面谈过程中的混淆和模糊，使双方的沟通更加清晰和准确。

（3）尊重。在咨询中尊重表现为接纳来访者的人格和思维方式。尊重对待不同问题的思维差异性，尊重来访者提出的意见和建议，真诚地理解和接纳，诚实地表述自己的想法和感受。对于来访者而言，他所说的一切消极或是积极的东西都是他自己的组成部分，都是使他坐在这里成为来访者的原因。对于这些，一个合格的咨询师应该做的是理解，理解来访者这个人和他的方方面面。不论来访者的问题或困扰是多么的不合常理，我们要理解这些东西发生在他的身上自然有其必然性，抛开"对错"的标准，理解来访者内心的纠结与艰难。这样，我们才可以真正做到不夹杂着评判的意味去看待来访者和他的问题，从而使问题的解决与来访者的成长成为可能。对于戒毒人员而言，受尊重的体验在咨询过程中起到积极的作用。

视窗

当我开始拒绝别人时，才感到真正的自由

有这样一个人，他在脖子后面文了一个"不"字，问他为什么。他说："我就想在别人跟我提无礼要求的时候，可以翻个白眼然后转身就走，用我的文身拒绝他们！"我们常常会遇到一些人

很爱提非常过分的要求，每次遇到这种情况的时候，我们都会感觉很有压力，不知道怎么去拒绝，其实这可能是因为你缺乏一个坚定的个人边界。

1. 什么是个人边界？个人边界是说我们建立起来的身体的、情感的、精神的界限，用来保护我们不受他人的操纵、利用和侵犯。边界很像是我们说的底线和原则，让我们知道什么是可以接受的，什么是不能接受的，以及如果有人越过这些界线的话我该如何去应对。

2. 什么样的个人边界是不健康的？拥有不健康个人边界的人容易对别人的情绪和行为负责，或者会期待别人对自己的情绪和行为负责。拥有不健康个人边界的人，经常把他人的需求和感受看得比自己的更重要，并且会有以下行为：比如拒绝别人的要求时，会感到心情不好或愧疚；被人刻薄对待的时候，只会忍气吞声，为了讨好别人，而放弃自己的信念；时常想要拯救别人，为他们包办和解决问题。

3. 如何建立健康的个人边界？首先，你要明确你有权利建立个人边界。建立个人边界的过程，其实就是建立自我认同的过程。只有你建立了明确而坚定的边界后，别人才会尊重你。其次，你应该明白，自己的感受比别人的需求和感受更重要。这句话在大众看来也许有点"自私"，但我们要明白的是，先自爱再谈爱人，讨好别人而放弃自己的边界，别人也不会因此而喜欢和尊重你，所以把自己的感受和需求摆在首位，是非常重要的。第三，要明确哪些行为是你不可以接受的。仔细回忆每一次你的个人边界被侵犯的经历，把你不能接受的事儿列出来，下次遇到同样的情景，试着用平和的语气直接向对方表明。最后，就是尝试去拒绝。如果别人提出冒犯你边界的请求时，"生气"是一种非常好的办法，这不是开不开得起玩笑的问题，而是如果你因为担心惹他人不快，就不去表达自己的感受，你的人际关系反而会受到损害。表明个人界限并适当地拒绝，反而有助于关系的发展。

4. 如何坚定地拒绝他人？第一步，承认对方的处境。当你准备拒绝他的某个请求时，先把自己放到对方的位置上，证实、体验并去承认即将施加于别人身上的不适感。方法是：尽可能用检验的语气开头："我知道你确实需要帮忙。"或者一句简短的"我明白你的意思"，然后再接"但是"。第二步，坚持自己的主张：表达拒绝时，做到清晰、直接、具体。具体陈述你的拒绝这一部分最难，因为对方的失望感很令人焦虑。但是清晰的交流对双方都有益。具体的、行为坚定的拒绝可以减少不确定性带来的不适。方法是不要只是描述你对这件事的感受，要真的、明确地说"不"。第三步，告诉对方你为对方着想的部分，强化你所渴望的理解和行为。方法是当你说"不"时，可以说的像是自己拒绝对方，反而是为了对方好的感觉。其实，当我们要开口拒绝别人时可能会感到紧张，但我们应该明白一个道理：对他人说不可能会让他们生气，但却会让你感到自由。

四、正确认识场所内的心理咨询

2016年12月30日，国家卫生计生委与中宣部等22个部委联合发文，出台《关于加强心理健康服务的指导意见》，指出应重视特殊人群的心理健康服务，其中包括高度关注强制隔离戒毒人员的心理健康，加强心理疏导与危机干预，提高其承受挫折、适应环境能力，预防极端案件的发生。可以看出心理咨询作为教育矫治工作中的重要一项，在戒毒场所中将凸显重要的作用，那么场所内心理咨询有何意义与特点呢?

(一)场所内设置心理咨询机构的重要性

调查显示，戒毒人员的心理健康水平低于全国平均水平。多数戒毒人员在其生活中遭受过诸多的创伤性事件，这些事件对其身心状态均产生很大影响，甚至导致延迟出现和长期持续的创伤后应激障碍。戒毒人员的症状自评量表(SCL-90)测试显示，多个因子上的得分均显著高于常模，表明戒毒人员的心理健康状况较差，存在较严重心理问题。戒毒人员的心理健康问题，不仅与他们自身的家庭、社会环境等有关，还与戒毒所的环境、戒毒过程及与其他戒毒人员不良的人际关系有关。所以有必要采用有针对性的心理疏导和干预措施，提高心理健康水平。

在场所内，半军事化的管理方式与心理咨询相辅相成，缺一不可。如果说对于戒毒人员的半军事化的管理是刚性手段，那么心理咨询则是一股柔性的力量。军事化的管理要求戒毒人员严格服从场所的管理标准，按时完成相应的任务，培养其纪律性和规律性。心理咨询则可以提供一个情绪宣泄的方式，使戒毒人员在一个安全的环境，自由地表述想法和情绪。两者都是戒毒场所内不可或缺的力量，只有两者配合才能更好地发挥戒毒场所的教育戒治作用。

(二)场所内心理咨询的特点

近年来，场所内的心理咨询得到了应有的重视和发展，对维护戒毒人员的心理健康发挥了重要的作用，但我们在工作中发现，场所内的心理咨询与医院、社会心理机构有不同之处，因此戒毒人员应正确认识和看待场所内的心理咨询，并主动寻求心理咨询。

1.心理咨询的地点具有特殊性

心理咨询的场地在戒毒所内，部分戒毒人员存在各种顾虑，不愿意将自己的问题暴露出来，也有部分戒毒人员主动预约咨询的目的是想要借咨询师之口反映现实问题，咨询的目的出现偏差。

2. 戒毒人员自我探索的动力不强

一方面，场所内心理咨询是免费的。物质方面的零投入会在某种程度上导致戒毒人员对咨询过程不够重视，他们往往会陷入到具体事件中不肯探究引发问题的真正原因，没有足够的动力面对问题和做出改变，因此咨询的进展较为缓慢。另一方面，戒毒人员被动参与心理咨询。在戒毒场所内大多是咨询师主动对戒毒人员进行心理咨询或心理干预，这使得戒毒人员的参与性较低，甚至出现抵触心理，思考问题缺乏主动性和积极性。

3. 固定的咨访关系

咨询师和来访者都是固定的，对于戒毒人员来讲，只能在有限的咨询师里做出选择；对于咨询师来讲，只能针对场所内的戒毒人员进行心理咨询。咨访关系建立前，来访者与咨询师双方都有过交流，并对彼此有了一定的了解，因此，戒毒人员会迅速融入到咨询氛围中，但有些戒毒人员也会出现界限不清的状况，其谈论的话题与民警交流的内容相似。

4. 不同年龄阶段的戒毒人员对心理咨询的参与度存在差异

经验表明，能够积极主动进行心理咨询的戒毒人员大多比较年轻，年龄在20~40岁之间，这主要是因为他们对于新事物接纳程度较高，有强烈的戒毒或者改变自己的愿望。而对心理咨询有抵触心理的戒毒人员大多在40岁以上，由于年龄大，没有一技之长和身体体质较差的原因，他们大多对生活失去希望，自我放弃，他们认为，即使戒毒也没有任何前途可言，因此过着得过且过、放弃自我的生活。带有这样想法的戒毒人员通常对参与任何活动的主动性都较差。

5. 吸食新型毒品的戒毒人员在心理咨询活动中参与度较高

与吸食传统毒品的戒毒人员相比，吸食冰毒的戒毒人员更愿意进行心理咨询，因为他们对于新事物的好奇心较强，思想更为活跃，渴望了解新兴事物，因此愿意主动参与到咨询过程中。

第二节　戒毒人员的心理评估

在戒毒人员的心理咨询与矫治过程中，架构科学、规范的心理干预效果评估体系是非常有必要的。科学、有效的心理评估不仅是有针对性进行心理咨询与矫治的依据，更是检验咨询与矫治效果的手段。

一、心理评估的概述

在实践中，心理评估对于了解戒毒人员的基本情况和主要问题，了解和调控咨询和矫治过程，检验其有效性具有重要意义。

(一)什么是心理评估

心理评估由心理诊断发展、演变而来。心理诊断是指以正常成人和儿童为对象的心理测量工作。心理诊断以个体为目标，探求某一个体在群体中的位置，确定个体行为与常模偏离的程度和距离。"心理诊断"一词最早用于精神病学领域，但是这一概念很快便超出了医学范围，在临床心理学中，成人和儿童的智力测量、人格倾向的测定、能力和各类偏常行为的测定工作也被涵盖在这一概念之中。近年来，临床心理学又提出另一个概念，即"心理评估-诊断"，简称"心理评估"。心理评估是指对各种心理和行为问题的评估，可以在医学、心理学和社会学等领域运用。主要用来评估行为、认知能力、人格特质和个体及团体的特性，帮助作出对人的判断、预测和决策。从概念可以看出，心理评估过程包含心理诊断，心理评估相比心理诊断而言，方式更为多样、内容更为丰富、适用群体更为广泛，因此具有较强的适用性。

对于戒毒场所而言，心理评估是从事心理咨询与矫治的工作者应用各种方法和手段获得信息，对戒毒人员心理变化过程作全面、系统和深入的客观描述，并作出准确和科学的评价。

(二)戒毒人员心理评估的特点

戒毒人员心理评估因其适用地点和人群的特殊性有其特点，具体包括：

1. 评估具有阶段性和时效性

根据戒毒人员的心理、行为特点和戒治需要，将戒毒人员所内戒毒过程划分为生理脱毒期、教育适应期、康复巩固期、回归指导期。其中生理脱毒期的主要目的是消除生理上对毒品的渴求，所以应对戒毒人员在所内后三个阶段的心理、行为表现分别进行评估。

2. 评估具有层次性和针对性

对戒毒人员的心理评估，从心理状况的评价、人身危险性的评定，到人格障碍甚至精神病的诊断，应具有鲜明的层次性，以满足管理、教育和矫治的不同需要。

3. 评估应具备专业性和科学性

从评估信息资料的搜集到对这些信息资料的分析利用,并作出鉴定结论,都是由心理咨询师和心理辅导员等专业人员利用专门手段,按照规范程序进行的专业评估,需较高的专业分析能力。

4. 评估应具有准确性

对戒毒人员的心理评估,既是对戒毒人员进行分类的基础,又是对其进行针对性的矫治的前提,还是检测心理矫治效果的依据。因此,心理评估做到真实、准确有其重要意义。

(三)戒毒人员心理评估与心理矫治

大多数吸毒者在吸毒前都存在一定的人格缺陷,吸毒后在毒品的控制下,对毒品产生不可自控的渴求心理,这两个因素驱动,使他们的心理问题更为突出。

(1)戒毒人员常见心理问题主要包括:自我认识方面,多次的吸毒,反复的戒毒经历,使他们不再以真实的自我面对现实,生活中给自己贴上了负面的标签。因为吸毒而把自己视作与别人不同的人,或不把自己做正常人看待,自我评价较低。情绪情感方面,感情冷漠,情绪极不稳定,易激惹,倾向悲观,对家庭、社会缺乏责任感和同情心,不关心人,常抱有敌意和攻击性倾向,焦虑紧张抑郁,敏感多疑,常感觉困扰不安。行为习惯方面,乐群从众,人云亦云,做事权宜敷衍,缺乏意志力,自律性差,随意性大,行为懒散,且敢于冒险,胆大妄为,不计后果。

(2)心理评估的内容包括:①心理健康状况的评估,包括认知、情感、意志力等内容;②个性特征的评估,包括需要、动机、气质、性格等内容;③危险性评估,主要包括暴力危险性评估、自杀危险性评估;④戒毒动机、拒毒抗毒能力的评估。

(3)心理矫治的内容包括:①设计认知调整、情绪管理、人际技能、家庭关系、防复吸训练为主线的逐级递进的心理矫治方案,修复不同层面的心理功能,提高心理健康水平;②按照四期的划分标准,对处于不同阶段的戒毒人员给予相应的心理干预和治疗,突出心理矫治的针对性;③心理干预形式上,构建团体心理辅导、家庭心理治疗和个体治疗为一体的综合心理矫治模式,整合心理资源,发挥心理矫治的系统功效。

二、心理评估的原则和意义

正确认识心理评估是开展心理评估工作的前提和基础。心理评估工作要注意哪些事项?有何重要意义呢?

(一)心理评估的原则

为了保证心理评估的客观性,在实施评估过程中应当遵循以下原则:

1.灵活性原则

灵活性包含两种含义:一是评估过程要灵活使用多种评估方法。二是咨询师需要运用多种心理咨询理论提出来访者产生心理问题的各种可能的假设。心理评估不像身体检查那样,对于特定的身体部位有特定的检查仪器,因其考察的内容是客观存在的,因此评估结果是较为客观的图片或是数据。而心理评估,因其评估的内容本身是看不见摸不着的,且具有主观性,因此难度较大,要想做到尽可能的客观,就要在工作中灵活运用各种评估方式综合考量。

2.过程性原则

过程性包含两方面:一是心理评估渗透在咨询过程中。在心理咨询过程中,从咨询开始到结束,咨询师是逐步了解来访者的,随着咨询的进展,咨询师不断提出并修正对来访者问题或咨询计划的假设。在心理咨询的不同阶段,心理评估的目的也不一样,在咨询初期,心理评估的目的在于鉴别来访者的心理问题是否属于心理咨询的范畴,对心理问题进行综合诊断评估;在咨询中期和后期,心理评估的目的在于评估咨询效果。二是心理评估渗透在戒毒过程之中。要对戒毒人员在教育适应期、康复巩固期、回归指导期分别进行评估,以综合评估戒毒人员在场所内的心理变化过程。

3.共同参与性原则

心理评估是咨询师和戒毒人员共同参与的过程,心理评估不是单个方面的工作,它是咨询师、戒毒人员、评估工具相互作用的结果。因此,咨询师的职业素养、来访者的主观认识、评估工具的客观性,都是影响评估结果的重要因素。

4.综合评估的原则

戒毒人员心理诊断评估是一项复杂的系统工程,要坚持日常与定期、主观与客观相结合的考评方法,努力提高诊断评估的信度和效度。

(1)坚持日常与定期考评相结合。为戒毒人员设立心理健康档案,对他们参加心理矫治和心理测验情况进行动态监测。设立心灵月记等记录形式,收集日常心理工作资料,为戒毒人员心理测验结果和日常课堂表现进行评分。

(2)坚持主观与客观评价相结合。要求心理咨询师既要充分掌握通过测验、观察、面谈而获得的资料,并以此作为鉴别和评价的依据,又要充分发挥主观能动性,利用专业知识和技能,对各种信息和资料进行分析研究,去伪存真,作出准确判断。

我们应该用辩证和发展的眼光进行心理评估,要充分认识到戒毒人员心理康复是一个渐进过程,在关注某一时刻状态的同时,更要重视其戒毒矫治过程中的表现,对所获取的信息资料进行横向和纵向对比,评估其戒毒治疗成效,预测其回归社会后戒断的可能性。

(二)心理评估的意义

随着心理评估工作在戒毒人员教育工作中的引入,不同的评估方法在场所内得到广泛应用。通过评估,鼓励戒毒人员积极探索自我,调动他们认识心理问题和进行心理世界改造的积极性。在实践中发现,心理评估在戒毒场所中的意义包括以下几方面:

1. 通过评估,鼓励戒毒人员积极探索自我,调动他们认识和解决心理问题的积极性。通常在心理评估后,预约心理咨询的戒毒人员会有所增加,这表明通过心理评估,戒毒人员能够对自己心理状态有更全面的认识和评价,这使他们迫切希望改变当前状态,以通过解决心理问题恢复到心理健康的状态。

2. 通过评估,准确、客观地认识戒毒人员,为有针对性地制定心理矫治方案提供依据。根据戒毒人员在生理脱毒期的心理评估结果,心理咨询师可以对戒毒人员的心理状态科学认知并分类,并针对不同类型的戒毒人员实施不同心理矫治方案,以提高心理矫治的效果。

3. 通过评估,对危险性因素进行筛查,及时预测危险,预防危机事件的发生。一方面,可以鉴别戒毒人员的心理正常与异常,对心理异常的戒毒人员进行及时的转介;另一方面,通过暴力危险性评估、自杀危险性评估,可以及时发现危险人员,提高场所的安全稳定性。

4. 通过心理矫治前后的评估结果进行对比,可以评估心理矫治的效果。心理评估是检验心理矫治效果的有效手段,通过科学、全面的心理评估,可以对矫治的效果做出准确的描述和科学的评价。

加强和重视戒毒人员的心理干预、心理矫治是对国际趋势的一种顺应,是稳定戒毒场所秩序的一项重要措施。科学有效的心理评估能有效预防戒毒人员故意伤害、脱逃、自杀等事件的发生,有针对性的心理矫治手段使戒毒人员在出所后能较好地重新适应社会。

三、心理评估的基本方法

我们从多角度观察,才能全面、准确地认知事物,而人的心理是看不见、摸不着的,这就更加需要我们从多角度出发,灵活运用评估方法进行综合评估。评估方法是进行评估工作的

理论基础,以下就是戒毒场所中常用的方法:

(一)观察法

观察法是指在戒毒人员生活、学习等自然环境中对他们的心理现象与行为表现进行观察。观察法是在心理评估中获得信息的常用方法。观察法是根据一定的研究目的、研究提纲或观察表,用自己的感官和辅助工具去直接观察被研究对象,从而获得资料的一种方法。观察法可以在自然情况下进行,也可以在有控制环境下进行。科学的观察具有目的性、计划性、系统性和可重复性。其优点是实施方便,被观察者心理活动自然流露,获得的资料比较真实可靠;缺点是观察者较为被动,有随意性、偶然性、主观性。

(二)访谈法

访谈法是指心理咨询师通过面谈的方式搜集资料,分析和推测戒毒人员的心理特点和心理状态,并进行相关的治疗。访谈法可分为结构式访谈与非结构式访谈,前者有一定结构和程序,依次提出问题,后者比较灵活。在心理评估中,访谈法一直有重要地位,对于获取信息,了解并分析来访者的经历,建立咨询关系非常重要。场所内的咨询师与来访者大多采用非结构性访谈的方式,可以较为灵活地掌握戒毒人员的心理动态,降低戒毒人员的心理防御水平,提高戒毒人员对咨询师、心理咨询工作的接纳程度,对建立良好的咨询关系有积极作用。

(三)测验法

标准化测验是一个系统化、科学化、规范化的施测和评定过程。主要的心理测验有智力测验和人格测验。常用的智力测验有:中国比内测验、瑞文标准推理测验等。常用的人格测验有客观测验和投射测验,客观测验有艾森克人格问卷、明尼苏达多项人格调查表、16种人格因素问卷等;投射测验包括罗夏墨迹测验、主体统觉测验、房树人测验、句子完成法测验等。由于其客观、可量化、可大规模使用等优点,客观测验(量表法)在戒毒场所内应用最为广泛,心理咨询师使用标准化的测验工具定期对戒毒人员进行心理测试并建立心理档案。但测验法也存在着一些缺点,如这种方法是人为主观地对问卷问题作答,被试者很容易刻意做出一些积极性的回答造成测试结果虚假化。另外,不同的量表都是针对不同的测验目的而制定出来的,回答问卷并不能完全反映个体的心理状况。再从量表的评分依据来说,其评价标准和工具不同,需通过主观判断来进行评价,评价过于主观。

（四）生物反馈法

心理是大脑活动的结果，意识是客观世界在大脑里的主观反映，因此可以通过测量人生理反应来推测人的心理活动。根据毒品的成瘾机制理论，我们可以认为强制隔离戒毒人员对毒品的生理联结反应是强制隔离戒毒人员的心理活动的一种固定反应模式，通过测试强制隔离戒毒人员在面对毒品时的生理反应，可作为强制隔离戒毒人员诊断评估心理素质项的重要依据。由于生物反馈测试容易使用客观手段进行测量，因此，在戒毒场所的心理评估中的运用也逐渐受到重视。

生物反馈可以显示的生理指标包括脑电、肌电、心电、皮电、皮温、呼吸、手指脉搏、心率变异性等。这些生理指标可以反映戒毒人员的情绪状态和情绪变化。生物反馈测试的应用可以通过数据强化戒毒人员的戒治动力。在实践中，戒毒人员在生物反馈训练后，通过比较几次训练分数的变化，可以让他们看到希望，树立戒毒的信心，从而强化戒治的动力。

四、心理评估在场所内的应用

心理评估作为戒毒人员诊断评估的一项重要内容，在以下几方面展开应用。

（一）戒毒矫治流程的心理评估

1. 教育适应期的评估

在戒毒人员入所一个月内从心理测试、民警访谈、戒毒人员自我反馈三方面开展综合评估。具体包括：了解生理脱毒情况；初步掌握个体心理症状和戒毒动机及心理状况，并通过心理测试、拒毒能力测试结果做出评定；制定心理矫治方案。根据以上评估内容，心理咨询师对戒毒人员进行筛选划分类别，以便下一步实施相应的心理矫治措施。

2. 康复巩固期的评估

戒毒人员在入所满一年时再次进行心理评估，内容包括：通过戒毒人员自述、他人评价、心理咨询师诊断来评定其心理健康变化状况，通过戒毒人员对毒品渴求的认知、掌握的应对技术、心理咨询师的评价来评定应对渴求专项训练结果，通过对拒绝高危情境的认知、掌握应对技术、心理咨询师的鉴定来评定拒绝和应对高危情境专项训练结果。

3. 回归指导期的评估

戒毒人员在解除前3个月再次进行心理评估，内容包括认知、情绪、意志行为、社会功能等方面的变化。

心理评估反映出戒毒人员在所内的心理康复水平,同时为心理咨询师制定和调整心理矫治的方案提供依据。

(二)个案心理咨询与矫治的评估

在进行心理咨询前,应初步对来访者的心理问题进行甄别,鉴别来访者的问题是否属于心理咨询的范畴,特别是对于那些有明显的精神疾病特质,需要专业医疗机构介入的,应及时转介。如果属于心理问题,属于咨询范畴,应遵循以下步骤进行评估:

1. 咨询初期的心理评估

(1)收集资料。通过多种方法了解戒毒人员的基本情况及存在的心理问题。对来访者基本情况的掌握,有助于把握其主要心理问题,认识来访者的心理问题是确定心理咨询目标的基础。对戒毒人员开展基本情况收集会相对复杂,因为戒毒人员一般心存顾虑,往往不愿直截了当地把面临的心理问题如实暴露出来,或是他们自己也弄不清楚问题的实质,只是感觉到困扰,希望改变现状。需要了解到的心理问题涉及多方面,咨询师要通过搜集有关资料弄清心理问题的性质、持续时间及产生原因。收集的资料一般包括以下内容:一般资料,如姓名、年龄、婚姻家庭、工作经历等;个人成长史,如婚恋史、既往重大事件及评价等;目前状态,如认知、情感、意志、睡眠饮食状况等;社会交往状况,如社交功能受损、处理不好人际关系等;心理测试结果。

(2)诊断评估。将收集资料进行分析比较,将主因、诱因与心理问题的关系进行分析,确定心理问题的由来、性质、严重程度,确定其在症状分类中的位置。根据综合评估结果形成诊断。

2. 咨询中期、后期的心理评估

(1)评估时间:在开始一次或几次咨询后进行评估,在咨询结束前进行评估,在咨询后追踪复查时的评估。

(2)评估的方法:来访者对咨询效果的自我评估;来访者社会功能恢复的情况,来访者周围人士特别是家人、朋友和同事对来访者症状改善状况的评定;来访者咨询前后心理测试结果的比较;咨询师的评定,来访者某些症状的改善程度。

(三)强制隔离戒毒人员心理档案的建立

心理档案的建立主要反映在内容方面。心理档案内容一般由背景资料、心理表现、心理测试结果、观察记录、咨询记录等内容组成。

1. 背景资料

背景资料包括本人和家庭背景概况。本人概况主要包括姓名、性别、出生日期、民族、宗教、家庭地址、爱好特长、一般健康状况、生理缺陷、重要病史、编号等内容。家庭背景主要搜集以下内容：家庭结构、家中排行、教养关系、教养人的文化水平、教养人职业、教养人对戒毒人员的期望、教养人对戒毒人员的接纳程度、教养人与戒毒人员的沟通情况、父母关系。这些内容是经过大量研究证实，对戒毒人员心理发展有显著影响的变量。为了与家属沟通方便，可以把戒毒人员家庭住址和教养人联系电话也做相应的记录。如果搜集到其他一些内容，教养人宗教信仰等也可记载其中。

2. 现实表现

在戒毒场所的现实表现主要搜集以下内容，包括情绪变化、行为问题、奖惩情况等。

3. 心理测试

心理测试主要搜集以下内容：个性特征、心理健康状况。个性特征方面主要指非智力方面的人格因素。在心理健康测试方面，除收集心理健康水平的测验结果外，还应收集本人及咨询师要求测试的结果，并在综合两方面资料的基础上，对戒毒人员的心理健康状况进行分类。

4. 咨询记录

由心理咨询师对每次的咨询情况做记录，内容包括来访者的姓名、日期、地点、心理咨询师、主要问题、咨询过程及小结、进一步咨询建议和转介情况记载等项目。

第三节　戒毒人员常用心理矫治方法

一、团体辅导

团体动力学认为，一个人要想清楚地了解自己最好到团体中去，要想改变和完善自己最好到团体中去，要想实现自我价值最好到团体中去。在团体中成员不仅可以交流信息，探索自我，也可以互相模仿、彼此支持，从而学习到适应社会的态度和技巧。团体心理辅导在助人方面有着其他助人形式无法代替的特殊功能。

（一）团体辅导的概述

团体辅导因其效率高、活动方式多样等优势，在戒毒场所中广泛应用。

1. 团体辅导的概念

团体辅导是在团体情境下进行的一种心理咨询形式，它是通过团体内人际交互作用，促进个体在交往中通过观察、学习、体验，认识自我、探索自我、接纳自我，调整和改善与他人的关系，学习新的态度和行为方式，以发展良好适应的助人过程。团体辅导的特色在于培养人的信任感和归属感，由对团体的信任感扩大到信任周围的其他人，由对团体的信任感扩大到对场所、社会及国家的认同感和归属感。

团体辅导帮助指导的对象是每一个团体成员，成员在团体中不断学习、改变，团体只是成员学习新行为、改变旧行为的一种环境。团体辅导重视的是每个成员的成长与发展，即借团体的形式，助个人成长。

2. 团体心理辅导的优势

团体辅导与个体咨询最大的区别在于参与者对自己问题的认识及解决是在团体中通过成员的交流，相互作用、相互影响来实现的。樊富珉认为团体辅导的优点包括：感染力强，影响广泛；效率高，省时省力；效果容易巩固；特别适用于需要改善人际关系的人。

对于戒毒场所而言，团体心理辅导的优势还包括：

（1）减轻自我暴露压力。强制隔离戒毒场所因其环境的特殊性，加之担任心理辅导职责的往往都是场所内的民警，很多戒毒人员在心理辅导过程中不愿将自己深层次的问题袒露给民警，有些甚至为了讨好民警而顺着民警的期望去说、去做，在心理辅导过程中表现出极强的掩饰性。如果能营造一种环境，让戒毒人员吐露心扉，让他们明白"存在类似问题的并不是我一个人，并且别人都将这个问题讲出来了，我也没有必要再隐瞒自己了"，这样可以在很大程度上减轻他们对深层问题自我暴露的压力。另外，戒毒人员彼此拥有相近的经历与共同的需求，彼此间不存在歧视，团体成员之间更容易坦诚以待，从而形成归属感、信任感，迅速产生团体凝聚力，形成同质性团体。这样就能依靠团体的力量出谋划策、集思广益，增强成员应对心理困扰的勇气。

（2）节约警力，提高效率。团体心理辅导的影响面广，咨询的感染力强，它与个体心理咨询最大的不同在于它是一个多向沟通的过程，一个引导者在同一时间内可以面对多个团体成员，为多个个体提供帮助；另外每一个受到帮助的成员也可以成为帮助其他成员的正能量，而且成员间互相帮助的效果往往比咨询师的帮助还要好，还来得快。这就使得团体心理辅导可以大大地节约团体领导者的人力与时间，尤其在专业心理咨询师严重不足，但需要心理援助的戒毒人员又比较多的戒毒场所，运用团体心理辅导这种高效、省时、省力的辅导方法无疑是最佳选择。

（3）激发和强化戒毒动机。戒毒人员走上复吸道路的一个很重要、很直接的影响因素就在于他们对解除强戒后的社会环境适应不良，如社会生活的受挫，曾经毒友的引诱，家人的不信任等,这些极易导致他们产生破罐子破摔的心理,从而重新走上吸毒的道路。团体心理辅导的优势是可以帮助戒毒人员模拟出一个真实的情境,教会成员今后如何运用合理、恰当的方式去处理身边的事情。同时,团体中其他成员也能适时给出一些解决矛盾的建设性建议,这对实现咨询目标非常有益。

(二)用于戒毒人员的团体辅导模型

目前常用于戒毒人员的团体模型主要有以下几种:心理教育团体、技能发展团体、支持性团体、人际关系进程团体。另外预防复发团体、特殊集体文化团体和表达团体(包括艺术治疗、舞蹈和心理剧治疗)这些未纳入主要团体辅导模式的团体,在戒毒人员的团体辅导中同样有着重要作用。

1. 心理教育团体辅导模型

心理教育团体辅导主要教育戒毒人员物质滥用的相关后果。这种类型的团体辅导通常会采用视频资料或者讲座提供一些结构化的具体内容。在治疗中提供给戒毒人员一些可以直接应用于其生活中的信息,帮助他们确定有助于戒毒的社会资源,了解戒毒全过程等。

心理教育团体辅导的目的有两点:一是增强戒毒人员对物质依赖的行为、心理过程的认识;二是帮助他们整合能够帮助其戒毒和防止复吸的信息,指导他们对生活做出更多的选择。

2. 技能发展团体辅导模型

主要目的在于培养戒毒人员戒除毒瘾及维持戒断状态的技能,这些技能与避免复吸行为密切相关,例如如何拒绝毒品、避免冲动或拒绝诱惑。这类团体更像讲授课程,咨询师扮演教师的角色,来访者扮演学生的角色,通常咨询师会给来访者一些重要的概念,然后鼓励他们从自己生活中找寻这些概念的例子。

3. 支持性团体辅导模型

支持性团体辅导模型中应用最为广泛的是自助团体。自助团体的主要特点是这种团体没有领导者,主要是成员之间相互给予支持,并提供一个可以分享保持戒毒状态及管理日常脱毒的生活实用信息平台,成员们可以讨论自己最近遇到的问题和戒毒的体会感受,并互相给予支持。很多戒毒人员逃避治疗的很重要的原因是治疗过程本身会给他们带来焦虑,而自助团体强调的是为戒毒人员提供一个安全的环境。这或许也是这种模型在戒毒人员团体辅导中应用广泛、效果引人注意的原因之一。

自助团体可以分为有咨询师自助团体和无咨询师自助团体,对于有咨询师自助团体,咨询师通常的任务是控制治疗过程,尤其是讨论过程,带领来访者们共同寻找有效解决问题的模式以及保证来访者有均等的说话机会和时间。无咨询师自助团体形式较为开放,来访者更容易加入,通过分享就能获得心理支持,但因无法客观记录,很难对治疗效果进行评价。

4.人际关系进程团体辅导模型

主要探究导致复吸或阻碍康复的发展性事件,运用心理动力学促进戒毒人员的改变和痊愈。人际关系进程团体辅导模型更关注目前成员之间的关系活动。该团体辅导模型咨询师需要重点监控以下三个方面的动态变化:每个成员的心理运作(内在动力)、团体中成员间相关的方式(人际间动力)、团体作为一个整体如何运作(整体动力)。

由于每一种团体的目标、主要特点、领导者风格和所需技能以及应用的专业技术均有所不同,每一种团体模型都有其独特之处,适合某一特定人群。

二、个体咨询

心理咨询技术和方法成千上万,但是所有的技术方法都建立在相应的心理学理论基础上。戒毒场所的心理咨询也不例外,在所有的心理咨询治疗技术中最有影响的莫过于精神分析、认知疗法、行为主义、人本主义四大理论,他们被誉为心理咨询和治疗理论发展史上的四大势力,也被称为四大经典的心理咨询和治疗理论。在实践过程中可以发现,只有少数个案所采用的技术只涉及一个理论流派,大部分个案例使用了两个及两个以上的理论流派的技术疗法。各种心理治疗的理论流派都有各自无法回避的问题,正是鉴于这样的情况,越来越多的咨询师选用折中整合的心理疗法,以期提高治疗效率。因此,戒毒场所的心理咨询中,折中整合的心理疗法使用也成为咨询过程中的主流。值得注意的是,随着共情与倾听技术的重要性不断被强调,大多数个案在最初都是通过倾听和共情使来访者的情绪得到宣泄,所以在咨询中或多或少地要使用到人本主义的理论。以下将从案例出发,具体分析各个流派在咨询中发挥的作用。

案例:戒毒人员王某,76年生人,汉族,初中文凭,有稳定的工作和收入;已婚,有一个16岁的女儿。王某是一个第二次被强制戒毒的戒毒人员,在所内表现一般,近期开始练习书法,作品在我所举办的"绿色之光"书画展中展出。王某的心理困扰包括:对自己当前的状态感到不满,自我掩饰性较强;自卑,自我评价低,认为自己是个失败的人,总是感到无能为力;认为自己不能像以前一样与人交往,感觉别人对自己的印象不好;对未来感到迷茫,担心妻子和孩子离开他。

(一)人本主义在心理咨询中的应用

在心理咨询的疗效因素中,除去占最大比重的来访者本身因素外,最重要的因素就是双方的咨访关系,而构建良好和谐的咨访关系最重要的理论学派就是人本主义理论技术。人本主义疗法强调真诚、无条件积极关注和共情理解。这些都是构建良好关系、更好地达到咨询效果的必需条件。首先,咨询师应该真诚地与来访者沟通。第二,咨询师必须无条件地接纳来访者。这意味"咨询师要表达对来访者作为一个有潜力的人的深切、诚挚的关心:这是一种不因被咨询师的思想情感和价值而受到影响的关心"。第三,咨询师要感同身受来访者的思想情感和行为价值。罗杰斯认为这种积极的、相互信任的人际关系一旦建立起来,来访者就能够自由充分地去体验那些过去因太具威胁性而不敢正视和体验的思想和情感,从而自主解决自身的问题,朝着"功能充分发挥的人"的方向发展。

现在我们回到案例,王某心理问题包括:王某对自己当前的状态感到不满,在与家人相处过程中他没有完全做自己,他的疑惑包括:"我如何能发现真实的自我?""我如何才能脱下虚假的面具,回归真实的自我?"咨询目标就是要创造一个让他感到自由的氛围,其中不带有任何的判断和评价,这样可以使王某自由地表达自己的感受,从而丢掉面具,回归真实的自己。

在上述案例中,王某在一次咨询中谈到自己难以体验到的感受,他对自己的感受并不清楚,因为他屏蔽了很多他认为不恰当的感受。对此,咨询师与来访者的对话如下:

来访者(以下简称"来"):我觉得了解自己的感受很难,我经常不知道自己的感受是什么。

咨询师(以下简称"咨"):一直以来你似乎都无法察觉自己内心的感受。

来:是的,对我而言,清楚地知道自己的感受是什么已经很困难了,更别说把它拿来和别人分享了。

咨:所以对你而言让别人知道他们对你产生的影响也是一件痛苦的事情。

来:嗯。我曾经多次试着隐藏自己的感受,有些感受让我害怕。

咨:不知道自己的感受让你恐惧,知道自己的感受也让你不安。

来:这就像是小的时候我因为生气遭到惩罚。有时感到快乐和兴奋,但被要求马上安静下来。

咨:所以小的时候你就知道了你的感受会给你带来困扰。

来:当我懂得去感受的时候,我常常感到迷茫和混乱。我常常觉得自己没有权利去感受,无论是生气、高兴或是其他。

咨：你现在还是觉得应该把感受隐藏起来，不去表达。

来：对，我和家人在一起的时候更是如此。

咨：听起来你不愿意让他们了解你的感觉。

来：嗯，我不确定他们是不是愿意了解我的感受。

咨：听起来他们似乎对你的感受并不感兴趣。现在你有什么感受？

（沉默）

来：我觉得很伤心、很绝望。

咨：至少你现在能够感受，也能向我说明你的感受。

人本主义就是要积极地关注并且理解来访者，这对于咨询关系的建立有重要的意义。但由于生活经验、学识经历的不同，咨询师必须要有非常大的对多元文化的包容力，才能做到无条件接纳来访者的种种行为与思想。

（二）认知疗法在咨询中的应用

认识疗法是以调整认知模式为基础的，认为人的情绪和行为变化与认知密切相关，通过改变不恰当的认知方式，可以达到改善情绪和行为的目的。因为人际关系、场所适应问题、自我认知等导致的抑郁情绪在戒毒人员中比较常见，大多时候是由戒毒人员存在认知上的偏差和障碍造成的，因此认知心理学理论是戒毒场所心理咨询主要使用的心理学理论之一。认知疗法理论强调积极指导来访者结构化地改变消极的思想和无法适应的信念。认知理论的实施通常分为两个步骤：一是辨识负性认知。通过倾听了解其需要修正的负性认识，运用质疑、辩驳等技术，使来访者看清负性自动思维，在此基础上，与来访者讨论正确的认知与思维。二是帮助来访者更开放地看待问题与矛盾。帮助来访者学会用不同的角度和眼光来看待世界，欣赏生命的多元性，从而走出自我否定和无价值感，学会关注自己、接纳自己、欣赏自己，达成自我成长的目的。

通过与王某的咨询，来访者逐渐暴露出一些不正确的观念，如感到什么事都做不好，别人对他的评价较低等，咨询师建议他在实际的情境中加以验证，让他问问周围的人对其印象是否真的那样坏，同时鼓励他从事一些简单的活动，如每天做十个俯卧撑，看看他是否真的做不到这些事情。通过几次的实际验证与讨论，来访者的一些错误观念不攻自破，情绪也有所好转，但是这种效果并没有持续多长时间，他仍坚持认为自己很失败，他觉得自己在重要的人面前表现得很懦弱，在很多重要的事情上都无能为力。他不再用具体的事件来解释自己的行为，而是代之以更为隐蔽和抽象的另一种解释，即他坚持认为自己是个毫无能力和毫无价值的人。

在上述案例中,针对王某的不合理信念,咨询师与来访者的对话如下:

咨:你说你是一个失败的人,这是什么意思呢?

来:我在很多方面都很失败,例如戒毒、家庭、工作等,这些足够说明问题。

咨:好像你以前并不是这样。

来:是啊,我以前生活得很好,也很有能力。

咨:既然这样,我觉得把"我是一个失败的人"这句话换成"我现在很失败"是否更合适些?

来:嗯…可能是这样,但是我想无论是现在还是以后,我可能不会有什么改变了。

咨:以后的事情可以先放一放,我们先分析一下现在的情况。你在说"我是一个失败的人"时,这里的"我"指的是什么?

来:我不太明白您的意思。

咨:我是说这样一个"我"应该包括"我"的各种行为,"我"做的每一件事,"我"的每个动作,以及与"我"有关的各种东西,如"我"的头发,"我"的呼吸,以及"我"的衣服等。正是这些构成了"我"的存在,而脱离了这些具体内容,这个"我"也就没什么意义了,是这样吗?

来:(思考了一会儿)我想是这样的。

咨:那么我们就可以换一种方式来说"我是个失败的人"这句话,换句话说,你可以用刚才提到的那些"我"的具体内容来替代"我"。你可以试一试。

来:那就是说,我的各种行为都很失败,我做的每一件事都很失败……但是我的发型、我的呼吸好像就不能这么说了。(摇头,笑)

咨:对。你可以说"我戒毒很失败",或者"我在与人交往方面很失败",甚至可以说"我做的每件事情都很失败"之类的话,但是你不能说"我的每个动作都很失败"之类的话,这样的句子也就没有意义了是吗?

来:(点头)

咨:何况你并不是在每件事情上都很失败,在一些事情上你做的并不比别人差,这一点从你的书法作品中就可以看出来。

来:但我为什么意识不到这一点呢?

咨:因为你已经习惯了用"我是个失败的人"这类先入为主的观念考虑问题。

来:你是说这样容易掩盖事实,夸大后果,把那些没有失败的行为,看成是失败一样?

咨:很高兴你能认识到这一点。但是这还不够,你能告诉我"失败"的具体含义吗?

来：一下子说不上来……

咨：这个词通俗的理解就是"没把事情做好"或"做的不如别人好"，这样说就减少了感情色彩，但更客观，更有实际意义。

来：是这样的。

咨：好，考虑一下我们刚才的分析，你能不能把"我是个失败的人"这句话重新说出来呢？

来：我想应该说"我在戒毒这件事上没有做好"。

咨：很好。这句话比原来那句话的含义丰富，它表明你过去并不是个"失败的人"，虽然现在在某件事上没处理好，但却不能说明你在其他事情上或在以后也不能做好，是这样吗？

来：你的话有一些道理。

咨：好！你回去以后还可以再做一些类似的分析……

认知疗法就是让来访者意识到自己的不合理信念，并与其进行辩驳，使其产生新的认知理念代替旧的不合理的理念。

（三）行为疗法在咨询中的应用

在理论上，行为疗法强调外部环境因素对个体行为的影响，强调通过对这些影响因素的控制使各种行为发生符合预期要求的变化。行为主义理论主要的技术包括系统脱敏疗法、厌恶疗法、模仿学习、条件操作法等。行为疗法相对其他理论具有操作性强而可予评定、耗时短而见效快的特点。目前的行为疗法倾向于与认知疗法相结合，常被人们称为认知行为疗法。

行为疗法在场所内应用最多的是系统脱敏训练，其主要应用于对焦虑症、恐惧症的干预。系统脱敏疗法由三个步骤组成：①建立焦虑或恐怖的等级。找出来访者不安恐惧的事件，并报告对不安恐惧事件的主观恐惧程度，将当事人所报告的事件的恐惧程度由小到大排列，建立等级层次。②放松训练。放松训练一般可以通过自由联想、音乐疗法达成。③脱敏训练。先进行放松训练，然后利用想象进行脱敏，即从等级中最低的一个事件开始，由治疗者做口头描述，让当事人进行想象，保持想象几秒钟；然后停止想象，由当事人报告此时感觉到的主观恐惧和不安的等级分数，并作记录；最后再做放松训练。重复上述三个步骤，直到不安恐惧感消失。

（四）精神分析在咨询中的应用

精神分析疗法的主旨在于解决人们的心理冲突，体验认识、处理情绪的方法，达到缓解症状的目的。精神分析疗法并不限于问题解决和学习新行为的过程。在治疗过程中，个体将更加深入地探究自己的过去,其自我理解水平也将从中得到提升。

从精神分析的观点来看,所有的治疗技术都应该帮助来访者洞察自身,并将那些被压抑的经验内容重新带入到意识范畴之中,这样来访者就可以有意识地对其进行处理了。常见的技术有:收集生活史方面的资料、释梦、自由联想、对阻抗和移情的分析与解释等。这些技术旨在帮助提高个体的知觉能力、获得感性和理性的洞察力,进而缓解来访者的症状。

当咨询师与来访者一致认为来访者已经澄清并接纳自己的情绪问题,已经了解了自己现实生活问题的历史根源,已经能够把对过去问题的认识与当前的生活结合起来时,那么咨询过程就结束了。整个咨询过程效果可以通过咨询师和来访者的主观评价加以评估,评价的标准主要有来访者在认知及情绪方面获得的洞察力以及他对移情的处理程度。

三、艺术治疗

国内外的多项研究结果及戒毒工作实践都表明,戒毒人员是一个存在较严重心理问题的特殊社会群体。戒毒人员普遍存在文化水平较低,语言表达能力较差,情绪识别和表达困难,内省能力较差,心理防御性强,常将情绪和躯体症状混淆等情况,目前传统的以言语为主的心理咨询方法已经不能满足矫治需求。

艺术疗法是以艺术活动为中介的一种非言语性的心理治疗,通过艺术使被治疗者产生自由联想来稳定和调节情绪,消除负性情绪,促进身心康复。艺术疗法以绘画、音乐、舞蹈等形式替代言语表达戒毒人员内心情感,降低掩饰性、防御性,整合情绪与思维,以达到缓解戒毒人员悲伤、愤怒和攻击等负性情绪和行为,改善躯体症状,拥有更为和谐的人际关系的目的。

(一)艺术治疗的概述

英国艺术治疗师协会对艺术治疗的界定是:"一种治疗的方法,在艺术治疗师的协助下,透过绘画、塑造等艺术媒体,从事视觉心象表达,借此心象表达把存在于内心未表达出来的思想与情感,向外呈现出来。这种表达和呈现出来的心象产品,具有治疗和诊断功能,提供治疗者和当事人治疗期间的处理指标。治疗期间,当事人的情感常常包含在艺术作品里,并在治疗关系中加以处理与解决。"

艺术治疗的领域有两个主要取向:其一是艺术创作便是治疗,这种创作的过程可以缓和情绪上的冲突,有助于自我认识和自我成长。其二是若把学习艺术应用于心理治疗,即个体所创作的作品和关于作品的一些联想,对于维持个人内在世界与外在世界平衡有极大的帮助。

显然,前者倾向于艺术本质论,认为艺术活动本身即具有治疗功能,通过艺术创作的过程,缓和情感上的冲突,提高当事人对事物的洞察力,有助于自我认识和自我成长,或达到情绪净化的效果;而后者则为精神分析导向的艺术治疗模式,在此模式中,艺术成为非语言的沟通媒介,配合当事人对其创作的一些联想和诠释以抒发其负面情绪、解开心结,对于个人维持内在世界与外在世界平衡一致的关系有极大的帮助。以上两种取向,都是把艺术当做表达个人内在和外在经验的桥梁。可以看到的是,无论是哪一种取向,艺术治疗对于帮助人们达成身心上的康复与提升都有巨大的作用。

(二)艺术治疗的主要干预方式

艺术疗法有其独特的优点:参与者自身在艺术活动中边参加、边观察;治疗过程中有转移、象征、解释、潜意识等行为融入;可以结合来访者自身表现和诉说;咨询师以第三者出现,避免了直接接触;显著改善来访者的苦闷;非言语性的作品作为辅助手段,有利于缓解紧张。目前艺术疗法的对象以精神分裂症、边缘人格、强迫症、酒精中毒、抑郁症、神经症为主,国内的戒毒所已经开始运用此方法,对戒毒人员进行心理干预。其主要的方法有:

1. 音乐疗法

音乐治疗是利用所有与音乐有关的活动,如演唱、演奏、音乐创作等,以及音乐活动所带来的体验来恢复、保持或改善个体的生理和心理健康。通过音乐这种原始的语言,不仅可以唤起戒毒人员内心的积极力量,提高自我效能感和自信心,还从音乐训练中习得解决心理问题的能力,达到自我成长的效果。

2. 心理剧

心理剧是通过特殊的戏剧形式,让参加者扮演某种角色,以某种心理冲突情景下的自发表演为主,将心理冲突和情绪问题逐渐呈现在舞台上,以宣泄情绪,消除内心压力和自卑感,增强适应环境和克服危机的能力。心理剧能使参与者在演出中体验或重新体验自己的思想、情绪、梦境及人际关系,伴随剧情的发展,在安全的氛围中,探索、释放、觉察和分享内在自我。心理剧的演出不需要剧本,在导演的引导下,凭借参加者的肢体体验、行动等表达方式具体形象地呈现出来,从而打破主角习惯性地通过思考来解决问题这一框架,透过行动和演出让参加者重新进入事件发生时的场景,重新体会、重新领悟,以新的观点或态度来对待旧的事物,从而走出困境。

3. 绘画疗法

绘画疗法是以绘画为中介的一种心理治疗形式。通过绘画让参与者产生自由联想来表达、稳定和调节情绪情感，在创作绘画作品过程中集中注意力、释放压力、缓解情绪冲突，并且通过绘画的方式达到语言化的过程，对阻抗较强的人有较好的治疗作用。根据戒毒人员的特点，绘画治疗可选用的主题包括："房树人"测验、风景构成画、树木–人格测验、心灵花园、曼陀罗（涂色、彩绘）、主题画等。

4. 舞动疗法

又称舞蹈治疗，是以动作的过程作为媒介的心理治疗，即运用舞蹈活动过程或即兴动作促进个体情绪、情感、身体、心灵、认知和人际等层面的整合，既可以治疗身心方面的障碍，也可以增强个人意识，改善认知水平。

5. 书法疗法

书法书写运作的过程实质上是书写者以手写心，心迹流露的过程，其中蕴含、贯通、辐射着书写者心理活动的方方面面。目前，国内已经积极开展对书法与心理健康关系的探讨。实验表明，书法活动能让书写者处于一种特殊生理环境下，这种状态对人的情绪调节、认知活动、躯体健康都有积极的作用，并且书法心理治疗作为治疗手段已在神经症患者、特殊儿童等特殊群体中广泛应用，且效果显著。

四、防复吸训练

降低戒毒人员的复吸率是戒毒场所的工作任务之一。调查研究显示：戒毒人员戒毒矫治后的复吸率大约在80%，部分地区复吸率高达90%以上。如何降低复吸率一直是戒毒工作中探讨的热点课题。

（一）防复吸训练的概述

对于戒毒人员来说两年的强制戒毒生活使其稽延性戒断症状的影响已逐渐减弱，但因未进行有针对性的训练，导致戒毒技能掌握不足，动机不强，对吸毒相关环境敏感，这就会为复吸埋下重大隐患。因此，科学的认知和防复吸训练在场所内尤为重要。

1. 复吸的概念

复吸是指药物依赖者在脱毒治疗成功并保持一段时间操守后，因种种原因导致其再次使用脱毒前所依赖的毒品或其他毒品的行为，包括失足或偶吸（重新开始使用毒品）、复吸（失足后继续使用）和两者间的转化状态三个阶段。复吸的原因很复杂，既有滥用药物本身的原因（稽延性戒断症状、失眠等），还有家庭、社会（毒友、吸毒环境等）和个人心理方面（无聊、焦虑、心理依赖性等)的原因。防复吸训练的目的是让戒毒人员学会识别导致自己复吸的高危情境并改变导致复吸的错误认知,学习有效应对高危情景的方法,提高自我效能,防止复吸。

2.防复吸训练的目标

防复吸训练的目标包括以下三个层次:

(1)短期目标:即生理脱瘾,旨在通过药物治疗达到脱离毒品的目的。

(2)中期目标:改善社会适应能力,减少犯罪,提高就业能力。

(3)长期目标:保持长期操守,使其重返社会,从事正当职业。

(二)防复吸训练的主要操作方法

防复吸训练是一个长期的过程,其主要操作方法包括:

1.拒毒训练

拒毒训练是指依据系统脱敏疗法的原理,模拟戒毒人员曾经的吸毒场景,通过呈现与毒品相关的声音刺激、图片刺激、吸食情景刺激和仿真毒品等(如锡纸、吸管、冰壶、烟、针管、白色粉末状海洛因及冰毒模拟物等),使其系统地暴露于这些和吸毒有关的强度递增的环境线索刺激中,诱发其对毒品的渴求感,再利用放松训练来帮助戒毒人员慢慢消除渴求感。

拒毒训练由经过专门训练的咨询师进行,每次50分钟,训练次数根据戒毒人员情况设定,一般为5~10次。咨询师运用认知疗法认知重建,不断适时对戒毒人员加以引导,讨论感受,并用放松训练对抗紧张兴奋,可逐渐弱化其身体反应和心理反应,降低对毒品相关环境线索的敏感性,使之能平静和理智地面对毒品,从而达到降低对毒品的心理渴求、提高戒毒信心和自我效能感的目的。

2.认知行为疗法

认知行为疗法是目前应用最广泛的物质依赖心理干预方法,是一种结构化、短程的,能帮助成瘾者识别、回避和应对成瘾的触发因素,从而预防复吸的心理疗法。其综合了行为理论(操作条件反射和经典条件反射)、社会学习理论(认知预期、观察学习和榜样的影响对行为起到的决定性作用)和认知理论基础(思维、认知方式、信念、价值观、态度等)。该疗法能让戒毒人员清醒地认识到吸毒导致的不良后果,树立戒毒的决心;识别导致吸毒的负性自动性思维并用更合理的观念替代;减少暴露于能诱发吸毒的情境,帮助戒毒人员抵御与毒品相关环境的刺激;以及提高长期保持操守的个人能力。认知行为疗法采用的干预策略为:①在应对渴求方面识别看似不相关决定和借口、识别内外部触发因素、识别错误认知、纠正负面信念;②社会问题解决(问题解决技能、时间和财产管理技能等);③戒毒人员的自我控制(情绪和压力应对、拒绝技能训练等）。

认知行为疗法包括功能分析和技能训练两大核心内容。①功能分析：主要是让来访者描述一次典型的复吸情景，对整个情景进行分解，找出触发因素、吸毒前想法、吸毒前行为、吸毒后正面结果和负面结果，是对复吸典型情景的一次初步分解，为复吸事件链的分解做好准备。功能分析后一般要更深入地剖析这次典型复吸情景，理出复吸事件链：表面不相关决定—借口—渴求—复吸—正负面结果。②技能训练：即针对复吸事件链的每一个环节进行深度剖析，找出回避或应对方式。如首先识别表面不相关决定，然后用其他健康的与毒品无关的决定替代危险决定。识别借口，然后让戒毒人员用回忆吸毒带来的负面结果警示自己，之后用正面想法和希望达到的戒毒目标来激励自己。针对渴求，首先是要识别可能带来吸毒渴求的环境和自身因素，尽量避免渴求的产生，如果渴求一旦产生，用分散注意力、放松、和他人谈论渴求、回忆负面结果等方式来应对。除了上述技能训练之外，认知行为疗法还提供了戒毒人员应对生活和工作中困难的方法，如毒品拒绝技能、问题解决技能、情绪和压力管理，时间与金钱管理等。

由此可以看出，认知行为疗法的目的不是降低对毒品心理渴求的频率和强度，而是当渴求出现的时候能够有合理的方式应对。

3. 生物反馈治疗法

生物反馈治疗法是利用仪器将与心理、生理过程有关的体内的某些生物学信息（包括肌电、皮温、心率、血压和脑电等）加以处理，转换成视觉或听觉等可以感知的方式（如数据、光标或蜂鸣音等）反馈给来访者，来访者通过自己操作调节生物反馈信号，逐渐消除心瘾的一种心理治疗方法。具体到戒毒问题上，就是要设法破坏戒毒人员对于毒品的条件反射，以改善或增强心理、生理活动功能。

生物反馈对认知功能受损的戒毒人员不适用，如患有器质性脑病或脑外伤的。此外，生物反馈治疗法旨在改变行为，那些希望对其症状做深刻理解的戒毒人员最好考虑其他形式的心理干预。

4. 正念防复吸训练

正念防复吸治疗是结合正念冥想和认知行为的防复吸技术的专门针对物质成瘾的干预方法。强调识别高危情境或负性情绪，通过正念冥想提高觉察能力，非批判性地接纳可能会诱发复吸的负性情绪、想法等，从而避免戒毒人员使用药物。

正念冥想对物质成瘾有效的原因在于非批判性的接纳负性的想法和情绪（而非通过滥用药物来压抑不良的体验），从而降低负性情绪、渴求和复吸之间的自动联系。它主要有三个心理作用机制：一是觉知能力，成瘾者对此时此刻的想法、情绪和躯体等的觉察可以使其更好地识别渴求及高危情境中自身的反应，从而有意识地选择更合理的方式解决自身的问题。二是注意控制能力，主要是帮助成瘾者从行动思维模式转向存在思维模式，将注意力维持在当下的感受和体验中，提高成瘾者的执行控制力，减少自动化的吸毒行为。三是接纳态度，非批判性地看待现实世界，开放地接纳当下所有体验，可以减少成瘾者的负性情绪，接纳不舒服的状况，更好地管理自我，减少对成瘾线索的反应。

影响复吸最重要的两个高危因素是渴求和负性情绪，因此以上不同的干预方法旨在通过不同的途径解决这两方面的问题。在实践中，我们要根据客观情况灵活运用各种防复吸方法，进行有计划的防复吸训练，提高戒毒人员的拒毒能力，促使其保持操守。

第四节　戒毒人员心理危机干预

一、心理危机的概述

每个人在生命中都会遇到危机事件，都有可能会引发心理危机，因此了解心理危机及其干预方式有着重要意义。

(一)心理危机概述

在日常生活中，每个人都会遇到危机事件，如人际关系不和谐、亲人亡故等，在危机事件发生时，每个人都有不同的危机反应和应对方式，以下将对心理危机的内容予以阐释。

1. 心理危机的概念

目前社会上比较认同的心理危机定义是美国心理学家盖兰德和詹姆斯提出的。他们认为心理危机是一种心理认知的体现，即个体遇到突发事件后，自身认知水平和所掌握的外界资源无法应对该事件所产生的心理困境，且在没有得到及时有效的危机干预情况下，产生的一种异常心理状态。另外，有部分学者认为，危机干预就是预防自杀，他们将心理危机与自杀紧密联系起来，认为心理危机导致自杀。还有学者认为心理高度紧张状态就可以称为心理危机。

心理危机干预是指给予那些在日常生活工作中因突发事件陷入心理危机的个体支持与帮助，通过调动情绪里的积极因素，解决危机事件，帮助个体恢复到之前的心理平衡。心理危机干预与心理咨询以及心理治疗最大的不同是心理危机干预是一种短期的心理治疗模式，它所强调的内容是在短时间内运用心理学相关理论处理创伤，最终达到个体心理与行为的平衡，使个体的内心在接触到外来的刺激之后，仍然能够保持相应的理智。

2.心理危机的分类

根据心理危机产生的诱因，心理危机可分为两类：一是正常的成长性危机，又称为发展性危机；第二类是情境性危机，包括与个人有关的一些危机情境带来的问题。

（1）成长性危机：依据埃里克森人格发展八阶段理论，人生的每一个阶段都可能出现该阶段特有的危机状态，见表6-2。

表6-2　埃里克森人格发展阶段

成长阶段	危机状态
婴儿期（0~2岁）	缺乏适当的照顾、被抚养者拒绝、冷落、疾病、便溺训练
幼儿期（2~6岁）	与老师、父母、小朋友冲突，疾病，搬迁
学龄期（6~12岁）	与父母、老师、小朋友冲突，转校
青春期（12~18岁）	学业前途、朋友关系
成年期（18~34岁）	择偶、结婚、怀孕、父母亲角色、子女教育、学业、工作
中年期（34~50岁）	经济、事业、子女问题、疾病、生理衰退、失业、夫妻问题
成熟期（50~65岁）	与子女冲突、更年期问题、退休、疾病、丧偶
老年期（65岁以上）	经济、疾病、朋友死亡、孤独感、人际关系减弱

在成长过程的每一个阶段，都会面临特殊的困境与变化，如果处理不好，就会产生永久的伤害。场所内的戒毒人员大多处于中年期，他们大多面临生理明显衰退、失业甚至无业、离婚、无法解决好子女问题等一系列压力，个体很容易进入危机状态，中年抑郁症就是中年危机的典型表现。

一般情况下，在成长阶段遭遇的危机，不需要专业的干预就能顺利地度过。但是少数人，尤其是缺乏适应能力的人群，或是在成长的关键时期，危机势力过强而个体应付能力不足时就需要危机干预。

（2）情境性危机：情境性危机是由外部情景所引发的危机反应，具体如下。

一是基本需求的丧失。人的某方面基本需求得不到满足或是遭遇丧失状况的威胁性和危险性的事件，如亲人的意外死亡、疾病或是残疾等。

二是重大自然灾害，常见有地震、火灾、旱灾等。

三是重大人为事件，如婚姻问题、工作问题、自杀等。

（二）心理危机特征

1.心理危机的普遍性

人们普遍认为，心理危机的出现意味着个体精神已出现疾病症状。但心理危机实质是人们面对突发性事件所表现出的心理调节机制的短暂失衡。它是正常且普遍存在的，绝大多数情况下个体所面临的心理危机并不严重，不需要咨询师的介入，只要找到引起心理危机的缘由，尽快找到消除引起危机的因素，就能够顺利度过危机。

2.心理危机的反复性

心理危机可以说是无处不在，一次心理危机的消除，并不代表以后个体不会再面临心理危机的侵扰。所以个体要不断完善自身心理调节机制来应对外界事物对心理防线的冲击。

3.心理危机的积极性

凡事都有其两面性，若及时有效地消除危机事件，恢复心理平衡，对个体心智的健全发展有极大利处。虽然心理危机的出现影响当事人的生活质量，给个体带来困扰和痛苦，但是心理危机的成功解决也是个体成长的重要契机，它可以帮助当事人培养坚强的性格和提高解决突发事件的能力。未来在面对各种危机时可以从容面对，避免再次陷入心理危机。

4.心理危机原因的复杂性

导致心理危机的原因是多层次、多角度的。个体生活在一个纷繁复杂的环境之中，这就决定了他所面对的突发事件是层出不穷的。有来自家庭的，如夫妻关系、亲子关系的不合，生活成本不断增加与收入较低的矛盾等因素；也有来自社会层面的，如晋升受阻、人际关系失衡、就医就业难等；还有来自生理方面的，如残疾、重病。所以说产生心理危机的因素是静态与动态、内部与外部、生理与心理相互交织的。

（三）心理危机的应对过程

每个人对危机事件都会有所反应，但不同的人对同一性质事件的反应强度及持续时间不同。一般的应对过程可分为三阶段：

第一阶段即立即反应，表现麻木、恐慌、否认或不相信。

第二阶段即完全反应，感到激动、焦虑、痛苦和愤怒，也可有罪恶感、退缩或抑郁。

第三阶段即消除阶段，接受事实并为将来作好计划。危机过程持续不会太久，如亲人或朋友突然死亡的危机反应一般在6个月内消失，否则应视为病态。

（四）创伤后应激障碍（PTSD）

创伤性应激障碍是心理危机的反应方式之一，是较为严重的、急需进行心理干预的状况，往往是由创伤性事件所引发的。

1. 创伤后应激障碍概念

创伤后应激障碍（PTSD）也称创伤后压力症，指在异乎寻常的威胁性或灾难性事件后，延迟出现或长期持续的精神障碍。它的主要表现是反复重温和体验灾难性事件，伴随着持续的警觉性提高和持续性回避。少数人能从经验中成长，但大部分人则要经历长期的悲伤和功能性的失调，再也无法正常生活，还有可能在数月或数年间延迟发作。

2. 判断标准

在中国精神疾病分类方案与诊断标准（CCMD-3）中，规定为：

一是直接经历创伤性事件或亲眼目睹发生在他人身上的创伤性事件；

二是反复重现创伤性体验，表现为至少下述之一项：控制不住地回想受打击的经历，反复出现创伤性内容的噩梦，反复发生错觉或幻觉或幻想形式的创伤事件重演的生动体验（闪回），反复发生"触景伤情"式的精神痛苦。

三是持续性的警觉性提高，表现为至少下述之一项：难入睡或易惊醒；激惹性增高；集中注意困难；过分的惊跳反应；遇到与创伤事件近似的场合和事件时，产生明显的生理反应。

四是持续的回避，表现为至少下述之两项：极力不去想有关创伤性经历的事；避免参加可能引起痛苦回忆的活动，或不到引起痛苦的地方去；与别人疏远、不亲切，与亲人的情感变淡；兴趣爱好范围变窄，但对创伤经验无关的某些活动仍保持兴趣；不能回忆创伤性经验的某一重要方面；对未来失去憧憬。

五是精神障碍延迟发生，即在遭受创伤后几日至数月后才出现，精神障碍持续至少一个月以上，可长达多年。

二、自伤与自杀

自杀被世界卫生组织认定为全球最大公共卫生问题之一。自杀是一个人生命的悲剧性结束，给家人、朋友以及社会带来重大损失，这同时也是国家的公共健康危机。然而，或许是因为我们在面对自伤与自杀行为时感到无能为力或不知所措，于是倾向于漠视或逃避这一问题。但是科学认识自杀与自伤行为是进行有效预防和干预的基础。

(一)自伤与自杀的概述

在强制隔离戒毒过程中,戒毒人员自杀和自伤自残是一个难以回避的问题,因此预防其发生是戒毒场所确保安全,开展管理与治疗等工作的前提和基础。

1. 自伤的概念

自伤与自残的概念相似,在实践中常常一起使用。自伤自残是一种蓄意的自我伤害和自我损伤。长期的药物滥用导致社会功能损害是自伤自残的一个原因,戒毒人员自伤自残行为的发生不仅给本人和家庭带来了生理、心理上的痛苦,而且严重影响了戒毒场所工作人员正常履职。

2. 自杀的概念

自杀是一个人以自己的意愿与方式结束自己的生命,它是一种生理、心理、家庭、社会关系及精神等各种因素混杂而产生的社会偏差行为,它也是一种非正常的沟通方式,有人借它来传达情绪、控制他人、换取某种利益,更有人是为了逃避内心深处的罪恶感和无价值感。

自杀主要包括自杀意念、自杀企图和自杀行为。其中自杀意念是指那些丧失活下去的愿望,但还没有导致身体受伤的自杀构想与行为;自杀企图是指非致命性结果的自我伤害行为,具有一定程度的自杀意图,其结果可能是受伤或没有受伤;自杀行为是指有意识、自愿地结束自己生命的行为。

部分研究统计显示,吸毒人员的自杀率比正常人群要高出10倍,吸毒人员经常处于十分强烈的应激状态,时常因戒断毒品而受到各种身心症状的折磨;他们经常要忍受因吸食毒品而导致的并发症的痛苦;经常遭受来自贩毒者的威胁;经常为获取下一次的毒品而产生忧虑;他们不被家人和朋友所欢迎;时时要受到来自执法部门的审查。同时,他们中的一些人还会受到悔恨、内疚感等情绪的折磨。凡此种种都是引发戒毒人员自杀的原因。

3. 场所内自伤与自杀行为的特点

戒毒人员由于其群体的特殊性,自伤与自杀行为也有其特点:

(1)自伤自残行为的特点:相关数据显示,自伤自残的戒毒人员大多年龄为40±8.07岁;自伤自残行为的发生时间大多在入所前公安机关查获时;戒毒人员受教育程度越高,自伤自残行为发生的比例越小;吸毒史在3年以上的更容易发生自伤自残行为;主要的自伤自残方式是吞服异物,主要吞服的异物包括金属铁片、金属针、圆珠笔等。

(2)自杀行为的特点:相关数据显示,吸毒后自杀意念的发生率明显高于吸毒前,说明吸毒行为对自杀意念的形成有极大的影响,因为吸毒行为往往伴随抑郁、社会孤立等自杀危险因素发生;与一般人群相比较,吸毒人员自杀意念的发生率较高,即吸毒人员有较高自杀行为的风险,因为自杀通常被视为一种冲动行为,而吸毒行为会降低意识对自杀行为的抑制作用。

(二)自伤与自杀的原因分析

自伤与自杀行为的影响因素众多,而戒毒人员的自伤与自残行为的原因有其独特性。

1. 逃避强制隔离的行政处罚

这是戒毒人员自伤与自杀的主要原因。由于惧怕法律惩治,特别是强制隔离戒毒后限制了其人身自由,一些戒毒人员便利用既往法律的不完善,不惜自伤自残,达到逃避法律制裁、抗拒收戒治疗的目的。

2. 逃避现实

作为一个特殊的群体,毒品的侵害使得戒毒人员生理和心理上存在不同的损害,心理极不稳定。吸毒行为使得他们失去经济来源、耗尽积蓄,甚至殃及家庭。失去了亲情的关怀,使他们感到前途暗淡,生活无望,在这样的心理活动下,会一反常态,采取过激行为,以逃避现实。

3. 受他人言语或行为影响

部分戒毒人员受他人言语唆使或行为影响,认为这样的行为可以威胁民警和医护人员,达到满足其不合理要求的目的,这是强戒期间发生自伤与自杀的主要原因。此外,多数国际专家发现:每出现1例自杀,平均至少对6个人产生严重的不良影响,1例自杀未遂可使2个人受到严重影响。因此在场所内出现自伤与自伤行为后的预后工作也非常重要。

4. 抑郁

抑郁与自伤、自杀行为之间的相关性已被充分证实,抑郁症的终身自杀危险性约为15%。急性且深层的苦恼是一个非常显著的自杀预测指标。通常厌恶自己或这个世界、感到绝望、遇到无法挽回的事都可能引起戒毒人员深层的苦恼,从而引发自伤与自杀行为。

总体来讲,自伤与自杀是多方面共同作用的结果,也就是说多因素综合在一起会增加自杀的危险性,因此针对自杀的预防工作应着重于确定各个危险因素之间的协同作用机制。着重于单一因素的预防工作不可能从根本上降低自杀率。

(三)自伤与自杀的预防

自伤与自杀行为预防的重点应是场所内的高危人群,如出现稽延症状、出现危机事件、长期抑郁的戒毒人员。预防的措施主要包括以下几个方面:

1. 普及精神卫生知识

借助心理健康讲座等形式大力宣传精神卫生知识与预防自杀的知识,使戒毒人员学会识别基本的自杀危险信号。普及心理咨询的有关知识,健全心理危机干预机制,使有心理障碍或处于心理危机的个体能得到及时、有效的专业化帮助与诊疗。

2. 减少自伤、自杀工具的可获得性

加强这类工具的管理监控,减少戒毒人员与此类工具的接触机会,以降低自伤、自杀行为出现的几率。

3. 培训医务人员和心理咨询工作者

有自伤、自杀意向的戒毒人员可能会先求助于场所内的医务人员或心理咨询师,如果相关人员能够及时发觉,对预防自杀会起到事半功倍的效果。

三、心理危机干预技术

心理危机干预是预防场所内突发事件发生的重要手段,对场所的安全稳定有重要意义。

(一)需要重点干预的情形

通常情况下,下列11类人群易发生严重的危机反应,需要重点干预:

1. 遭遇重大突发事件尤其是负性生活事件而出现心理或行为异常的人,如家庭发生重大变故、受到自然或社会意外刺激的人。

2. 患有严重心理疾病或有人格障碍的人。

3. 有既往自杀行为或自杀未遂或亲友、熟人有过自杀行为的人。

4. 有严重疾病、个人很痛苦甚至家庭不堪重负、治疗周期长的人。

5. 个人情感受挫后出现心理或行为异常的人。

6. 人际关系严重失调而出现心理或行为异常的人。

7. 性格过于内向、孤僻,缺乏社会支持,或有严重自卑感的人。

8. 严重环境适应不良导致心理或行为异常的人。

9. 家庭经济来源匮乏、经济负担繁重、长期生活压力过大的人。

10. 由于身边的人出现个体危机状况而受到影响,产生恐慌、焦虑、担心、困扰的人。

11. 其他有情绪困扰、行为异常的人。

尤其需要注意的是,如果上述11点中,同时符合多项特征的人需要重点干预。

（二）心理危机的表现

1. 消极情绪

消极情绪指向外部时，可能会侵害到他人和环境，表现为拖延、愤怒、敌意、暴躁、仇恨、报复等；消极情绪指向内部时，可能会损害自己的身心健康，表现为自卑、孤独、空虚、抑郁、绝望、焦虑、失眠等。这两种表现方式不是割裂的，戒毒人员在遇到心理危机时，这两种表现通常都存在着，只是有更占优势的表现。

2. 不良行为

不良行为是更为严重的表现。由于场所环境的特殊性，他们在强戒期间，大多设法控制自己的消极情绪，不轻易使这些消极情绪外显并合理宣泄。但是，当个别戒毒人员无法控制自己的情绪时，或者处在其他特殊情境时，他们会将压抑情绪外化为不良行为。不良情绪的长期累积和压抑会造成更为严重的心理问题，表现为打架、毁物、攻击、自伤自残、逃跑、诈病等。

3. 心理异常

心理异常型是最严重的类型，其异常症状往往具有非情境性、非因果性等特点。长期的适应不良使他们的精神状态发生了病态改变，他们缺乏理智，自己难以控制，如抑郁症、神经症和精神病等。

（三）心理危机的模式与干预技术

1. 危机干预模式

贝尔金等提出来的三种基本的危机干预模式，即平衡模式、认知模式和心理社会转变模式。这三种模式为许多的危机干预策略和方法提供了基础。

（1）平衡模式：其实应称为平衡–失衡模式。危机中的人通常处于一种心理或情绪的失衡状态，在这种状态下，原有的应对机制和解决问题的方法不能满足他们的需要。平衡模式的目的在于帮助人们重新获得危机前的平衡状态。平衡模式最适合于早期干预，这时人们失去了对自己的控制，分不清解决问题的方向且不能作出适当的选择，咨询师此时应把主要精力集中在稳定来访者心理和情绪方面。

（2）认知模式：认知模式基于这样一种认识，即危机植根于对事件和围绕事件的境遇而产生的错误思维，而不是事件本身或与事件有关的事实。该模式的基本原则是，通过改变思维方式，尤其是认识其认知中的非理性和自我否定部分，通过获得理性和强化思维中的理性成分,重新获得理性和自我肯定,从而使来访者获得对危机的控制。认知模式最适合于危机稳定下来并接近危机前平衡状态的来访者。

(3)心理社会转变模式:该模式认为人是遗传和社会环境共同作用的产物。社会环境和社会影响总在不断地变化,人也在不停地变化、发展和成长。因此对危机的考察也应该从个体内部和外部因素着手,除考虑来访者的心理资源和应对方式外,还要了解同伴、家庭、职业、社区对其的影响。此种模式的目的在于把来访者的内部资源与社会支持、环境资源充分调动和整合起来,从而使来访者有更多的解决问题的方式可以选择。同认知模式一样,心理社会转变模式也适合于达到较稳定状态的来访者。

2.危机干预技术

一般来说,危机干预主要包括下面两大类技术。

(1)支持技术:由于来访者在危机开始阶段焦虑水平比较高,所以咨询师首先应尽可能的给予情感支持,通过疏泄、暗示、改变环境等方法,缓解来访者的焦虑情绪。此外,情感支持还有利于建立良好的沟通、合作关系,为以后进一步的干预工作做准备。

(2)干预技术:危机干预是一种特殊形式的心理咨询和矫治,心理咨询的基本技术如倾听技术、提问技术、表达技术、观察技术可以适用到危机干预中。简单地说,干预的基本策略为:主动地倾听并积极地关注,给予心理上的支持;提供宣泄途径,鼓励来访者把自己的内心情感表达出来;解释危机的发展过程,使其理解目前的处境,理解他人的情感,建立自信;给予来访者希望,使其保持乐观的态度和心情;培养兴趣爱好,鼓励其积极参与有关的社会活动;注意发挥社会支持系统的作用,使来访者多与家人、亲友、同事接触和联系,减少孤独和隔离感。

四、心理危机干预过程

虽然针对不同的危机、不同的来访者会有不同的危机干预办法,但任何危机的干预过程都基本采纳了以下6个步骤。可划分为两部分:一部分是从咨询师的角度来讲,要求咨询师倾听并接纳来访者的情绪,包括确定问题、保障安全、提供支持。这是危机干预的前三步。另一部分是要求来访者积极主动地解决问题,包括提出并验证可变通的应对方式;制订计划;做出承诺,采取积极的应对方式。这6个步骤是紧密不可分割的,共同构成危机干预的整个过程,并且通常各个步骤间没有严格的界限。

（一）确定问题

危机发生后咨询师与来访者面临的首要问题，就是全面地了解危机事件以及来访者对危机的认知模式。此时，咨询师必须从来访者的角度认识问题，决不能主观臆断。咨询师必须通过倾听，运用同情、接纳、理解、真诚及尊重等方式，确认来访者所处的危机境遇。如果没有全面深入地理解问题，那么随后咨询师与来访者后期制订的计划和付出的努力就可能失去重点，甚至对来访者毫无价值。

这一阶段，咨询师要向来访者真诚地表达关心，耐心倾听，询问他们目前面临的困境以及困境所带来的影响，鼓励他们与信任的人谈心，允许谈话中出现沉默，这可能是干预的重要契机。

（二）保障安全

危机干预的首要目标，就是保障来访者的安全。虽然保障安全处于危机干预的第二步，但来访者的安全永远是危机干预强调的重点。这里所讲的安全，简单地讲就是对自我和对他人的生理与心理危险性降低到最小。在危机干预的任何阶段，咨询师必须随时评估来访者的安全，来访者既不会自杀，也不会对他人构成伤害。对他人的危险意念和行为大多是外显的，较容易评估，而自杀意念和行为有时具有隐蔽性，这就要求实施全面的自杀评估，包括评估来访者的抑郁（情绪相关症状、生理或植物性神经症状、认知症状、社交和人际症状），个人和家族史，探究自杀意念，评估自杀计划（具体性、致命性、可行性、接近性），评估来访者的自控能力以及过去的或家庭成员的自杀企图，评估自杀意图。咨询师恰当地询问自杀意图不会导致来访者自杀，反而会挽救他们的生命，例如"你是否有过很痛苦的时候，以致想到了结束自己的生命"等。正如许多国内外自杀研究者所说："询问来访者是否会自杀，能为危机干预打开一扇门。"询问自杀想法时，要注意可以正常化自杀的念头，但绝不能把自杀行为正常化。当来访者的某些行为或语言惊吓到咨询师时，咨询师要直接告诉他们。此外，需要诚实面对来访者的担忧或表达出的"不知道怎么办"，而不是假装没事或假装愉快。

（三）提供支持

危机过程中的来访者通常处于心理、认知、情绪乃至行为的失衡状态，他们原有的应对机制和解决问题的资源无法满足需要。咨询师就是要通过倾听，无条件地接纳来访者，让他们感觉到被肯定、被支持。要让来访者相信，他们现在处于困难时期，需要别人的帮助，并且要让其明白寻求帮助不是懦弱的表现,要鼓励他们主动寻求他人的帮助和支持。同时要告诉来访者,咨询师很愿意支持他,帮助他。

来访者不用担心自己是否会出现强烈的情感反应,因为咨询师不仅会接纳你的情绪反应,还会鼓励你以合理的方式宣泄情绪;不要试图说服自己改变内心的感受,相反咨询师会鼓励你表达内心最真实的感受。

(四)提出并验证可变通的应对方式

在这一步中,来访者通常处于思维混乱状态,无法恰当地判断什么是最佳选择,因此咨询师需要帮助来访者发现并确认还有多种可变通的应对方式可以选择。很显然,这一步骤是建立在充分倾听的基础上的,咨询师可以问诸如"这件事对于您来说意味着什么?"等问题。

来访者要积极运用多种思维方式,以改变对危机的看法,从而减轻焦虑和应激障碍。

(五)制订计划

在第四步,来访者的情绪、认知状态已经得到较大改变,能采取积极的应对方式看待危机。第五步就需要咨询师与来访者共同制订计划来改变他们的失衡状态。

来访者应充分参与、自主制订计划,即计划是在咨询师的帮助下,自己作出的主动性选择,并将会为计划付出行动,并愿意承担实施计划的责任,并会通过自身的努力完成计划,以走出危机,战胜危机。

(六)获得承诺,采取积极的应对方式

在前几步的基础上实施这一步是顺理成章的。来访者与咨询师达成书面协议,承诺采取具体的、积极的应对方式实施应对危机的计划。咨询师应给矛来访者鼓励与希望,使其相信自己能够度过危机。随后,咨询师逐渐退出整个危机干预过程。来访者应能够复述计划,并直接作出真实的承诺和保证。来访者应该相信困境是能够改变的,他们也能够应付目前的困境。

在每一个成功的危机干预过程,都必须包含着上述这些步骤,在现实运用中,可以把危机干预步骤具体运用到自杀危机干预中。

参考文献

[1]赵建勇.图解心理学[M].天津:天津科学技术出版社,2008.

[2]郑雪.人格心理学[M].广州:暨南大学出版社,2007.

[3]司法部监狱管理局.心理健康教育[M].南京:南京大学出版社,2013.

[4]气质[M].马登,赵越,译.北京:中国人民大学出版社,2015.

[5]李中莹.重塑心灵[M].北京:北京联合出版公司,2015.

[6]姜翠平.认识自己[M].北京:中国经济出版社,2011.

[7]乔纳森·布朗,玛格丽特·布朗.自我[M].北京:人民邮电出版社,2015.

[8]阿德勒,普罗科特.沟通的艺术:看入人里,看出人外[M].北京:世界图书出版社北京公司.

[9]王建平,梁耀坚,汤宜朗.变态心理学[M].北京:高等教育出版社,2008.

[10]王玲.变态心理学[M].广州:广东高等教育出版社,2007.

[11]劳伦·B·阿洛伊,约翰·H·雷斯金德,玛格丽特·J·玛诺斯.变态心理学[M]上海:上海社会科学院出版社,2005.

[12]傅安球.实用心理异常诊断矫治手册[M].上海:上海教育出版社,2015.

[13]徐光兴.苦涩的火柴人——强迫症探密[M].上海:上海教育出版社,2016.

[14]徐光兴.忧伤的心灵——抑郁症探秘[M].上海:上海教育出版社,2016.

[15]罗伯特·L·莱希.我焦虑的头发都掉了[M].北京:中国友谊出版公司,2016.

[16]姚尧.重口味心理学[M].北京:中国友谊出版公司,2015.

[17]王伟,王小平,张志珺.人格障碍的基础与临床[M].北京:人民卫生出版社,2016.

[18]兰迪·拉森,戴维·巴斯.人格障碍与调适[M].北京:人民邮电出版社,2013.

[19]弗雷德里克·沃尔夫顿,苏珊·夏皮罗.戒瘾[M].北京:电子工业出版社,2015.

[20]琳达·布兰农,杰斯·费斯特.健康心理学(第8版)[M].郑晓辰,张磊,蒋雯,译.北京:中国轻工业出版社,2016.

[21]马歇尔·卢森堡.非暴力沟通[M].阮胤华,译.北京:华夏出版社,2009.

[22]马立骥.强制隔离戒毒人员心理及矫治[M].浙江:浙江大学出版社,2013.

[23]艾伦·E·艾维,玛丽·布拉德福德·艾维.心理咨询的技巧和策略——意向性会谈和咨询[M].时志宏,高秀萍,译.上海:上海社会科学院出版社,2015.

后　记

　　经过数年来的探索与实践，我们认识到心理咨询与矫治是教育戒治工作的重要抓手，对戒毒人员进行心理健康教育，可有效提高他们维护心理健康的意识及其效果。但目前缺乏适用于戒毒人员心理健康教育课程需求的教材，导致授课内容缺乏科学性、系统性、延续性，极大地影响了授课效果。为满足心理健康教育课程的需求，提升心理健康教育工作的实效，我们在调研与实际工作的基础上编写了本书。

　　本书编写遵循"科学性、系统性、延续性、适用性"的原则，内容比较系统全面且实用，包括心理与心理健康、认识自我、情绪管理与压力应对、适应与人际关系、常见的心理问题、戒毒人员心理咨询与矫治等六章。各章节编写人员分别为：第一章，栗凡；第二章，李慧芬；第三章、第四章，米雪；第五章，董秋慧；第六章，李琳。

　　由于时间紧迫，水平有限，书中难免存在不足，还请从事戒毒心理矫治工作的前辈同行们、相关专家、戒毒人员批评指正。